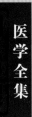

医学全集

胡希恕

病位类方证解

主编 冯世纶 张长恩

中国中医药出版社
·北京·

图书在版编目（CIP）数据

胡希恕病位类方证解 / 冯世纶，张长恩主编 . —北京：中国中医药出版社，
2018.1（2025.2 重印）

（胡希恕医学全集）

ISBN 978 – 7 – 5132 – 4430 – 5

Ⅰ . ① 胡… Ⅱ . ① 冯… ② 张… Ⅲ . ①《伤寒论》—研究

Ⅳ . ① R222.29

中国版本图书馆 CIP 数据核字（2017）第 222785 号

中国中医药出版社出版

北京经济技术开发区科创十三街 31 号院二区 8 号楼

邮政编码 100176

传真 010-64405721

山东临沂新华印刷物流集团有限责任公司印刷

各地新华书店经销

开本 710×1000 1/16 印张 18 彩插 0.5 字数 303 千字

2018 年 1 月第 1 版 2025 年 2 月第 5 次印刷

书号 ISBN 978 – 7 – 5132 – 4430 – 5

定价 68.00 元

网址 www.cptcm.com

服 务 热 线 010-64405510

购 书 热 线 010-89535836

维 权 打 假 010-64405753

微信服务号 zgzyycbs

微商城网址 https://kdt.im/LIdUGr

官 方 微 博 http://e.weibo.com/cptcm

天猫旗舰店网址 https://zgzyycbs.tmall.com

如有印装质量问题请与本社出版部联系（010-64405510）

《胡希恕病位类方证解》

编委会

主　编	冯世纶　张长恩	
编　委	马家驹　石应轩　刘秀清	
	朱梦龙　陈建国　陶有强	
	胡　耀　段治钧　鲍艳举	
编者单位	胡希恕名家研究室	

内容提要

　　本书为整理胡希恕先生病位类方证的笔记，展现了胡老的原始笔记以及编者的解读。

　　全书共分中医辨证施治概论、表证类方证、里证类方证及半表半里类方证四部分，不但介绍了胡老对经方方证的解说，读后可以临床致用，同时更展示了胡老对病位类方证的探讨思路及存在的问题，启示后学者应继承其衣钵，进一步探讨六经的实质及方证归类，从而真正做到应用经方由辨六经到辨方证得心应手。

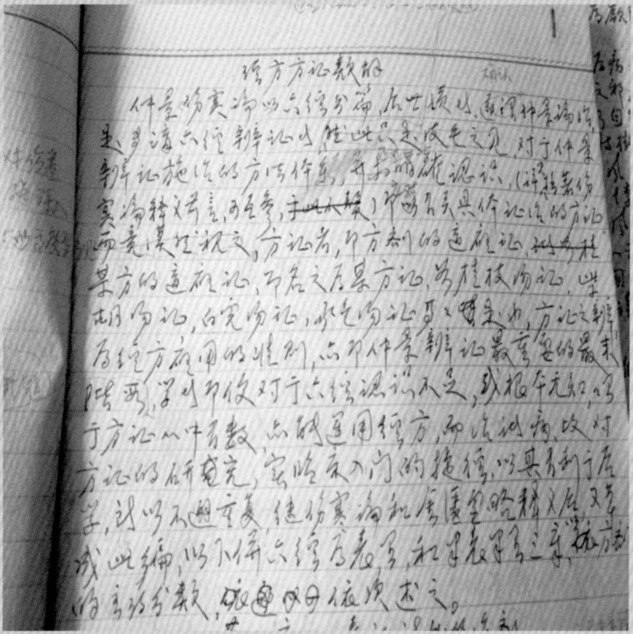

图 1.　胡希恕先生方证类解笔记

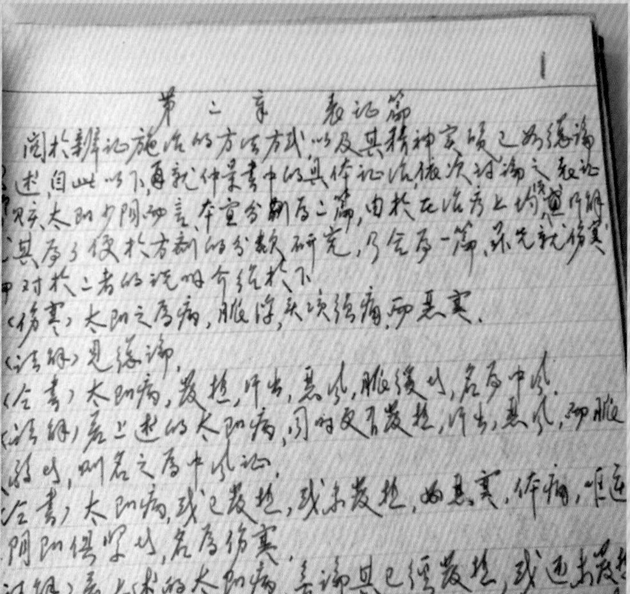

图 2.　胡老笔记：表证篇

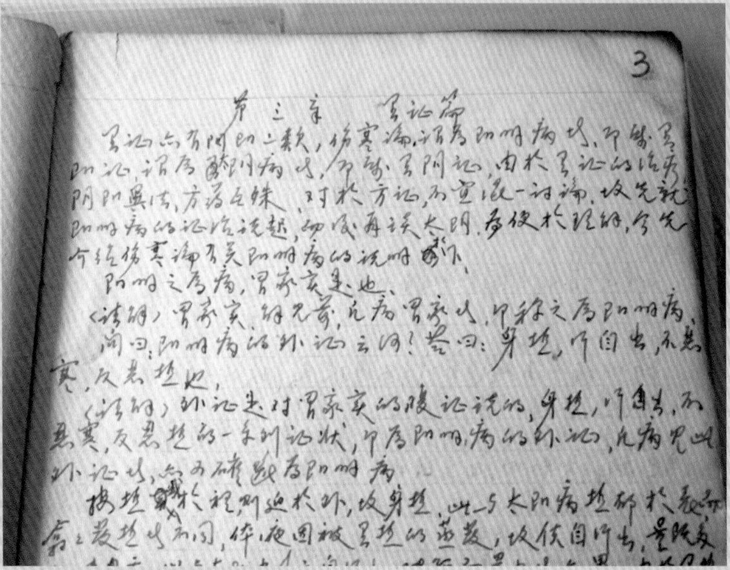

图 3. 胡老笔记：里证篇

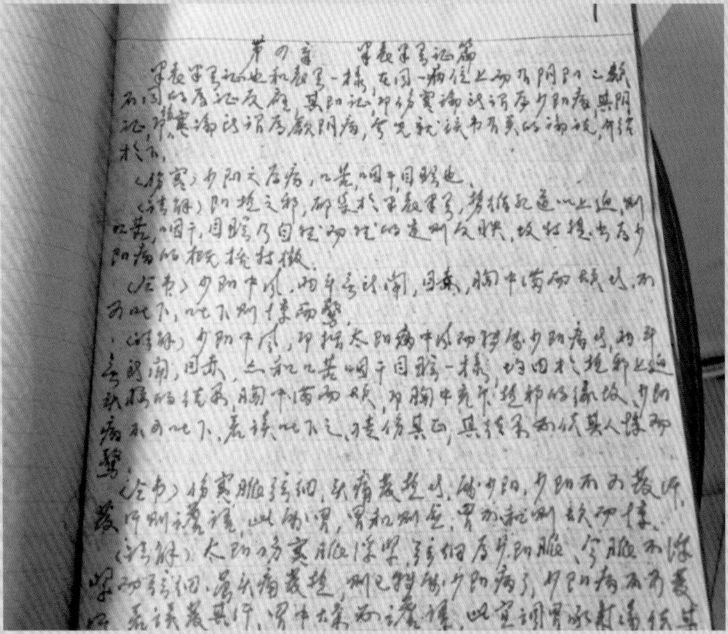

图 4. 胡老笔记：半表半里证篇

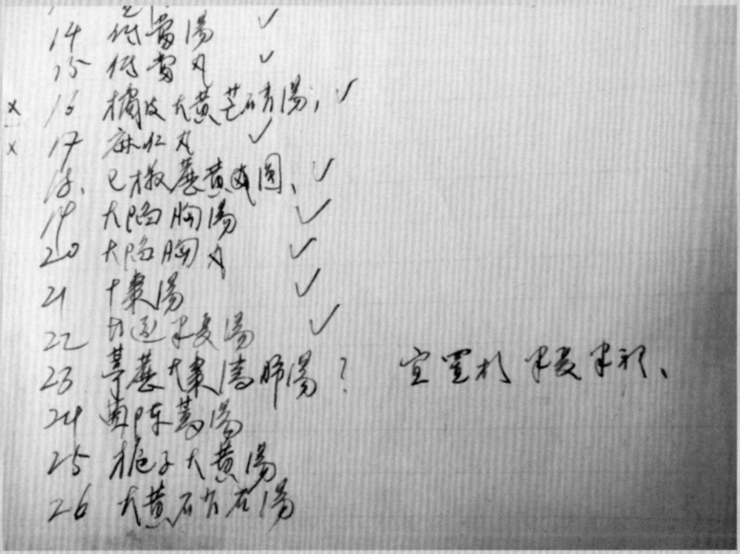

图5. 胡老笔记：写作提纲修改笔迹

《胡希恕医学全集》总序

胡希恕先生（1898—1984）是现代经方大家，我们学习和整理其著作已走过 40 余年历程。值此胡老诞辰 120 周年前夕，我们编辑、刊出《胡希恕医学全集》以飨读者。

想当初，跟随先生抄方、聆听先生讲课、抄录先生笔记一段时间后，我们似感已了解老师学术的全部内涵。但随着学习的深入，我们才渐渐感悟到，自己对老师学术思想的认识、对经方医学的认识，尚只"登堂"，并未"入室"，这在我们已整理出版的胡老系列著作上有所体现。

早期，我们整理了胡希恕先生的临床验案及主要学术思想，发表于国内外期刊；并整理了胡老对《伤寒论》研究的笔记、胡老讲课录音等，出版了《经方传真》（初版）、《中国百年百名中医临床家·胡希恕》等，初步认识到胡希恕先生提出的"《伤寒论》的六经来自八纲"学术思想，理解了为何日本学者经考察后做出"胡希恕先生是有独特理论的、著名的《伤寒论》研究者、经方家"的高度评价。

胡希恕先生的著作刊出后，受到国内外医界的关注和热评，尤其是他提出"《伤寒论》的六经来自八纲"的思想，震撼了国内外医界，甚至被盛赞为"开启了读懂《伤寒论》的新时代"！随着医界同仁对胡老学说的重视，我们也进一步深入学习和探讨胡老学说的"学术轨迹"。2006 年，我们看到了胡老更多的手稿笔记，并惊奇地发现：胡老于 1982 年讲完《伤寒论》《金匮要略》原文后，在病重期间还继续修改其"经方笔记"（如对《伤寒论》第 214 条进行了重新注解）。最值得注意的是，胡老对《伤寒论》第 147 条、148 条的注解，不同时期的差别很大：1983 年胡老对这两条的认识，与 1982 年的认识

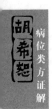
有明显不同。随后，我们再翻看胡老其他年代的相关笔记，竟然发现胡老对这两条的认识，大约10年就有一个变化！

对手稿笔记不厌其烦地反复修改，突显了胡希恕先生治学态度的严谨、对经方研究的执着，亦使我们通过胡老的"修改痕迹"，看到了经方医学发展的"学术轨迹"。《伤寒论》的每一条文、每一方证，均来自于临床的反复实践，是几代人、几十代人诊疗历史的循证结果。后来，我们通过对相关医史文献的学习，更加明确了胡希恕先生所倡导的经方体系、被赞誉的"独特理论"，是与以《内经》为代表的医经理论体系不同的经方医学。因此，我们又重新整理了先生的有关著作，出版了《经方医学：六经八纲读懂伤寒论》《胡希恕伤寒论讲座》《胡希恕金匮要略讲座》等多部著作。

通过几十年的整理、学习胡希恕先生的学术思想，我们明确了"《伤寒论》的六经来自八纲"的核心观点，理解了"六经是如何形成的"这个疑难谜题。通过进一步的学习和临床，我们在学术观念上有了重大突破，更加明确地提出：中医自古就存在两大医学理论体系，即以《内经》为代表的医经体系和以《伤寒论》为代表的经方体系。

值此胡希恕先生诞辰120周年前夕，我们经过反复研讨、精心编辑，终于推出《胡希恕医学全集》。全集重在整理胡希恕先生对经方医学的理论阐述和临床应用（含医案解析），尤其侧重胡老对《伤寒论》《金匮要略》条文的注解、对经方方证的研究。全集包罗万象、精彩纷呈：有以胡老讲课录音为主者，有以胡老手稿笔记为主者，还有录音笔记结合、胡老弟子整理的"精华版"，从各角度、各方面系统完整地反映了胡老对经方的研究成果和临床经验。

需要说明的是，全集所刊内容，原则上以胡老笔记和授课的原始记录为主，以便体现胡老原原本本的学术风貌。至于我们作为胡老亲授弟子对胡希恕学术思想的理解和注释，则以"解读"或"编者按"的方式进行附加说明。

全集试图展现胡希恕先生长期研究经方的思想历程，体现不同时期、不同阶段胡老对经方的认识。当然，全集之中的"解读"篇章，亦体现了胡老弟子继承和弘扬经方医学的心路历程。我们在继承胡老学说的基础上，也做了一些新的学术探讨：如在《胡希恕病位类方解》的基础上，我们探讨了如何把胡老对经方按照"表、里、半表半里"分类，进一步全部按照"六经"分类。后来，以"经方六经类方证"为特色的《经方传真（修订版）》出版后，受到了国内外经方同仁的青睐与好评，这使我们倍受鼓舞，促使我们更加精细地对《伤寒杂病论》的六经和方证进行新探讨。当然，我们对胡老学说所做的整理工作还有很多不足之处，对经方医学的研究尚待进一步深入。每当我们因工作疲劳，稍显倦怠之时，胡希恕先生严谨治学之语就在耳边响起——每每有人劝说胡老出书时，胡老总是说："我还没考虑好，等考虑好后再说吧！"

此次，我们编辑出版《胡希恕医学全集》，其目的除了让我们能够系统、完整地学习胡希恕"六经－八纲－方证"经方医学体系，还希望广大读者能够通过全集有所感悟：胡希恕先生研究经方的成果，只是经方医学发展过程中的一小部分。对《伤寒杂病论》乃至"经方医学"的深度研究，需要下大力气进行继承和弘扬。"经方医学"仍然存在许多问题亟待研究、探讨和突破，需要一代又一代医家进行理论思考和临床实践！

让我们努力做一代经方传人吧！

冯世纶

2016 年中秋

序

胡希恕先生是20世纪著名的经方大师，是我十分推崇的经方家之一。我之所以推崇他，是因为先生是一位独特的经方研究者和坚定的经方实践家。和历史上多数研究经方的医家相比，先生的研究没有人云亦云，而是提出了许多个人独到的见解。比如"方证是辨证论治的尖端""仲景著作基本取材于《伊尹汤液经》"，"中医辨证论治是于患病机体一般的规律反应的基础上，而适应整体、讲求疾病的通治方法"等。这些观点一扫传统的"以经注论"的浮泛陈言，给人以耳目一新的感觉，更给经方界因循守旧的研究氛围带来了一缕清风。观先生之医案，不但疗效突出，而且经方应用频率尤高，切实展现了经方疗效的可靠性和应用的广泛性。不但为后学者提供了观摩的典范，而且大大地振奋了后来人研用经方的信心。纵观中医学史，在经方流派的医家中，能在理论和实践上取得双丰收的经方家是屈指可数的。胡希恕先生恰恰是其中的佼佼者。这些正是我所大力推崇先生的原因。同时，在振兴经方医学的今天，我们更有责任弘扬先生的学术经验。

先生之所以取得丰硕的理论成果和神奇的临床疗效，来源于他多年来对经方的潜心研究，更与他终生的不断学习和善于接受新知识是分不开的。当然，他的研究和实践最终来自他对仲景学说的坚定自信和浓厚兴趣。这也正是我们今天的经方学子所要特别注意学习的。先生虽然离开我们30多年了，但他留下的独特理论体系和宝贵临床经验将永远哺育经方的后来人。

令人高兴的是，由冯世纶先生与张长恩等学者共同编写的《胡希恕病位类方证解》一书即将由中国中医药出版社出版。本书是根据胡希恕先生的笔记整理而成。与先前整理出版的《经方传真》《张仲景用方解析》有所不同，全书以病位类方，以六经类方，从另一个角度展示了胡希恕先生研究经方的思路和成果。这无疑又是一本当今经方研究的重要参考资料。值此出版之际，我对冯世纶先生多年来在继承胡希恕先生经验和整理胡希恕先生文稿上出色的工作，表示深深的敬意！因为，流派的传承已经成为当今我国中医药学的发展中一项迫在眉睫的任务，如果没有一大批像冯先生那样的传承人，中医学将成为千人一面，万腔一调，那中医学的活力将逐渐减弱。这是我在读完本书初稿后内心的忧虑。

南京中医药大学教授、博士生导师 黄煌
2007年5月20日

前言（代编写说明）

章太炎曰："中国医药，来自实验，信而有征，皆合乎科学。"意思是说中医药的由来，是通过长期的临床经验总结得到的科学理论体系。这一论述反映于《伤寒论》的成书。熟读《伤寒论》后，不难发现，其主要内容是临床经验总结，其中不乏治疗有效的经验记录，而更多的是经验教训，亦不乏惨痛的误治教训。正是如此，几千年来，一代代中医人不断的经验总结，成就了中国医药，成就了《伤寒论》，成就了经方医学体系，而今这一伟大工程仍在继续。胡希恕先生对《伤寒论》的研究，反映了一代经方传人的努力，是经方发展的缩影。

胡希恕先生通过毕生研究，提出《伤寒论》的六经来自八纲，具有划时代意义，影响一代人读懂《伤寒论》。但其治学严谨，许多论著未公于世，缘常自训："考虑不成熟，轻易发表，害人害己！"当我们整理先生旧作时，看到了以方类证的笔记，亦看到了以病位类方证笔记（如文前图1~4），同时我们注意到，老师举例了六经类方证的原则，而未能进行六经类方证。更值得注意的是，老师以病位类证时，在不断地推敲每个方证的六经归属，不断地改变以前的认识和观点，有的举棋不定（如文前图5），这正是胡老自谓"考虑不成熟"的地方吧？这里亦提示我们，有责任继承胡老的未竟事业。因此，我们把胡老病位类方证原著刊出，并加入我们对病位和六经的认识，以供同道探明《伤寒论》方证的六经归属。

此前我们整理了胡希恕先生对经方的研究经验，分别出版了《经方传真》《经方传灯》《张仲景用方解析》《中国汤液经方》《胡希恕讲伤寒杂病论》《解读张仲景医学》等书，基本展示了胡希恕先生对《伤寒论》经方的研究成果、学术特点。本书向读者展现的是胡希恕先生对经方以病位类方证的探讨。

胡希恕先生曾对《伤寒论》方证进行多次整理探讨，尤重视以方类证，已出版的《经方传真》《张仲景用方解析》即属此类。更值得注意的是，老师以病位类证时，不少方证与病位、六经提纲不相符，且在列写作提纲时，多有改动，如里证类目录中有"葶苈大枣泻肺汤"，后注"宜置于半表半里"；又如苓姜术甘汤证有时置于表证类中，有时放于里证类中；栀子豉汤类方证，有时列里证中，有时列于半表半里证中；更突出的是半表半里类证中，有不少方证与六经提纲不符……显示了胡希恕先生虽探明了六经实质，明确了病位类方证，而六经类证仍在探讨中。故本书是接其衣钵，继探讨病位后进一步探讨六经类方证，以完成先生未竟的事业。同时，我们重读胡希恕老师的注解，加深了对方证的认识，纠正了对某些方证的错误认识，如对桂枝加芍药汤等方证的认识。这样我们整理先生旧论为主，辅以我们的认识加以解读，累成此书，冀对研究仲景学说有所裨益。

对《伤寒论》的条文、内容进行解析，是胡希恕先生研究《伤寒论》的主要方法特点，即结合临床把方证归类、以方类证是其研究方法之一，是脚踏实地、紧密结合临床，揭示六经实质，探明经方理论体系的必经之路，也揭示胡希恕先生在研究仲景医学中，是逐步解疑、逐步认识、逐步提高的过程。

胡希恕老师把每个方证的应用体会，验证条文的含义、病位所在，以表、里、半表半里病位类方证，已暗涵六经类方证，为六经类方证奠定了基础。在此基础上，启发我们进行六经类方探讨，故出版了《解读张仲景医学——经方六经类方证》一书，在撰写该书时，我们时常遇到一些方证归类、归经难以定夺，如真武汤到底归少阴？还是归太阴？还是归太阳？这是值得进一步探讨的。也就是说，整理本书的主要目的，在于继承胡希恕先生衣钵，探明正确的六经分证，两书互参解读，将有助于经方理论、方证的研究、发展，有助于解读《伤寒论》。

本书据胡希恕老师原作（多为20世纪50～70年代笔记）分章为四，计第一章为中医辨证施治概论；第二章为表证类方证；第三章为里证类方证；第四章为半表半里类方证。

本书所引用《伤寒论》原文皆据赵开美本，其注解及按语除个别字句改动外，尽量保持原貌。书中凡遇有须注释、须加探讨者皆放于【解读】项中。更值得说明的是，我们对每一个方证试探进行了六经归类，亦置于【解读】中。

冯世纶

2017 年春

目 录

胡希恕

病位类方证解

4

第一章 中医辨证施治概论

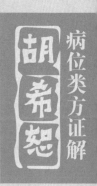

第一节　导　论

　　中医治病，辨证而不辨病，故称这种治病的方法为辨证施治，亦称辨证论治。我认为称辨证施治为妥。中医之所以辨证而不辨病，这与它的发展历史是分不开的。因为中医的发展源于数千年前的古代，当时既没有进步科学的依据，又没有精良器械的利用，故势必不可能如同近代西医面向病变的实质和致病的因素以求诊断和治疗，而只能凭借人们的自然官能，于患病机体的症状证候反应上，探索治病的方法。中医所称的"症状"和"证"，是指人若有了病，就常有自觉和他觉的一些异于健康时的现象反应出来。对于这种异于健康时的现象，即称之为症状，例如头痛、腹痛、眩晕、呕吐、发热、恶寒、脉浮、脉数……不论什么病和致病的因素，其罹病机体的症状，往往以一般的类型表现出来，中医对此一般的类型即名之为证。如六经中的三阴三阳和八纲中的表、里、阴、阳、寒、热、虚、实，以及各式各样的方证均属之。经过千百年的长久时间以及数以万计的广多人体，观察再观察，实践再实践，不但促进了四诊的进步、药物的应用和方剂配制的发达，而且对于万变的疾病，也终于总结出来如八纲六经等一般规律反应，并于此一般规律反应的基础上，更总结出种种通治一般疾病的验方。它是我们无数的医学祖先（实即广大劳动人民）于长久的疾病斗争实践中总结出来的一大伟绩。所谓《伊尹汤液经》（亦称《汤液经法》，简称《汤液》）即属此类总结的最早典籍，不过这亦和《神农本草经》（简称《本经》）、《黄帝内经》（简称《内经》）一样。《汤液》见于《汉书·艺文志》，晋皇甫谧于《针灸甲乙经·序》中，谓"仲景论广《汤液》为数十卷，用之多验"。可见仲景著作大都取材于《汤液》，谓为论广者，当不外以其个人的学识经验，或间有博采增益之处，后人以用之多验。《汤液》又已失传，遂多误为张氏独出心裁的创作，因有方剂之祖、医中之圣等无稽过誉的推崇。试问：在科学还不发达的古代，只于变化莫测的疾病症状证候反应上，探索辨证规律和施治的法则，以及种种具体的证治验方，若不是在长久的年代里和众多的病体上，历千百万次的反复观察，反复实践，反复总结，又如何可能完成这样百试百验的结论？故无论伊尹或张仲景都不会有这样伟绩的发明，而只能是广大劳动群众，在不断与疾病斗争的实践中，逐渐积累起来的丰硕成果。它有很长的历史发展过程，而绝不是，亦不可能是某一个时代，更不要说是某一个人便能创造出来的。《汤液》的问世，即标志着辨证施治的方法形成，但《汤液》亦不会出于遥远的商代，更与伊尹拉不上关系，至于张仲景，要不外是《汤液》的杰出传人，《汤液》已不可得，赖有仲景书，则久经实践考验的证治结论和验方，幸得流传下来，对于辨证施治的研讨，有了惟一可见的蓝本。

《内经》本针灸家言，仲景著作与之无关，由于《伤寒论》序言中有"撰用《素问》《九卷》……"的为文，遂使注家大多走向附会《内经》的迷途，影响后来甚大。其实《汉书·艺文志》只载有《黄帝内经》十八卷，晋以后始分为《素问》《针经》各九卷，尤其细玩序文，亦不似一人手笔，故历来识者，亦多疑是晋人作伪，近世杨绍伊辨之甚精，今择录数则，以代说明。

杨绍伊在其所著《伊尹汤液经》中写到，知者以此篇序文，读其前半，韵虽不高而清，调虽不古而雅，非骈非散，的是建安。天布五行，与省疾问病二段，则笔调句律，节款声响，均属晋音，试以《伤寒例》中词句，滴血验之，即知其是一家骨肉……再以文律格之，勤求古训，博采众方，在文法中为浑说，撰用《素问》《九卷》等五句，在文法中为详举，凡浑说者不详举，详举者不浑说，原文当是：感往昔之沦丧，伤横夭之莫救，仍勤求古训，博采众方，为《伤寒杂病论》，合十六卷。此本词自足，而体且简，若欲详举，则当云感往昔之沦丧，伤横夭之莫救，乃撰用《素问》《九卷》《八十一难》《阴阳大论》《胎胪药录》，并《平脉辨证》，为《伤寒杂病论》，合十六卷，不当浑说又后详举也……且《素问》《九卷》《八十一难》《阴阳大论》三书，三阳三阴篇中无一语道及，《辨脉》《平脉》之答曰师曰类，又非仲景自作，其《伤寒例》一篇，为叔和之作，篇中已有明文。而《伤寒例》，即首引《阴阳大论》，篇中之语，亦悉出此三书，是三书乃叔和撰用之书，非仲景博采之书也。再以叔和撰次者证之，叔和撰次之篇有《平脉法》一篇，此撰用之书，有《平脉辨证》一种，此撰用之平脉辨证，即《平脉法》出处之注脚，《平脉法》即为出于《平脉辨证》，则《平脉辨证》必非仲景所博采。又三阳三阴篇中，叔和撰次之可考，见者，除问曰答曰之辨脉法类，与问曰师曰之平脉法类外，无第三类。此撰用之书，除《素问》《九卷》《八十一难》《阴阳大论》三书，为撰《伤寒例》之书外，亦唯《胎胪药录》《平脉辨证》二种，《平脉法》之问曰师曰类，既为出于《平脉辨证》，则《辨脉法》之问曰答曰类，必为出于《胎胪药录》无疑，由是言之，叔和之作伪，实欲自见其所撰用之书，下之二段为自述其渊源所自而已。

观以上所述，则《伤寒论》序中撰用《素问》《九卷》云云为叔和之作伪甚明，注家不察，反于《内经》找出处，为仲景著述牵强附会，愈说愈乱，即关于辨证施治的方法方式这样的重要问题，也还没有如实地揭示出来，惟其如此，也就无从以深究其精神实质了。

中医的辨证施治，虽至今日还处于必然王国阶段，它的可靠性，即由于是客观存在的自然规律，以是过去用之有验，现在用之亦验，将来用之亦必然还验。不过对此规律的认识，关系到一些基础科学的问题，尤其更多关系于病理生理等基础医学问题，古人虽欲说明之，因限于当时的科学水平，则或多或少不免夹杂些主观臆说。若五运六气、经络脏腑诸说，概属其类，注家惑于《伤寒论》的伪序，反附会以上臆说以释仲景书，遂使后之读者，更本末倒置，竟以此类臆说作为辨证施治的指导基础，蹈常习故，迄今不衰。古人于千难万困的疾病斗争中总结出来的辨证施治方式方法，就这样给以歪曲和庸俗化了。

通过仲景书，本不难弄清辨证施治的方式方法，只由于上述原因，以往注家还未能如实地把它揭示出来，惟其如此，也就无从探究其精神实质了。辨证施治究竟治疗的是疾病什么？它是一种什么样的治病方法？迄今还不能给人以明确概念。其实若于辨证施治的方式方法有所理解，对此问题并不难解答，本著总论一章，及有专题讨论，重点是对这些主要课题的阐明，至于具体证治，选书中常用方证依类分为表、里、半表半里三章述之，照录书中论治条文，并略加注解，遇有必要，则另加按语。

或有人问：经方虽验，但为数太少，又何足以应万变之病？诚然，病证多变，若为每证各设一方，即多至千万数，恐亦难足于用。须知，经方虽少，但类既全而法亦备，类者，即为证的类别；法者，即适证的治方，若医者于此心中有数，随证候之出入变化，或加减，或合方，自可取用不尽。我久于此道，所述概属亲身体会，不敢有所虚构，以误后人，由于个人水平有限，缺点错误在所难免，请同志们勿吝批评指正是幸。

【解读】本章是胡希恕老师自 20 世纪 50~80 年代反复修改、反复推敲的论文。翻阅老师一本本、一篇篇笔记，可看到本篇反复修改最多，可知其倾一生心血，欲入其学术之门，本篇不可不读。

这里特别关注的是，老师提出《伤寒论》"是辨证而不是辨病""于患病机体的症状证候反应上，探索治病的方法"，这是学习胡希恕先生学术思想的入眼处。

"《内经》本针灸家言，仲景著作与之无关"，是胡希恕反复研读两书慎重得出的结论。他提出《伤寒论》不同于《内经》，有其独特的辨证施治体系，是终生研讨的成果。这一成果的完成，又来自三个方面的研究：一是博览群书，熟读古今中外中医药著作及西医书籍；二是医史的考证，张仲景主要依据《汤液经法》撰成了《伤寒论》；三是分析《伤寒论》全书内容，明了《伤寒论》的辨证施治重在症状反应，六经是症状反应的六类证，伤寒、中风、温病……是症状反应的一类证，而不是由病因、病邪所区分的病。并指出"外因是变化的条件，内因是变化的根据，外因通过内因而起作用。患病机体之所以有六经八纲一般的规律反应，主要的原因不是来自疾病的外在刺激，而是来自机体抗病的内在作用"，即是说，症状、证候、各个方证的出现，不是决定于受了什么邪，而是决定于外邪与人体相争后所出现的症状。

后世对《伤寒论》的学术争论分歧，其主要原因之一，是入眼观点不同。如成无己、王叔和以病因、五运六气释《伤寒论》，认为伤寒是"伤于寒邪"，中风是"中于风邪"，及"寒伤营，风伤卫"，以病因解释《伤寒论》条文。而《伤寒论》原文是"或已发热，或未发热，必恶寒、体痛、呕逆、脉阴阳俱紧者，名为伤寒"；"发热、汗出、恶风、脉缓者，名为中风"。很明显是以症状来判定伤寒或中风。又如六经提纲也是以症状来判定。因此胡希恕先生强调：《伤寒论》的辨证论治的主要特点是，"于患病机体的症状反应上，探索治病的方法"；"《伤寒论》的六经，是症状反应的六经，不是六气的六经、经络的六经"，它反映了《伤寒论》原文的实质。

本篇的完成，是胡希恕先生一生读《伤寒论》的体会，也包括了读《内经》《神农本草经》等许多中医书的体会，还包括了读《病理生理学》等西医书的体会。也是老师系统研究《伤寒论》后，参阅和对比众多中医文献及西医文献，对《伤寒论》医学体系做出的高度概括。

本节主要考证《伤寒论》的理论渊源。胡希恕老师师承于清末名医王祥徵先生，原即以八纲释《伤寒论》，得深窥仲景原旨，惜后世不少人误于以《内经》释《伤寒论》，因不能真正学得仲景医学。自读了杨绍伊的《伊尹汤液经》一书后，更感中医之学术有待于冰释，因此，自个人办学及任教于北京中医药大学，皆反复讲解其观点，引起国内外注目。20世纪60年代末期，人民日报对此给予高度评价，认为这"是历代医家缺乏论述的难题"；70年代，日本中医界称赞胡希恕"是中国有独特理论体系的、著名的《伤寒论》研究者、经方家"。

本节重点提示以下几点：

1. 强调《伤寒论》中的辨证施治的形成，是来自疾病所反映出的症状证候及其治疗用药总结，亦即方证经验的总结。方证经验的积累产生了六经辨证。

2. 由于历史原因，中医治疗是辨证而不辨病。这亦是研究《伤寒论》的关键着眼点。

3. 从文献考证，证实《伤寒论》的方证和理论承自于《汤液经法》而有别于《内经》，进而形成了独特的辨证理论体系。

4. 中医理论中既有科学的成分，也有不科学的成分，因此我们应批判地继承，唯有此，中医之精华才能发扬光大。

这里要特别注意的是，胡希恕老师强调《伤寒论》的理论、辨证、治疗重在症状反应，《汤液经法》是根据症状反应总结的方证经验，这是中医科学的主要内涵。《伤寒论》是继承《汤液经法》发展了六经辨证，因此，学习、研究《伤寒论》最重要的是要着眼于症状反应。特别是有关六经的实质，宜从症状方证上来分析，是否重视症状的分析，是探明仲景学术的关键。如忽视症状，而只是用某一理论推理，则将远离六经实质。

"我久于此道，所述概属亲身体会，不敢有所虚构，以误后人"——这是胡希恕老师的自我画像，也是其做人、做学问的原则，躬亲效法，当永志于心。

第二节 六经和八纲

中医经方辨证主要是六经八纲，中医施治，亦主要是在六经八纲基础上制订治疗的准则，所以对于中医辨证施治的研究，六经和八纲是首应探讨的核心问题。为便于说明，以下先从八纲谈起。

一、八纲

八纲，是指表、里、阴、阳、寒、热、虚、实而言，其实表、里的中间还应有个半表半里，按数来讲本来是九纲，由于言表里，即含有半表半里在内的意思，故习惯常简称为八纲，现依次述之于下。

表、里和半表半里：表指体表，即由皮肤、肌肉、筋骨等所组成的机体外在躯壳。若病邪集中地反应于此体部，即称之为表证。里指机体的极里面，即由食道、胃、小肠、大肠等所组成的消化管道，则谓为里。若病邪集中地反应于此体部，即称之为里证。半表半里指表之内、里之外，即胸、腹二大腔间，为诸脏器所在之地。若病邪集中反应于此体部，即称之为半表半里证。总之，表、里、半表半里三者，为固定的病位反映，或为表，或为里，或为半表半里，虽有时表与里，或与半表半里，或半表半里与里，或表与半表半里、又与里同时出现，但绝不出此三者范围。

按：以上所谓病位，是指病邪所反映的病位，不是指病变所在的病位，虽病变在里，但病邪集中地反映于表位，中医称之为表证，亦或称之为邪在表，或病在表。反之，虽病变在表，但病邪集中反映于里位，中医即称之为里证，亦或称之为邪在里，或病在里。以下同此，不另说明。

阴和阳：阴指阴性证，阳指阳性证。人如患了病，未有不影响机体的机能改变的，尤其首先是代谢机能的改变，而其改变不是较正常为太过，便是较正常为不及，如其太过，则患病机体亦必相应要有亢进的、发扬的、兴奋的等这类太过的病征反映出来，即称之为阳证。如其不及，则患病机体亦必相应要有衰退的、消沉的、抑制的等这类不及的病征反映出来，即称之为阴证。

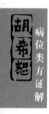
故疾病虽极复杂多变，但概言其为证，不为阴，便为阳。

寒和热：寒指寒性证，热指热性证。若患病机体反映为寒性的证候者，即称之为寒证。若患病机体反映为热性证候者，即称之为热证。基于以上阴阳的说明，则寒为不及，当亦阴之属，故寒者亦必阴，则热为太过，当亦阳之属，故热者亦必阳。不过寒与热，是一具有特性的阴阳，若泛言阴，则不定必寒，若泛言阳，则不定必热，故病有不寒不热者，但绝无不阴不阳者。

虚和实：虚指人虚，实指病实。病还未解，而人的精力已有所不支，机体的反映显示出一派虚衰的形象者，即称之为虚证。病势在进，而人的精力并不虚，机体反映出一派充实的病征者，即称之为实证。由于以上的说明，可见虚实亦和寒热一样，同属阴阳中的一种特性，不过寒热有常，而虚实无常。寒热有常者，即如上述，寒者必阴，热者必阳，在任何情况下永无变异之谓。但虚实则不然，当其与寒交错互见时，而竟反其阴阳，故谓无常，即如虚而寒者，当然为阴，但虚而热者，反而为阳。实而热者，当然为阳，但实而寒者，反而为阴。以是则所谓阳证，可有或热，或实，或亦热亦实，或不热不实，或热而虚者；则所谓阴证，可有或寒，或虚，或亦虚亦寒，或不寒不虚，或寒而实者。此可以下表明之（见表1）。

表1　证之阴阳寒热虚实关系

阳　证					阴　证				
种　类	阳	寒	热	虚	实	种　类	阴	寒	热	虚	实
阳　证	★					阴　证	☆				
阳热证	★		★			阴寒证	☆	☆			
阳实证	★				★	阴虚证	☆			☆	
阳实热证	★		★		★	阴虚寒证	☆	☆		☆	
阳虚热证	★		★	★		阴实寒证	☆	☆			☆

二、六经

六经，是指太阳、阳明、少阳的三阳，和太阴、少阴、厥阴的三阴而言，《伤寒论》虽称之为病，其实即是证，而且是来自于八纲，今先就其相互关系说明于下。

基于以上八纲的说明，则所谓表、里、半表半里三者，均属病位的反映，则所谓阴、阳、寒、热、虚、实六者，均属病情的反映。不过病情势必反映于病位，而病位亦必因有病情的反映而反映，故无病情则亦无病位，无病位则亦无病情。以是则所谓表、里、半表半里等证，同时都必伴有或阴，或阳，或寒，或热，或虚，或实的为证反映；同理则所谓阴、阳、寒、热、虚、实等证，同时亦都必伴有或表，或里，或半表半里的为证反映。由于寒、热、虚、实从属于阴、阳（如表1），故无论表、里，或半表半里，均有阴阳二类不同的为证反映，三而二之为六，即病之见于证的六种基本类型，亦即所谓六经者是也。今示其相互关系如下表（表2）。

表 2　病位病情与六经

八 纲		六 经
病 位	病 情	
表	阳	太阳病
里	阳	阳明病
半表半里	阳	少阳病
里	阴	太阴病
表	阴	少阴病
半表半里	阴	厥阴病

按：中医的发展原是先针灸而后汤液，以经络名病习惯已久，《伤寒论》沿用以分篇，本不足怪，全书始终贯串着八纲辨证精神，大旨可见。惜大多注家执定经络名称不放，附会《内经》诸说，故终弄不清辨证施治的规律体系，更谈不到透视其精神实质了。其实六经即是八纲，经络名称本来可废，不过本著是通过仲景书的阐明，为便于读者对照研究，因并存之，《伤寒论》对于六经各有概括的提纲，今照录原文，并略加注语如下。

《伤寒论》第1条："太阳之为病，脉浮，头项强痛而恶寒。"

注解：太阳病，即表阳证，意思是说，太阳病是以脉浮、头项强痛而恶寒等一系列证候为特征的。也就是说，无论什么病，若见有脉浮，头项强痛而恶寒者，即可确断为太阳病证，便不会错误的。

《伤寒论》第179条："阳明之为病，胃家实是也。"

注解：阳明病，即里阳证。胃家实，谓病邪充实于胃肠的里面，按之硬满而有抵抗或压痛的意思。大意是说，凡病胃家实者，即可确断为阳明病。

《伤寒论》第 182 条："阳明外证云何？答曰：身热汗自出，不恶寒，反恶热也。"

注解：胃家实，为阳明病的腹证，此外还有阳明病的外证，可供我们诊断。身热、汗自出、不恶寒、反恶热这一系列证候，即其外证，凡病见此外证者，亦可确断为阳明病。

《伤寒论》第 263 条："少阳之为病，口苦，咽干，目眩也。"

注解：少阳病，即半表半里阳证，意思是说，少阳病是以口苦、咽干、目眩等一系列证候为特征的，凡病见此特征者，即可确断为少阳病。

《伤寒论》第 273 条："太阴之为病，腹满而吐，食不下，自利益甚，时腹自痛，若下之，必胸下结硬。"

注解：太阴病，即里阴证，意思是说，太阴病是以腹满而吐、食不下、自利益甚、时腹自痛等一系列证候为特征的，凡病见此一系列证候者，即可确断为太阴病。太阴病的腹满为虚满，与阳明病胃家实的实满大异，若误以实满而下之，则必益其虚，将致胸下结硬之变。

《伤寒论》第 281 条："少阴之为病，脉微细，但欲寐也。"

注解：少阴病，即表阴证，这是对照太阳病说的，意即是说，若前之太阳病，脉见微细，并其人但欲寐者，即可确断为少阴病。

《伤寒论》第 326 条："厥阴之为病，消渴，气上撞心，心中痛热，饥而不欲食，食则吐蛔，下之利不止。"

注解：厥阴病，即半表半里阴证，大意是说，厥阴病常以消渴、气上撞心、心中痛热、饥而不欲食、食则吐蛔等一系列证候反映出来，凡病见此一系列证候者，即可确断为厥阴病。半表半里证不可下，尤其阴证更当严禁，若不慎而误下之，则必致下利不止之祸。

按：以上只是说明一下大意，至于详解，均见于分论各章，故此处从略。

表里相传和阴阳转变：在疾病发展的过程中，病常自表传入于里，或传入于半表半里，或自半表半里传入于里，或自表传入于半表半里而再传入于里，此即谓表里相传。病本是阳证，而后转变为阴证，或病本是阴证，而后转变为阳证，此即谓阴阳转变。

并病和合病：病当表里相传时，若前证未罢，而后证即作，有似前证并于后证一起而发病，因名之为并病，如太阳阳明并病、少阳阳明并病等均属之。若不因病传，于发病之始，则表、里、半表半里中的二者，或三者同时发病，即谓合病，如太阳阳明合病、三阳合病等均属之。

六经八纲辨证的顺序：关于六经和八纲，已述如上，兹顺便谈一下有关辨证的顺序问题。病之见于证，必有病位，复有病情，故八纲只有抽象，而六经乃具实形。八纲虽为辨证的基础（因六经亦来自八纲），但辨证宜从六经始（以其有定形）。《伤寒论》以六经分篇，就是这个道理。六经既辨，则表里分而阴阳判，然后再进行寒热虚实的分析，以明确阴阳为证实质（参看表1）。至此则六经八纲俱无隐情了，是亦自然而然的辨证顺序也。

按：半表半里为诸脏器所在之地，病邪充斥于此体部，往往诱使某一脏器或某些脏器发病，以是则证情复杂多变，不如表里为证单纯容易提出概括的特征，即如少阳病的口苦、咽干、目眩，虽可说明半表半里的阳热证，但阳证不热或少热，即不定有此特征。至于厥阴病所述，亦只是对照少阳病一些证候说的（参看分论），尤其不够概括，以是则少阳、厥阴之辨，便不可专凭上述的特征为依据，而不得不另想辨证之道了。其法亦很简单，因为表、里易知，阴、阳易辨，若病既不属表又不属里，当然即属半表半里；其为阳证则属少阳，其为阴证则属厥阴，《伤寒论》三阳篇先太阳，次阳明而后少阳，三阴篇，先太阴，次少阴而后厥阴，均将半表半里置于最后，即暗示人以此意。有的后世注者以其排列与《内经》传经的次序同，遂附会《内经》按日主气之说，谓病依次递传，周而复始，不但仲景书中无此证治实例，而且实践证明亦没有阳明再传少阳之病，尤其六经传遍又复回传太阳，真可称为怪哉病了。至于三阳先表后里，三阴先里而后表，乃从以外为阳，里为阴，故阳证之辨因从表始，阴证之辨因从里始，别无深意。

【解读】本节是胡希恕老师学术观点的精华，是探明《伤寒论》六经实质的关键，亦即胡希恕老师研究《伤寒论》的突出贡献之一。其学术观点的形成主因有三：一师承于王祥微；二详研于仲景原文；三临床实践反复验证体验。

这里应特别注意，胡希恕老师研究《伤寒论》最大的特点，是注重于原

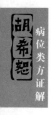

著，仔细全面分析全文，所谓"仔细玩味"仲景条文，从中得出结论，因而客观正确。这里要特别强调，理解《伤寒论》的六经，一定要结合临床，不能只是以理推理，例如胡希恕老师1980年在《北京中医学院（现北京中医药大学）学报》发表了上述学术观点，曾有一读者对半表半里理念提出质疑："依次推理应有半阴半阳、半虚半实……"言之半表半里不应为独立的病位。这里要重点说明的是，质疑者最严重之误，是忽略了仲景书中无半阴半阳证、半虚半实证，临床上却设有这种证。半表半里的提出，是张仲景在临床实践中渐渐体悟到的（见《伤寒论》第148条）。同时我们对比研究《汤液经法》和《伤寒论》的内容可证实：《汤液经法》中无半表半里理念，而《伤寒论》中突出了半表半里理念。因此，我们进一步强调了《伤寒论》的六经来自八纲，是张仲景在八纲中加入了半表半里理念，而形成了完整的六经辨证理论体系。

胡希恕老师从症状反应研究六经，因而认定六经是六证，而不是六病。

第三节　脉　诊

脉象虽亦和症状一样，同是患病机体有异于健康时的一种反映，不过由于它比一般症状尤富于敏感性，举凡表、里、阴、阳寒热虚实无不应之于脉，故于辨证亦有其一定的指导作用，这就自然而然地促进了中医诊脉的研究和发展。诊脉原有《内经》《难经》二法，《内经》讲的是遍诊法，《难经》则独取寸口，前法不行已久，于此不拟讨论，今只就后者述之于下。

一、脉象概论

脉的部位：寸口即指桡骨动脉言，诊时以中指端向高骨动脉处按之，即为关位，然后下食指和无名指，前指所按即寸位，后指（无名指）所按即尺位。

平脉与病脉：在《伤寒论》中，把无病健康人之脉称为平脉。平，即平正无偏之谓，故不以象名。人若有病，则脉失其平，就其不平者名之以象，即为病脉。我们经常所称的浮、沉、数、迟、大、细等，即皆病脉的象名。

脉象两大类别：人体有病千变万化，如以阴阳属性来分，则不外阴阳两类。同理，脉象虽极复杂多变，但概言之，则不外太过和不及两类。太过者，谓较平脉为太过也；不及者，谓较平脉为不及也。如浮、数、滑、大等即属太过的一类脉；沉、迟、细、涩等即属不及的一类脉。

脉象的三个方面：脉有来自脉动方面者，如数、迟是也；脉有来自脉体方面者，如大、细是也；脉有来自血行方面者，如滑、涩是也。脉动、脉体、血行即脉象来自的三个方面，与上述之脉象两大类别，合之则为脉象生成的根源，对于脉象的识别甚关重要，今依次释之如下。

1. 来自脉动方面的脉象

浮和沉：这是来自脉动的浅深。若脉动的位置较平脉浅浮于外者，即谓为浮；若脉动的位置，较平脉深沉于内者，即谓为沉。故浮属太过，沉属不及。

数和迟：这是来自脉动次数的多少。若脉动的次数较平脉多者，即谓为数；若脉动的次数较平脉少者，即谓为迟。故数属太过，迟属不及。

实和虚：这是来自脉动力量的强弱。若按之脉动较平脉强实有力者，即谓为实；若按之脉动较平脉虚弱无力者，即谓为虚。故实属太过，虚属不及。

结和代：这是来自脉动的间歇。若脉动时止，而止即复来，则谓为结。结者，如绳中间有结，前后仍相连属，间歇极暂之意；若脉动中止，良久而始再动，则为代。代者，更代之意，脉动止后，良久始动，有似另来之脉，因以代名。平脉永续无间，故结、代均属不及。

动和促：这是来自脉动的不整。动为静之反，若脉动跳实而摇摇者，即谓为动；促为迫或逼之谓，若脉动迫逼于上、于外，即关以下沉寸脉独浮之象，即谓为促。平脉来去安静，三部匀调，故动、促均属太过。

按：《脉经》谓促为数中一止，后世论者虽有异议，但仍以促为数极，亦非。《伤寒论》中论促共有四条，如曰："伤寒脉促，手足厥逆，可灸之。"此为外邪里寒，故应之促（寸脉浮以应外邪，关以下沉以应里寒），灸之，亦先救里而后救表之意。又曰："太阳病下之后，脉促胸满者，桂枝去芍药汤主之。"太阳病下之后，其气上冲者，可与桂枝汤，今胸满亦气上冲之为候，但由下伤中气，虽气冲胸满，而腹气已虚，故脉应之促，芍药非腹虚所宜，故去之。又曰："太阳病，桂枝证，医反下之，利遂不止，脉促者，表未解也，喘而汗出者，葛根黄芩黄连汤主之。"于此明文提出促脉为表未解，其为寸脉浮又何疑之有！关以下沉，正是下利不止之应。又曰："太阳病下之，其脉促，不结胸者，此为欲解也。"结胸证则寸脉浮关脉沉，即促之象，今误下太阳病，虽脉促，但未结胸，又无别证，亦足表明表邪还不了了而已，故谓为欲解也。由于以上所论，促为寸脉独浮之象甚明。

2. 来自脉体方面的脉象

长和短：这是来自脉体的长度。平脉则上至寸而下至尺，若脉上出于寸，而下出于尺者，即谓为长；反之，若脉上不及于寸，而下不及于尺者，即谓为短，故长属太过，短属不及。

大和细：这是来自脉体宽度。若脉管较平脉粗大者，即谓为大；反之，若脉管较平脉细小者，即谓为细。故大属太过，细属不及。

强和弱：这是来自脉体直的强度。若脉管上下，较之平脉强直有力者，如琴弦新张，即谓为弦；反之，若脉管上下，较之平脉松弛无力者，如琴弦松弛未张紧，即谓为弱。故弦属太过，弱属不及。

紧和缓：这是来自脉体横的强度。若脉管按之较平脉紧张有力者，即谓为紧；反之，若脉管按之较平脉缓纵无力者，即谓为缓。故紧属太过，缓属不及。

3. 来自血行方面的脉象

滑和涩：这是来自血行的利滞。寻按脉内血行，若较平脉应指滑利者，即谓为滑；反之，若较平脉应指涩滞者即谓为涩。故滑属太过，涩属不及。

以上是人体的平脉和病脉的基本脉象，可列表于下（表3）。

表3 基本脉象

脉象来自方面及其具体内容	平 脉	病 脉	
		太 过	不 及
来自脉动方面者			
脉动位置的浅深	不浮不沉	浮	沉
脉动次数的多少	不数不迟	数	迟
脉动力量的强弱	不实不虚	实	虚
脉动的间歇	不结不代		结、代
脉动的不整	不动不促	动、促	
来自脉体方面者			
脉体的长度	不长不短	长	短
脉体内宽度	不大不细	大	细
脉体直的强度	不弦不弱	弦	弱
脉体横的强度	不紧不缓	紧	缓
来自血行方面者			
血行的利滞	不滑不涩	滑	涩

4. 复合脉（兼脉）

在临床中，所见脉现单纯一象者甚少，而常数脉同时互见，如脉浮而数、脉沉而迟、脉浮数而大、脉沉而细等。习惯亦有为兼象脉另立专名者，如洪，即大而实的脉；微，即细而虚的脉；浮大其外，按之虚涩其内者，则名为芤；芤而复弦者，又名为革。按芤为浮大中空之象，所谓中空，即按之则动微，且不感血行应指也，实不外浮大虚涩的兼象。世有谓浮沉候之均有脉，唯中候之则无脉，亦有谓按之脉管的两侧见，而中间不见者，均属臆说，不可信。

另有微甚脉，病脉既为平脉的差象，故不论太过与不及，均当有微或甚程度上的不同。例如：微浮，甚浮；微沉，甚沉；微数，甚数；微迟，甚迟等。习惯亦有为微甚脉另立专名者，如甚数的脉，常称之为急；甚沉的脉，常称

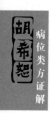

之为伏。常见的复合脉可见表4。

表4　复合（兼）脉

名　称	微　或　甚	兼　象	太过或不及
急	数之甚		太过
伏	沉之甚		不及
洪		大而实	太过
微		细而虚	不及
芤		浮大虚涩	不及
革		芤而弦	不及

按：芤、革二脉，本外太过而内不及，但就主证言之，故列入不及，此合表3共二十六脉，均见于仲景书，后世还有一些脉名，大都为微甚或兼象之属，兹不赘述。

二、诊脉和辨脉

诊脉指诊查脉象言，辨脉指据脉辨证言，今分述于下。

由于病脉为平脉的差象，故平脉当为诊察病的准绳，若医者心中没有个不浮不沉的平脉，又何以知或浮或沉的病脉？同理，若医者心中没有不数不迟、不大不细、不滑不涩等的平脉，当亦无从以知或数或迟，或大或细，或滑或涩等的病脉。可见欲求诊脉的正确，则势须先于平脉的各个方面有足够的认识才行。不过，此事并非容易，同是健康无病的人，老壮儿童，男女肥瘦，脉亦互异，况又有春夏生发，脉常有余；秋冬收藏，脉恒不足。为了丰富对平脉的标准知识，就必须于多种多样的人体，平时做不断的练习，才能达到心中有数，指下明了的境界，此为学习脉诊势须必做的首要功夫。

诊脉时，要分就脉动、脉体、血行等各方面的内容逐一细审，尤其初学者更宜专心于一，不可二用。例如诊察脉动位置的深浅时，不要旁及次数的多少；诊察脉动次数的多少时，亦不要旁及位置的深浅。若这样依次推敲，一一默记，岂有脉难知之患？当然熟能生巧，已有多年经验的中医，指下非常敏感，异常所在，伸手可得，但此非一朝一夕之功，任何科技，都从锻炼中来，诊脉亦不例外也。

寸、关、尺为脉之三部，浮、中、沉为脉之三候，三部各有浮、中、沉，三而三之为九，因谓为三部九候。寸、关、尺三部，以应病之上下左右部位，即寸以候胸以上至头诸病，关以候膈以下至脐诸病，尺以候脐以下至足诸病。病在左见于左，病在右见于右，病在中见于两手。浮、中、沉以应病之表里内外，浮即浮脉，沉即沉脉，中即不浮不沉的平脉。浮以候表，沉以候里，中以候半表半里。例如数脉主热，若浮取而数者，为表有热；若沉取而数者，为里有热；若中取而数者，为半表半里有热，余可依此类推。以上即三部九候诊法的概要，至于三部分配脏腑的说法，出之臆测，不可信。

太过脉主有余，不及脉主不足。太过脉主有余者，谓浮、数、实、大、滑等太过一类脉，则主阳、热、实等有余之证；不及脉主不足者，谓沉、迟、虚、细、涩等不及的一类脉，则主阴、寒、虚等不足之证。不过此为脉应于病的一般常规，在个别情况下，太过脉亦有主不足者，而不及脉亦有主有余者。惟其如此，论治者必须脉证互参，综合分析，不可偏执一端也。仲景书于每一篇首均冠以"脉证并治"字样，即示人以此意。具体论述，书中条文尤多，学者细玩，自易理解，于此不拟多赘。脉主病概要，则列表述之如下（表5）。

表5　病脉概要

太 过 脉		不 及 脉	
名　称	主　病	名　称	主　病
浮	主表，主热亦主虚	沉	主里，主虚寒，亦主水饮
数	主热，但久病脉数多属虚损，故亦主虚	迟	主寒，主虚，但里实极脉亦迟
实	主实，多属可攻之证	虚	主虚
动	主痛，主惊，惊则胸腹动悸，故亦主动	结	主虚，主瘀血实证
促	主表，上实下虚多见，亦主结胸	代	主虚，久病见之难治
长	主实，禀赋厚者脉多长，不以病论	短	主虚，亡津血见之难治
大	主热，主实，主虚劳	细	主虚、血不足
弦	主痛、筋脉拘紧急，主实、水饮、津血虚	弱	主虚，主津血少、自汗、盗汗
紧	主实，主痛，主宿食，亦主水饮	缓	主津血少
滑	主实，主热，主邪盛	涩	主虚，血少
洪	主热盛，大热之证脉多洪	微	主气血俱虚
急	初病为邪盛，久病多凶	伏	主虚寒、水饮、里有所结
		芤	主虚劳、血不足
		革	主亡血、妇人漏下、男子失精

【解读】胡希恕老师每读书仔细研究而深讨，不轻易附会某注家之说，因而善于理解原著实质，再结合临床实践，而阐明《伤寒论》的治疗体系是独特的辨证论治理论体系。对于《伤寒论》的脉诊解读亦是如此，总结成文，简而明了，紧切临床，后学很易效法。

更突出的特点是，与王叔和的《脉经》有所不同，其中最主要的一点是，《脉经》重脏腑经络，而《伤寒论》重八纲。又对一些具体脉象、临床意义解释不同，如对促脉的形象定义及所主，后世不少注家以《脉经》解释促脉，有关条文不能自圆其说，而用胡希恕老师论述则很易理解且恰切临床。这里反映了胡希恕老师治学态度的严谨，凡提出观点，皆出自仲景原文并由临床验证之。《金匮要略·胸痹心痛短气脉证》第1条"夫脉当取太过不及……"是《伤寒论》对脉象进行分类和定义的主要特点。胡希恕老师的脉诊分类即遵循了这一原则，也就是说，胡希恕老师总结的脉诊是《伤寒论》原有的真实写照。

第四节　食水瘀血的毒害

食、水、瘀血三者，均属人体的自身中毒，为发病的根本原因，亦属中医学的伟大发明，遂特提出讨论于下。

一、食毒

大都不善摄生、饮食无节，因致肠胃机能障碍，或宿食不消，或大便秘结而使废物不得及时排出而促使毒物的吸收，因成自身的一种中毒证。仲景书中谓为宿食者，即食毒的为病，今择要述之。

《金匮要略·腹满寒疝宿食病脉证治》第 25 条："脉紧如转索无常者，有宿食也。"

注解： 脉按之紧，而寻其内有如转索起落无常，实即滑急之脉，为有宿食的脉应。

《金匮要略·腹满寒疝宿食病脉证治》第 26 条："脉紧，头痛，风寒，腹中有宿食不化也。"

注解： 脉紧、头痛，乃风寒表邪常见证，但腹中有宿食不化，亦每见之，不可不知。

《金匮要略·腹满寒疝宿食病脉证治》第 21 条："问曰：病有宿食，何以别之？师曰：寸口脉浮而大，按之反涩，尺中亦微而涩，故知有宿食，大承气汤主之。"

注解： 见大承气汤条。

《金匮要略·腹满寒疝宿食病脉证治》第 22 条："脉数而滑者，实也，此为有宿食，下之愈，宜大承气汤。"

注解： 见大承气汤条。

《金匮要略·腹满寒疝宿食病脉证治》第23条："下利不欲食者，有宿食也，当下之，宜大承气汤。"

注解：见大承气汤条。

《金匮要略·腹满寒疝宿食病脉证治》第24条："宿食在上脘，当吐之，宜瓜蒂散。"

注解：见瓜蒂散条。

二、水毒

水毒大多由于肾机能障碍而使液体废物蓄积所致。他如汗出当风、久伤取冷亦往往使欲自皮肤排出的废物滞留于体内，因成自身中毒证。仲景书中谓为湿、饮、水气者，即皆水毒之属，今择述如下。

《金匮要略·痉湿暍病脉证并治》第14条："太阳病，关节疼痛而烦，脉沉而细者，此名湿痹，湿痹之候，小便不利，大便反快，但利其小便。"

注解：太阳病关节疼痛而烦，颇似伤寒表实证，但伤寒脉浮紧，今脉沉而细，乃湿着痹闭之应。小便不利，湿着不行，水谷不别，大便反快，此为湿痹之候，故但当利其小便则治。

《金匮要略·痉湿暍病脉证并治》第15条："湿家之为病，一身尽疼，发热，身色如熏黄也。"

注解：一身尽疼，发热，为湿热俱盛之候，湿家病此，身必发黄。

《金匮要略·痉湿暍病脉证并治》第16条："湿家，其人但头汗出，背强，欲得被覆向火，若下之早则哕，或胸中满、小便不利、舌上如胎者，以丹田有热，胸上有寒，渴欲得饮而不能饮，则口燥烦也。"

注解：湿家系在太阴，若转属阳明，湿散而热实者，原可议下，今其人但头汗出，里还不实，背强、欲得被覆向火，寒湿仍盛，此即下之，故责其过早。胃被攻伐，遂虚，湿乘逆膈，故哕，甚或水气逆而不下，则胸满小便不利，水逆于上，而热陷于下，因以丹田有热，胸上有寒明之。舌白滑如胎，即有热之候。热则渴欲得饮，水气逆于上，竟不能饮，以是则口燥烦也。

《金匮要略·痉湿暍病脉证并治》第20条："湿家身烦疼，可与麻黄加术汤发其汗为宜，慎不可以火攻之。"

注解：见麻黄加术汤条。

《金匮要略·痉湿暍病脉证并治》第21条："病者一身尽疼，发热，日晡所剧者，名风湿，此病伤于汗出当风，或久伤取冷所致也，可与麻黄杏仁薏苡甘草汤。"

注解：见麻黄薏苡甘草汤条。

《金匮要略·痉湿暍病脉证并治》第22条："风湿，脉浮、身重、汗出恶风者，防己黄芪汤主之。"

注解：见防己黄芪汤条。

《金匮要略·痉湿暍病脉证并治》第23条："伤寒八九日，风湿相搏，身体疼烦，不能自转侧，不呕，不渴，脉浮虚而涩者，桂枝附子汤主之；若大便坚，小便不利者，去桂加白术汤主之。"

注解：见桂枝附子汤条。

《金匮要略·痉湿暍病脉证并治》第24条："风湿相搏，骨节疼烦，掣痛不得屈伸，近之则痛剧，汗出短气，小便不利，恶风不欲去衣，或身微肿者，甘草附子汤主之。"

注解：见甘草附子汤条。

《金匮要略·痰饮咳嗽病脉证并治》第2条："问曰：四饮何以为异？师曰：其人素盛今瘦，水走肠间，沥沥有声，谓之痰饮；饮后水流在胁下，咳唾引痛，谓之悬饮；饮水流行，归于四肢，当汗出而不汗出，身体疼重，谓之溢饮；咳逆倚息，短气不得卧，其形如肿，谓之支饮。"

注解：水不化气外充形体，而反下走肠间，故其人素盛今瘦，肠鸣沥沥有声，此为痰饮。其流于胁下，咳唾引痛者，则为悬饮；其归于四肢而身体疼重者，则为溢饮；其上迫于肺，咳逆倚息不得卧者，则为支饮。

《金匮要略·痰饮咳嗽病脉证并治》第 8 条："夫心下有留饮，其人背寒冷如掌大。"

注解：水性寒，故胃中有留饮，则当胃的背部寒冷如掌大。

《金匮要略·痰饮咳嗽病脉证并治》第 11 条："膈上病痰，喘满咳吐，发则寒热，背痛腰疼，目泣自出，其人振振身瞤剧，必有伏饮。"

注解：膈上病痰，则势必喘满咳吐，由于潜伏有水饮，往往因风寒而发作，发则寒热背痛腰疼，有似外感，但喘满咳唾，目泣自出，其人振振身瞤剧，皆饮之为状，故知其必有伏饮。

《金匮要略·痰饮咳嗽病脉证并治》第 12 条："夫病人饮水多，必暴喘满，凡食少饮多，水停心下，甚者则悸，微者短气。"

注解：病人胃气未复，若饮水过多，停而不消，上迫胸膈必暴喘满，食少者胃气多虚，故凡食少而饮多者，势必留饮不消而为水停心下证，其剧甚者则心悸，轻微者则短气。

《金匮要略·痰饮咳嗽病脉证并治》第 14 条："病痰饮者，当以温药和之。"

注解：胃须温而健，饮须温而行，故胃气虚而病痰饮者，当以温药和之。

《金匮要略·痰饮咳嗽病脉证并治》第 15 条："心下有痰饮，胸胁支满，目眩，苓桂术甘汤主之。"

注解：见苓桂术甘汤条。

《金匮要略·痰饮咳嗽病脉证并治》第 16 条："夫短气有微饮，当从小便去之，苓桂术甘汤主之；肾气丸亦主之。"

注解：见苓桂术甘汤条。

《金匮要略·痰饮咳嗽病脉证并治》第 17 条："病者脉伏，其人欲自利，利反快，虽利，心下续坚满，此为留饮欲去故也，甘遂半夏汤主之。"

注解：见甘遂半夏汤条。

《金匮要略·痰饮咳嗽病脉证并治》第18条："脉沉而弦者，悬饮内痛，病悬饮者，十枣汤主之。"

注解：见十枣汤条。

《金匮要略·痰饮咳嗽病脉证并治》第19条："病溢饮者，当发其汗，大青龙汤主之；小青龙汤亦主之。"

注解：见大青龙汤条。

《金匮要略·痰饮咳嗽病脉证并治》第20条："膈间支饮，其人喘满，心下痞坚，面色黧黑，其脉沉坚，得之数十日，医吐下之不愈，木防己汤主之。虚者即愈，实者三日复发，复与不愈者，宜木防己汤去石膏加茯苓芒硝汤主之。"

注解：见木防己汤条。

《金匮要略·痰饮咳嗽病脉证并治》第21条："心下有支饮，其人苦冒眩，泽泻汤主之。"

注解：见泽泻汤条。

《金匮要略·痰饮咳嗽病脉证并治》第22条："支饮胸满者，厚朴大黄汤主之。"

注解：见厚朴大黄汤条。

《金匮要略·痰饮咳嗽病脉证并治》第24条："呕家本渴，渴者为欲解，今反不渴，心下有支饮故也，小半夏汤主之。"

注解：见小半夏汤条。

《金匮要略·痰饮咳嗽病脉证并治》第25条："腹满，口舌干燥，此肠间有水气，己椒苈黄丸主之。"

注解：见己椒苈黄丸条。

《金匮要略·痰饮咳嗽病脉证并治》第26条："卒呕吐，心下痞，膈间有水，眩悸者，半夏加茯苓汤主之。"

注解：见小半夏加茯苓汤条。

《金匮要略·痰饮咳嗽病脉证并治》第 27 条："假令瘦人，脐下有悸，吐涎沫而癫眩，**此水也，五苓散主之。**"

注解：见五苓散条。

《金匮要略·痰饮咳嗽病脉证并治》第 28 条："咳家，其脉弦，为有水，十枣汤主之。"

注解：见十枣汤条。

《金匮要略·痰饮咳嗽病脉证并治》第 30 条："久咳数岁，其脉弱者，可治；实大数者，死。其脉虚者，必苦冒眩，其人本有支饮在胸中故也，治属饮家。"

注解：久咳脉弱，人虽虚而病不实，故为可治。若实大数，人虚则病实，故必死。其脉虚者，以本有支饮在胸中，则必苦冒眩，祛其饮则咳与冒眩当均治，故谓治饮家。

《金匮要略·痰饮咳嗽病脉证并治》第 31 条："咳逆倚息不得卧，小青龙汤主之。"

注解：见小青龙汤条。

《金匮要略·水气病脉证并治》第 1 条："师曰：病有风水，有皮水，有正水，有石水，有黄汗。风水，其脉自浮，外证骨节疼痛，恶风；皮水，其脉亦浮，外证胕肿，按之没指，不恶风，其腹如鼓，不渴，当发其汗；正水，其脉沉迟，外证自喘；石水，其脉自沉，外证腹满不喘；黄汗，其脉沉迟，身发热，胸满，四肢头面肿，久不愈，必致痈脓。"

注解：水肿而兼外邪者为风水，故其脉浮、骨节疼痛而恶风。水行皮中为皮水，皮在外故脉亦浮，无外邪故不恶风，以水在皮故其腹如鼓，而内空无物，水在外而不渴者，当发其汗。正水在里，故脉沉迟，以水位于上则外证自喘。石水亦在里，故脉自沉，以位于下，则外证腹满而不喘。黄汗汗出沾衣如柏汁，其脉沉迟为里虚，湿热外郁，故身热、胸满、四肢头面肿，久则伤及荣血，必致痈脓。

《金匮要略·水气病脉证并治》第 9 条："脉得诸沉，当责有水，身体肿痛，水病脉出则死。"

注解：凡脉得诸沉，当责有水，则身体肿痛，水病而脉反暴露于外者，死。

《金匮要略·水气病脉证并治》第 10 条："夫水病人，目下有卧蚕，面目鲜泽，脉伏，其人消渴。病水腹大、小便不利、其脉沉绝者，有水，可下之。"

注解：目下肿如卧蚕、面目鲜泽、脉伏，皆水病的为候。饮水则聚而不化，故其人消渴。若病水腹大、小便不利以至其脉沉绝者，此里有水，可下之。

《金匮要略·水气病脉证并治》第 11 条："问曰：病下利后，渴欲饮水，小便不利，腹满因肿者，何也？答曰：此法当病水，若小便自利及汗出者，自当愈。"

注解：下利后，以体液亡失，故渴欲饮水，但胃气未复，多饮难消，若更小便不利、腹满因肿者，此为病水。若小便自利和汗出，则水有出路，而不至病水，病当自愈。

《金匮要略·水气病脉证并治》第 17 条："师曰：诸有水者，腰以下肿，当利小便，腰以上肿，当发汗乃愈。"

注解：腰以下肿，水有趋下之势，故当顺势以利小便。腰以上肿，水有向外之机，故当伺机以发汗。

《金匮要略·水气病脉证并治》第 18 条："师曰：寸口脉沉而迟，沉则为水，迟则为寒，寒水相搏，趺阳脉伏……妇人则经水不通，经为血，血不利则为水，名曰血分。"

注解：关于血分的解释，《脉经》记载："问曰：病有血分、水分何也？师曰：经水前断后病水，名曰血分，此病难治；先病水后经断，名曰水分，此病易治。何以故，去水其经自下。"

经断后而病水，则水因经断而致，应责在血，因称之为血分；若先病水而后经断，则经断以病水所致，因称之为水分。血分病深故难治，水分病浅故易治。

按：水病有血分、水分之别，并不限于妇人，男人亦同。以上设例述之，不过为了易于理解，今之肝硬化腹水即属血分。

《金匮要略·水气病脉证并治》第 20 条："风水，脉浮、身重、汗出、恶风者，防己黄芪汤主之。"

注解：见防己黄芪汤条。

《金匮要略·水气病脉证并治》第 21 条："风水，恶风，一身悉肿，脉浮不渴，续自汗出，无大热，越婢汤主之。"

注解：见越婢汤条。

《金匮要略·水气病脉证并治》第 22 条："皮水为病，四肢肿、水气在皮肤中、四肢聂聂动者，防己茯苓汤主之。"

注解：见防己茯苓汤条。

《金匮要略·水气病脉证并治》第 23 条："里水，越婢加术汤主之；甘草麻黄汤亦主之。"

注解：见越婢加术汤条。

《金匮要略·水气病脉证并治》第 24 条："水之为病，其脉沉小属少阴，浮者为风，无水虚胀者为气。水，发其汗即已，脉沉者，宜麻黄附子汤；浮者，宜杏子汤。

注解：见麻黄附子汤条。

《金匮要略·水气病脉证并治》第 26 条："问曰：黄汗之为病，身体肿，发热，汗出而渴，状如风水，汗色正黄如柏汁，脉自沉，何从得之？师曰：以汗出入水中浴，水从汗孔入得之，宜芪芍桂酒汤主之。"

注解：见黄芪芍药桂枝苦酒汤条。

《金匮要略·水气病脉证并治》第 30 条："心下坚，大如盘，边如旋盘，水饮所作，枳术汤主之。"

注解：见枳术汤条。

三、瘀血

瘀血，古人亦谓为恶血，它不但失去血液的功能，而反足以为害，故亦可称之为血毒。妇人由于月经障碍或产后恶露不尽，均可致恶血的蓄积。男人瘀血大都来自于遗传，他如外伤、疮痈以及内脏炎症、出血等，亦均可促使瘀血的形成。仲景书中对瘀血的证治论述亦多，今略述如下。

《金匮要略·惊悸吐衄下血胸满瘀血病脉证治》第10条："病人胸满，唇痿，舌青，口燥，但欲漱水，不欲咽，无寒热，脉微大来迟，腹不满，其人言我满，为有瘀血。"

注解：此胸满与热入血室的胸胁下满同，和唇痿、舌青均为瘀的应征。热在血分，故但欲漱水不欲咽；不关乎风邪，故外无热。脉大来迟，为瘀血的脉应。以上皆瘀血之候，病人见此，故肯定为有瘀血。

《金匮要略·惊悸吐衄下血胸满瘀血病脉证治》第11条："病人如热状，烦满，口干燥而渴，其脉反无热，此为阴伏，是瘀血也，当下之。"

注解：病人如热状，即指烦满、口干燥而渴等症言，但诊其脉反无热象，此为有热潜伏于阴血，肯定是瘀血也，当下其瘀血。

《金匮要略·妇人妊娠病脉证并治》第2条："妇人宿有癥病，经断未及三月，而得漏下不止，胎动在脐上者，为癥痼害。妊娠六月动者，前三月经水利时，胎也。下血者，后断三月，衃也。所以血不止者，其癥不去故也，当下其癥，桂枝茯苓丸主之。"

注解：见桂枝茯苓丸条。

《金匮要略·妇人产后病脉证治》第5条："师曰：产妇腹痛，法当以枳实芍药散，假令不愈者，此为腹中有干血着脐下，宜下瘀血汤主之。"

注解：见下瘀血汤条。

《金匮要略·妇人杂病脉证并治》第9条："问曰：妇人年五十所，病下利，数十日不止，暮即发热，少腹里急，腹满，手掌烦热，唇口干燥，何也？师曰：

此病属带下，何以故？曾经半产，瘀血在少腹不去，何以知之？其证唇口干燥，故知之，当以温经汤主之。"

注解：见温经汤条。

《金匮要略·血痹虚劳病脉证并治》第 17 条："五劳虚极羸瘦，腹满不能食，食伤、忧伤、饮伤、房室伤、饥伤、劳伤、经络荣卫气伤、内有干血、肌肤甲错、面目黯黑者，缓中补虚，大黄䗪虫丸主之。"

注解：见大黄䗪虫丸条。

《伤寒论》第 106 条："太阳病不解，热结膀胱，其人如狂，血自下，下者愈。其外不解者，尚未可攻，当先解其外，外解已，但少腹急结者，乃可攻之，宜桃核承气汤。"

注解：见桃核承气汤条。

《伤寒论》第 237 条："阳明证，其人喜忘者，必有蓄血，所以然者，本有久瘀血，故令喜忘，屎虽硬，大便反易，其色必黑，宜抵当汤下之。"

注解：见抵当汤条。

关于食、水、瘀血的说明和其直接为病的证治已略介绍如上，兹再就其间接致病的作用，即如篇首谓其为发病的根本原因者，进行讨论。

人体本有抗御疾病的良能，此在前已有说明。而人之所以发病，概由于患病的机体隐伏有食、水、瘀血三者中的一种、二种或三种的自中毒，减弱其抗病机能的结果，即今之所谓传染病。若机体无上述的自中毒，恐亦不能成立。任一事物发展的根本原因，不是在事物的外部，而是在事物的内部，在于事物内部的矛盾性，此为辩证法的普遍真理。疾病的发作亦不例外，主要不是由于病菌、病毒的作用，而是由于机体自中毒的内因。物必先腐而后虫生，病菌、病毒虽有作用于疾病，但于抗菌、抗毒旺盛的健康人体，则病菌、病毒无从生存。若其人潜伏有食、水、瘀血等自中毒的存在，则不但减弱其机体抗菌、抗毒的能力，且由于中毒的机体反适于病菌、病毒的生息繁殖，以是则传染病乃得发生。总之，凡病的发作，概由于患者的机体隐伏有食、水、瘀血的自中毒，其他所谓为病因者，则不外是诱因或近因而已。

古人于经久的临证实践中，不但深知食、水、瘀血的毒害，并且有精细的辨之之道和治之之方，这不是极可珍视的伟大发明吗？

【解读】在前已讲述了《伤寒论》主以八纲六经辨证，注重于人患病后所反映出的症状，但《伤寒论》亦重视病因辨证，即诊病时先辨八纲六经，当辨方证时要结合病因分析。胡希恕老师从大量的条文入手，认为影响疾病的主要病因为食、水、瘀血等，并认为是自中毒的内因，其他的病因，如外邪（风、寒、暑、湿、燥、火、病菌、病毒等）、物理、化学等刺激，是外因、诱因。疾病的发作主要在内因（除食、水、瘀血外，更有人之正气等），是外因引动内因。

胡希恕老师强调这一点，有其深刻内涵。每当他讲伤寒与中风时，常指出王叔和及张志聪等认为伤寒是"伤于寒"及中风是"中于风"，附会《内经》，远离了仲景学术观点。而仲景的辨证论治体系，不是依据受的寒邪还是热邪、是风寒还是风热，而是看患病后的症状反应（正邪相争的反应）来判定是伤寒或中风或温病，这是仲景书中原有的内容。这一学术思想屡经临床证实，如治疗一例哮喘患者，前医用宣肺散寒、化痰降逆、补肾纳气等法，治疗半年不效，胡老师判定为少阳阳明合病夹瘀，以大柴胡合桂枝茯苓丸治疗很快痊愈。效法此诊，屡试屡验，是胡希恕老师学得仲景学术真传也。

这里要注意，胡希恕先生提出《伤寒论》的六经辨证论治理论体系有别于《内经》，是从全书内容分析得出的，除六经概念实质不同外，辨证方式方法也有着截然不同。后世一些注家如王叔和、张志聪等，从病因来区分辨证，认为伤寒是伤于寒邪，中风是中于风邪，因而认为伤寒重于中风。而张仲景辨证不是依据伤于寒或中于风，不论是被六淫外邪哪一邪所伤，是要看外邪与正气相争所反映出的症状，如发热、恶寒、无汗、脉浮紧者，则辨证为伤寒；如发热、汗出、恶风、脉浮缓者，则辨证为中风。伤者，伤于外；中者，中于内，伤寒和中风虽都属太阳表证，但中风比伤寒在表之里，因津虚较重而病情亦伤寒为重，这才是仲景原旨。如果吃透《伤寒论》原文，不难看出《伤寒论》与《内经》有着不同的理论体系。

第五节　论方证

六经和八纲，虽然是辨证的基础，并且于此基础上，亦可制定施治的准则，有如上述。不过若说临证的实际应用，这还是远远不够的，例如太阳病依法当发汗，但发汗的方剂为数很多，是否任取一种发汗药即可用之有效呢？我们的答复是不行，绝对不行，因为中医辨证，不只要辨六经八纲，而更重要的是还必须通过它们以辨方药的适应证。太阳病当然须发汗，但发汗必须选用适应整体情况的方药。如更具体地讲，即于太阳病的一般特征外，还要细审患者其他一切情况，来选用全面适应的发汗药，这才可能取得预期的疗效。即如太阳病，若发热、汗出、恶风、脉缓者，则宜与桂枝汤；若无汗出、身体疼痛、脉紧而喘者，则宜与麻黄汤；若项背强几几、无汗、恶风者，则宜与葛根汤；若脉浮紧、发热、恶寒、身疼痛、不汗出而烦躁者，则宜与大青龙汤。以上诸方，虽均属太阳病的发汗方剂，但各有其固定的适应证，若用得其反，不但无益，反而有害。方药的适应证，简称为方证，某方的适应证，即称之为某方证，如桂枝汤证、麻黄汤证、葛根汤证、大青龙汤证、柴胡汤证、白虎汤证等。方证是六经八纲辨证的继续，亦即辨证的尖端，中医治病有无疗效，其主要关键就在于方证是否辨得准确。众所周知，民间多有以祖传秘方专治某病的医生，虽然于辨证施治的道理毫无所知，只由于他对其秘方的应用心中有数，故亦常有治验，即中医辨证说法有分歧，而所以各有一定疗效者，亦是这个道理。不过大家于此须注意，凡是有效方剂，无论用者知与不知，若分析其主治（方证），必均属于六经八纲中的细目。不过方证之辨，不似六经八纲简而易知，势须于各方的具体证治细玩而熟记之。详见分论各章，于此从略。

【解读】胡希恕老师提出方证是辨证的尖端，是在突出辨方证的重要性，临床治病、辨证施治最终要落实在方证上，即做到方证对应。这一观点，虽然是胡希恕先生率先提出，但实际存在于《伤寒论》各方证中，后世注家也注意到这一点，如第317条方后注："病皆与方相应者，乃服之。"即指方证对应。后来日本经方派皆重视"方证相应""方证对应"等，实质也是强调辨方证。

胡希恕老师提出方证是辨证的尖端，是高度概括经方治病的方式方法，经方治病不是依据致病的具体病邪、病因，而主要依据症状反应。这一科学论断，在临床得到验证，不但治疗慢性病如此，治疗急性病亦如此，对常见病如此，对新发病亦如此。

第六节　治则简介

此所谓治则，即通过六经八纲的辨证后所确立的施治准则。今略述于下。

太阳病，病在表宜发汗，不可吐下，如桂枝汤、麻黄汤、葛根汤等均属太阳病的发汗剂。

少阴病，虽与太阳病同属表证，亦宜汗解，但发汗须酌加附子、细辛等温性亢奋药，如桂枝加附子汤、麻黄附子甘草汤、麻黄附子细辛汤等，均属少阴病的发汗剂。

阳明病，热结于里而胃家实者，宜下之，但热而不实者，宜清热。下剂如承气汤；清热如白虎汤。若胸中实，则宜吐，不宜下，吐剂如瓜蒂散。阳明病不宜汗。

太阴病，虚寒在里只宜温补，汗、下、吐均当严禁。

少阳病，病在半表半里，只宜和解，汗、下、吐均非所宜，如柴胡汤、黄芩汤等，皆少阳病的解热合剂。

厥阴病，虽与少阳病同属半表半里，法宜和解而禁汗、下、吐的攻伐，但和宜温性强壮药，如当归四逆汤、乌梅丸等均属之。

寒者热之，热者寒之　寒者热之者，谓寒证宜温热以祛其寒，如干姜、附子、乌头等配剂属之。热者寒之者，谓热证宜寒凉药以除其热，如栀子、黄芩、石膏等配剂属之。

虚者补之，实者攻之　虚者补之者，谓虚证宜强壮药以补益其不足，汗、下、吐均当禁用。实者攻之者，谓实证宜以汗、下、吐等法彻底以攻除其病，强壮补益等药大非所宜。例如理中汤、建中汤等皆补虚剂；麻黄汤、承气汤等皆攻实剂也。

按：表、里、阴、阳之治已括于六经，故于八纲只出寒、热、虚、实四则。

【解读】这里所说的治则，当然是指《伤寒论》的治疗大法。特别要注意的是，胡希恕老师认为，六经来自八纲，六经的治疗原则、大法，当亦不出八纲、八法。

这里还要特别注意，《伤寒论》的太阳宜汗，忌吐、下；阳明忌发汗；少阳忌汗、下、吐，与《内经·热论》的"三阳经络皆受其病，而未入脏者，故可汗而已"显然不同，即《伤寒论》的六经是八纲，而不是经络脏腑概念。

更应注意的是，胡希恕老师认为，中医经方辨证是依据症状反应，治疗当亦是针对症状反应（证），而不是针对病因。后世注家以《内经》释《伤寒论》，认为伤寒是伤于寒，治则是辛温解表、散寒；中风是中于风邪，治则是祛除风邪。这明显与仲景原文原意相乖，致使后人不会用麻黄汤、桂枝汤治疗热性病，甚则以"况桂枝下咽，阳盛即毙"吓人，使后人不解仲景治伤寒、热性病原理。胡希恕老师从仲景原文分析入手，又结合临床，总结了《伤寒论》的六经治疗大法，是如实反映了仲景医学的治疗方法。

再应当注意的是，胡希恕老师探讨了《伤寒论》治病的方式方法，即依据症状反应的辨证施治，进一步探讨了中医经方辨证施治的实质，概括定义为："中医辨证施治，是在患病机体一般的规律反应的基础上，而适应整体地、讲求一般疾病的通治方法。"章太炎盛赞"《伤寒论》为吾土辨析最详之著作"，盛赞代表中医为国争光者莫过于《伤寒论》："中医之胜于西医者，大抵《伤寒论》为独甚。"即是在说《伤寒论》有其独特的科学理论体系。胡希恕老师一生研究《伤寒论》，指出《伤寒论》的六经是症状反应的六经，治疗主要依据症状反应，简单明了地概括了《伤寒论》的治病特点和要妙。这一论断在临床屡屡验证，如治疗流感、肺炎等热性病，凡见发热、恶寒、脉浮紧、无汗者，即用麻黄汤；凡见发热、汗出恶风、脉浮缓者，即用桂枝汤，依证还有用大青龙汤、小柴胡汤、大承气汤、白通汤……而不是据伤的是寒邪、风邪、温邪、火邪……更不据细菌或病毒，主要是依症状表现用药，治疗皆能取得良效。近几十年的经验教训也证明，板蓝根、黄连等根据西医的病因诊断，用于抗病毒、杀菌治疗，不据症状反应（证）用药，多不能取效且易出现不良反应。尤其值得注目的是，日本的"小柴胡汤副作用事件"：有地滋按西医科研方法应用小柴胡汤，即依西医诊断肝炎病名，用小柴胡汤治疗，试验观察有效，但长期临床应用却出现间质性肺炎及死亡病例。而据《伤寒论》六经辨证及相应方药治疗，即依症状反应治疗则多取良效，而无副作用。这里显示了中医经方的科学特点及与西医的差异，显示了中医胜于西医者，主要是依据症状反应所总结的治疗规律。

因此，胡希恕老师指出的，《伤寒论》的六经是症状反应的六经，中医治疗主要依据症状（证）反应，揭示了《伤寒论》辨证施治实质，是科学内涵所在。

第七节　辨证施治实质

辨六经，析八纲，再辨方证，以至施行适方的治疗，此即中医辨证施治的方法体系，已略述如前。不过中医辨证施治，究竟治的疾病什么？是一种什么治病的方法？这是关系辨证施治的精神实质的问题，对于中医的理解甚关重要，故特讨论如下。

基于前之六经八纲的说明，可得出这样的结论，即不论什么病，而患病机体的反应，在病位，则不出于表、里、半表半里；在病情，则不出于阴、阳、寒、热、虚、实；在病型，亦只有三阳三阴的六类。通过临床实践的证明，这亦确属屡经屡见的事实，以是可知，则六经八纲者，实不外是患病机体一般的规律反应，中医辨证即首先辨的它们。中医施治，亦主要是通过它们以定施治准则，故可肯定地说，中医辨证施治的首要精神，即是在患病机体的一般规律反应的基础上，讲求一般疾病的通治方法。为了便于理解，再以太阳病为例释之于下。

如前所述，太阳病，并不是一种个别的病，而是以脉浮、头项强痛而恶寒为特征的一般的证。若感冒、伤寒、麻疹等经常发作这样太阳病的证，中医即依治太阳病方法以发汗，则不论其原发的是哪种病，均可给以彻底的治愈。试想，以基本不同的各种病，而竟发作太阳病这样相同的证，这不是患病机体一般的规律反应是什么？依治太阳病证同一的发汗法，而能治愈诸多基本不同的病，这不是一般疾病的通治方法，又是什么呢？

再从方证的说明来看，六经八纲治则的执行，又必须受适应整体情况的方药限制。显而易见，辨证施治，还有适应整体治疗的另一精神，前后结合起来，可做这样的简明定义，即中医辨证施治，是在患病机体一般规律反应的基础上，而适应性地、讲求一般疾病的通治方法。

疾病为什么会有六经八纲一般的规律反应？于疾病一般规律反应的基础上，而讲求疾病的通治方法，这确是中医学的伟大发明，但为什么疾病会有六经八纲一般的规律反应，此为有关辨证施治所以有验的理论根据，故有加以探讨的必要，因略述浅见以供参考。

以基本不同的疾病，而竟有六经八纲一般的规律反应，若在机械唯物论的病理学家们看来，未免是咄咄怪事。但唯物辩证法认为，外因是变化的条件，内因是变化的根据，外因通过内因而起作用。患病机体之所以有六经八纲一般的规律反应，主要原因不是来自疾病的外在刺激，而是来自机体抗病的内在作用。众所周知，冬时天寒则多尿，夏时天热则多汗，假如反其道而行之，人于夏时当不胜其热，而于冬时当不胜其寒，此皆机体抗御外来刺激的妙机，为吾人日常生活所能体验者。若疾病的侵害，则远非天时寒热的刺激所能比，则机体自有抗拒之，又何待言？中医谓正邪交争者，意即指此。屡有未治即愈的病，都不外是机体抗病斗争胜利的结果。不过往往由于自然良能的有限，机体虽不断斗争而疾病竟不得解，于是则机体与疾病交争的形式亦随时反映出来：中医所谓表证者，即机体欲借发汗的机转，自体表以解除疾病而未得解除的形象；中医所谓里证者，即机体欲借排便或涌吐的机转，自消化管道以解除疾病而未得解除的形象；中医所谓半表半里证者，即机体欲借诸脏器的协力作用，自呼吸、大小便、出汗等方面以解除疾病而尚未得解除的形象。此为限于机体的自然结构，而势所必然地对疾病斗争的固定方式，以是则表、里、半表半里便规定了凡病不逾的病位反应。若机体的机能亢进，则就有阳性的一类证候反映于病位；若机体的机能沉衰，则就有阴性的一类证候反映于病位。一句话，疾病刺激于机体，机体即应之以斗争，疾病不解，斗争不已。疾病的种类虽殊，而机体斗争的形式无异，此所以有六经八纲的一般规律反应。

由于以上的说明，则中医辨证施治，正是适应机体抗病机制的治疗，故有原因的效验。

【解读】一生致力于《伤寒论》研究，同时研读《内经》《神农本草经》《老子》《易经》等诸多医籍、文典，又学习了西医诸多知识，面对两种医学的科学认识不可避免，为了探讨中医的科学本旨，胡希恕老师同时努力学习了西医各种学说，以进一步阐明中医的科学内涵，尤其是研读了《病理生理学》后，受巴甫洛夫神经反应学说影响，对中医的辨证施治给予高度概括。因此阐明了《伤寒论》的辨证施治、六经的实质，是来自于疾病症状反应的总结，并指出：由于历史原因，中医不是辨病论治而是辨证施治，而辨证施治的实质"是在患病机体一般规律反应的基础上，而适应整体的、讲求一般疾病的通治方法"。

这一高度精辟地概括定义、概念，对于初读其论著者不免生疏，难于理解，但读完胡希恕老师对《伤寒论》的注解，并结合临床实践，便会体悟到：

它反映了《伤寒论》的辨证施治实质。应当指出，这里所指的辨证施治是反映《伤寒论》的辨证施治实质，是有别于后世的辨证论治的，而后世的辨证论治则涵盖了病因辨证，如《现代汉语词典》谓："辨证论治：中医指根据病人的发病原因、症状、脉象等，结合中医理论，全面分析、做出判断，进行治疗。也说辨证施治。"而胡希恕老师根据《伤寒论》的内容总结，指出《伤寒论》的辨证施治，强调常见病（一般病）的症状反应规律，治疗强调适应其规律的有效治疗方法，重视症状反应，而不注重发病原因的推理，也因此《伤寒论》称之为独特的辨证施治理论体系。

章太炎称赞："中医之胜于西医者，大抵《伤寒论》为独甚……"这是对经方治病的方式方法的赞扬。而胡希恕老师率先明确中医经方治病的实质——是针对疾病反映出的症状，而不是病因、病邪。这是胡希恕老师对这种治病方式方法，亦即经方辨证施治的实质给予的正确注释。历代的医学实践说明了这一事实，只要根据症状反应，用经方治病，不但可治好急性病，亦可治好慢性病；不但可以治好常见病，亦可治好新发病；不但可以治好细菌性感染，亦可治愈病毒性感染（如 SARS）。这里也要说明，经方的优越性、科学性，主要依据症状反应总结了辨证施治治病的方式方法，它不同于西医的杀菌、杀病毒，而是适应整体的治病方式方法。

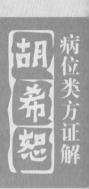

病位类方证解

胡希恕

第二章

表证类方证

第一节　表证概论

关于辨证施治的方式方法以及其精神实质已如第一章概论所述，自此以下，再就仲景书中的具体证治依次讨论之。

表、里、半表半里各有阴阳二证，本宜分为六篇，为了便于方药的分类研究，因归纳为表、里、半表半里三篇。表证即统太阳和少阴二类病证言，先就《伤寒论》有关二者的说明择述于下。

《伤寒论》第1条：太阳之为病，脉浮，头项强痛而恶寒。

注解：见第一章。

【解读】这里注意，胡希恕老师认为，这是判断太阳病的提纲，是依据症状判定，是在表的、带有普遍性的阳性证。

《伤寒论》第2条：太阳病，发热，汗出，恶风，脉缓者，名为中风。

注解：上述的太阳病，若同时更伴有发热，汗出，恶风而脉按之缓弱者，则名之为中风。

《伤寒论》第3条：太阳病，或已发热，或未发热，必恶寒、体痛、呕逆、脉阴阳俱紧者，名伤寒。

注解：上述的太阳病，无论其已经发热，或还未发热，但必恶寒，若同时更伴有身体疼痛、呕逆、按脉之寸尺各部俱紧者，则名之为伤寒。

按：中风和伤寒，为太阳病两类不同的证，前者由于汗出而敏于恶风，因名之为中风，后者由于无汗而不恶风，或少恶风，但重于恶寒，因名之为伤寒。不过于风曰中，而于寒曰伤者，实亦不无深意。太阳病原是机体欲借发汗的机转，自体表以解除其病，但限于自然的良能，或虽得汗出，而邪反乘汗出之虚而深入于肌腠，中者，中于内，名为中风者，以示在表之邪深也；或不得汗出，病邪郁集于体表，只是不得共汗而去。伤者，伤于外，名为伤寒者，以示在表的邪浅也。中风、伤寒均属证名，不要以为中风即真的中于风，伤寒即真的伤于寒。即古人有此看法，亦不外以现象当本质的错觉。至于风伤卫，寒伤荣更是妄说，不可信。

【解读】第2、3条是补充说明太阳病症状特点，同时也是解读《伤寒论》的入眼处。后世注家以《内经》的病因学解释，误认为中风是风伤卫，伤寒是寒伤荣，从而理解为伤寒重于中风，伤寒病位深于中风，伤寒在中风之里，这显然与仲景原文相悖，因而诱导读者误入歧途。胡希恕先生仔细阅读原文，并结合临床、方证，以中文实意释解原文，忠实、客观反映了仲景原义，使人们正确理解这一条，引导正确理解全书条文。

这里提示：用症状反应解释《伤寒论》，还是用病因解释《伤寒论》，将产生截然不同的两种概念，是能否正确理解《伤寒论》的关键。

《伤寒论》第4条：伤寒一日，太阳受之，脉若静者，为不传。颇欲吐，若躁烦，脉数急者，为传也。

注解： 初患伤寒病时，大都出现病证，故谓伤寒一日，太阳受之。脉较安静而不数急，为轻证，则不至于传里，或半表半里。少阳病则欲呕，阳明病则烦躁，故其人颇欲吐，或躁烦，病已有传少阳或阳明的征兆，而脉数急更是邪盛病在发展变化之应，故肯定其为必传。

【解读】《伤寒论》讲表里相传，表病会向里传，传入半表半里，传入里。传与不传，主要看症状、脉象，而不是根据得病的天数而定，这里也可知，《伤寒论》的六经与《内经》的六经根本不同。

《伤寒论》第5条：伤寒二三日，阳明少阳证不见者，为不传也。

注解： 患伤寒若已二三日，还不见有阳明证或少阳证的出现，当可肯定其不传。

按： 伤寒病轻者，治之得法，于太阳病时期即可治愈，但若重剧者，即使治之无误，亦只能于太阳病时挫其凶势，一般大都愈于少阳病的末期或阳明病的初期。

【解读】 六经传变，由症状来判定，《内经·热论》由时日判定，两个六经截然不同。

《伤寒论》第6条：太阳病，发热而渴，不恶寒者，为温病。若发汗已，身灼热者，名曰风温。风温为病，脉阴阳俱浮，自汗出，身重，多眠睡，鼻息必鼾，语言难出。若被下者，小便不利，直视失溲，若被火者，微发黄色，剧则如惊痫，时瘛疭，若火熏之。一逆尚引日，再逆促命期。

注解： 虽形似太阳病，但太阳病发热不渴，且必恶寒，今发热而渴反不恶寒，为热盛于里的温病，与太阳病的表热证大异其趋，不可发汗，若误为太阳病而发其汗，则必致身灼热的风温重证。风温为病，脉阴阳俱浮，津为热蒸，故自汗出；湿复外郁故身重；热壅于上，故多眠睡、鼻息必鼾、语言难出；里虽热但不实，故不宜下，若被误下，则津液竭于下，故小便不利；津液竭于上，故目直视；肾气欲绝，故失溲；若更误用火攻，以火助邪，更必然使热灼津枯，即轻微者，亦必致身发黄色，若重剧者，则必如惊痫，时瘛疭，其身不止于变黄，则当如火熏之色，若以上逆治，只犯其一，还可稍延时日，若连续犯之，则必促其早死。

按：热盛于里的温病，与太阳病的表热证根本不同，于此提出，不外示以鉴别之意，甚关重要，注家不查，竟谓为太阳温病，真乃笑话。

【解读】老师对病位的鉴别，主要依据症状表现。这里所指注家，主要指吴鞠通，"吴鞠通在《温病条辨》中使用甘温的桂枝汤治疗风温，是不可以的，不仅不能用桂枝汤，而且连银翘散、桑菊饮也不可以用，这个病就要用白虎汤，因为他是一个里热而非表热，解表无效，越表越坏"（见《胡希恕讲伤寒杂病论》）。"风温"的命名，就是根据太阳中风的证候而来，均有发热、汗出，是类似于中风的一种温病。风温为病，脉阴阳俱浮，浮既主表，又主热，在这里就是主热，风温实质是内外皆热的温病、阳明病。

《伤寒论》第7条：病有发热恶寒者，发于阳也；无热恶寒者，发于阴也。

注解：本条讲表证中不仅有太阳病，还有少阴病，发热恶寒的为太阳病，而少阴病偏虚偏寒，无力作热，故一味恶寒而不发热的为少阴病。

【解读】本条是老师表分阴阳，即少阴是表阴证立论之一。

《伤寒论》第281条：少阴之为病，脉微细，但欲寐也。

注解：少阴病即表阴证，属虚，表证类似太阳病，病在外而脉虽浮，但微细，因其虚弱，故病人困倦而喜卧。体虚或年老气血不足之人，一旦外感，往往发生少阴病。

《伤寒论》少阴病篇比较难读，在我以前还没有人认为它是表阴证，也就因为这样，对于篇中的具体证治，因亦无法说明。其实依据八纲进行分析，同一病位均当有阴阳两类不同的证，验之于实践，老人或体质素虚的人，若患外感，往往见到少阴病这类的表证，而且少阴病篇论治开始，即首先提出麻黄细辛附子汤和麻黄附子甘草汤等发汗法。这明明告知人，少阴病发作伊始，纯属表证，宜以汗解。惟以少阴病本虚，维持在表的时间甚短暂，二三日后即常传里而并发呕吐、下利的太阴病，篇中有关四逆辈诸证治，大都属于并病合病之属，而非单纯的少阴病。人之死亡，大都在胃气败，即太阴病的末期阶段，少阴死证诸条，亦多系二阴的并病。仲景不于太阴病篇提出，而特出之本篇，亦大有深意。病之初起即见少阴这样表证，万不可轻忽大意，以其二三日就有并发太阴死证的风险，必须抓紧时机，与麻黄附子甘草汤等微发汗药治之，可救凶险于未萌。太阳与少阴均属表证，故均有传里或传半表半里的可能，但太阳病以传阳明、少阳为常，而间有传太阴、厥阴者。少阴病则恰相反，以传太阴、厥阴为常，而间有传阳明、少阳者。故少阴病篇亦有大承气汤和四逆散等证治的论述。《伤寒论》少阴病篇比较难读，各家误于循经发病之说，更使读者迷惑不解，因略加阐明，以供参考，至于证治详解，俱见各方证条，此不赘述。

总之，《伤寒论》所谓太阳病和少阴病，实即同在表位或阳或阴二类不同的为证。病在表均须汗解，但少阴病本虚，发汗不宜太过，而且必须配以附子、细辛等温性亢奋药。太阳病则不然，若阳热亢盛，反宜配以沉寒的石膏，此即二者为治的概要区分。不过无论太阳或少阴，均有自汗出和无汗出两类明显不同的类型，虽依法均宜汗解，但自汗出须用桂枝汤法，无汗须用麻黄汤法。随证候的出入变化，而行药味的加减化裁，以是则有桂枝汤类和麻黄汤类两大系别的解表治剂，今依次述之于下。

【解读】把表证分为阴阳两类，并明确表阳证即太阳病，表阴证即少阴病，是胡希恕老师通过分析《伤寒论》条文并结合临床得出的结论。我们根据这一学术观点再读《伤寒论》，并在临床验证，感到非常恰切，即感到很易理解《伤寒论》全文，临床治疗得心应手。

值得注意的是，我国历来盛行以《内经》释《伤寒论》，认为《伤寒论》的六经即《内经·热论》或脏腑经络，少阴病为肾脏或心脏主里不主表，无人倡导少阴主表。胡希恕老师在20世纪50～60年代提出少阴属表实属罕见，因此写道："在我以前还没有人认为它是表阴证……"其实之前有喜多村之宽、恽铁樵、庞祝如等先贤亦有近似之论。不过把表证分阴阳，并具体到方证论治，而且归类为桂枝汤类和麻黄汤类，是胡希恕老师首先做了探讨。

这里应当注意的是，胡希恕老师把治疗表证的方证归为桂枝汤和麻黄汤两大类，是因《伤寒论》的解表方剂以此二方变化加减为主。不过应注意，在此二类之外，还有其他解表的方，如白通汤、真武汤等，胡希恕老师曾重点讲解其方证有解表作用，并有温里作用，故把它们列于病位属里证章中。同时还能看到，在桂枝汤、麻黄汤加减变化方剂中，也有不少不是单纯发汗解表，而是兼有温里者，如桂枝加人参汤、小建中汤、白术附子汤……麻黄附子细辛汤、小青龙汤、葛根加半夏汤……而且还有兼有清里热者，如葛根芩连汤、大青龙汤、越婢汤……这就提示我们，人体患病后，病情千变万化，但病型不出六经，而具体到方证，则可见于一经，也可见于两经合病，或三经合病并病。因此，把《伤寒论》全部方证用六经分类，有许多方证很难决然分为何经证。这里也可说明，有人提出：《伤寒论》原著有"纲不符目"问题，是因许多方证是合病、并病者，更主要的是，病之初出现的方证，易于出现什么样的变化，应用什么方药治疗，紧接一起便于说明、理解。这里也可明了，《伤寒论》太阳病篇有178条，而太阴病仅有8条，少阳病仅有10条，是便于论述和节约篇幅的需要。后世以方类证、以病位类证、以经类证，只不过是变化角度进一步理解《伤寒论》原旨而已。

第二节　桂枝汤类方证

一、桂枝汤方证

【原方剂组成】桂枝三两（去皮），芍药三两，甘草（炙），生姜（切）三两，大枣（擘）十二枚。

【原用法】上五味，咬咀，以水七升，微火煮取三升，去滓，适寒温，服一升。服已须臾，啜热稀粥一升余，以助药力，温覆令一时许，遍身漐漐，微似有汗者益佳；不可令如水流漓，病必不除。若一服汗出病差，停后服，不必尽剂；若不汗，更服，依前法又不汗，后服小促其间，半日许令三服尽。若病重者，一日一夜服，周时观之，服一剂尽，病证犹在者，复作服；若汗不出，乃服至二三剂。禁生冷、黏滑、肉面、五辛、酒酪、臭恶等物。

（编者注：方药组成、剂量及煎服法，均依赵开美本原记载。而涉及临床治验用"克"，以下同）

方解：桂枝汤为太阳病发热汗出的主治方，为便于说明其药物组成的道理，须先对发热汗出为证的病理知识有所了解。《素问·评热病论篇》有关阴阳交的一段论述，颇有助于这一问题的理解。今照录原文，并略加注解如下："人所以汗出者，皆生于谷，谷生于精。"

注解：这是说明汗的来源。大意是说，人之所以汗出，不外来之于饮食，但饮食不能自为汗，必须经过胃肠的消化后，变成养人之精气（即津液），然后才能为汗出。

"今邪气交争于骨肉，而得汗出者，是邪却而精胜也，精胜则当能食而不复热，复热者邪气也。汗者精气也，今汗出而辄复热者，是邪胜也，不能食者，精无俾也，病而留者，其寿可立而倾也。"

今邪气交争于骨肉，谓病当表证时，为罹病机体欲以发汗的作用，把病邪祛出于体外，亦即集中了精气力量和病邪交争于体表骨肉间的病理过程。若机体得到汗出，一般说来是精气战胜了病邪。精气化生于胃，若精气真胜，胃气必然旺盛，则其人当能食。病邪使人发热，若病邪真被祛出，则其人当不再发热。今汗出而发热，发热是病邪仍留于体内，而汗出是精气亡失于体外，这是病邪战胜了精气，若其人更不能食，则胃气已衰，断了精气化生之源，精气竭而病独留，故必致人死也。

以上虽是说的阴阳交的死证，另外并有狂言、脉躁急的恶候，与桂枝汤证大相悬殊，不过桂枝汤证的发热、汗自出，亦即上述的汗出而复发热同样是精却邪留的证候反映。精气本为逐邪而作汗，今邪不与汗并出，当然是由于精气的质和量有所不足的关系。故此时为治，首宜振奋胃气，加强精气。病在表，不发汗不行，精气虚，大发汗更不行，桂枝汤就是面对这样的现实而组成的方剂。再就各药的作用分析于下。

桂枝、生姜均属辛温发汗药，但桂枝治气上冲，生姜治呕逆，可见二药均有下达之性，则升发的力量不强，不至于大发汗，并以二药均有健胃作用，尤其桂枝多少还有亢奋强壮作用，佐以大枣、甘草纯甘之品，更足以亢进胃气于中，滋益精气于外。芍药味苦微寒，既用以制桂姜的辛散，又用于助枣、草的滋津，尤其药后少食稀粥，更见益精祛邪的妙用。故本方者既是发汗解热剂，又是补中滋液剂，世所谓甘温除热之道，本方即其范例。

【解读】世人都谓中医药学是伟大宝库，欲探明其宝，必窥穷其内。胡希恕老师通过详研《内经》《伤寒论》等书，并结合临床对比研究，方提出了《伤寒论》的理论有别于《内经》，而称谓独特的辨证论治理论体系，其有别，主要是两个六经有实质的不同。

《伤寒论》的八纲、气血、津液等与古代的医经包括《内经》有着渊源关系，因此胡希恕老师继承了《素问·评热病论篇》学术思想，解释桂枝汤恰到好处，并得于临床验证。

值得注意的是，胡希恕老师引用《素问·评热病论篇》内容，是在说明自汗出的病理生理，进而说明桂枝汤不但有辛温发汗解热作用，更重要的是有补中滋液、甘温除热功能，主要用于表热证、热性病。这符合《伤寒论》原旨，须知桂枝汤来自《汤液经法》的小阳旦汤，原有"治疗天行病发热"。但后注家多以伤寒是伤于风寒，温病是伤于风温、风热，治伤寒以散风寒为主，治温病以辛凉清热，故临床一见发热便用辛凉，认为桂枝是疏散风寒，不能用桂枝解热，其根本原因，是对仲景原文没有理解。

【有关仲景书中的论治】

《伤寒论》第6条：太阳中风，阳浮而阴弱，阳浮者，热自发，阴弱者，汗自出。啬啬恶寒，淅淅恶风，翕翕发热，鼻鸣干呕者，桂枝汤主之。

注解：太阳中风，即太阳病中风证的简词。外为阳，内为阴，阳浮而阴弱，谓脉有浮于外而弱于内的形象，即脉虽浮但按之则缓弱也；阳浮者热自发，阴弱者汗自出，谓浮弱之脉为发热汗出证之应也；啬啬恶寒，谓缩缩然而恶寒也；淅淅恶风，谓身如被冷水淅淅然而恶风也；翕翕发热，谓热合笼于体表欲开不得也；鼻鸣干呕，谓热伴气上冲，则鼻息有声而且干呕也，此宜以桂枝汤主之。

【解读】这里的脉象的阴阳，只是指部位，不是指气血营卫。

《伤寒论》第13条：**太阳病，头痛，发热，汗出，恶风者，桂枝汤主之。**

注解：凡属太阳病，只要见有头痛、发热、汗出、恶风者，即可以桂枝汤主之，不要以为它是太阳中风的专用方，自在言外。

【解读】后世医家有人不注重本条，往往认为桂枝汤只是疏散风寒之剂，仅用于中风证，这是错误的。本条补充上文，仲景示人不仅仅是太阳中风证可用桂枝汤，只要是太阳病，具有头痛、发热、汗出、恶风，不必囿于是否为中风证，都可以使用桂枝汤，这里就体现了中医辨证的精神。故桂枝汤的主要应用，就是太阳病发热、汗出、恶风。

《伤寒论》第15条：**太阳病，下之后，其气上冲者，可与桂枝汤。方用前法。若不上冲者，不得与之。**

注解：太阳病，宜汗不宜下，若误下之，其人有气上冲胸的自觉证者，此为病还在表的确征，故可与桂枝汤以解表；若下后不见气上冲，则已成误下的坏病，此无表证的存在，当然不可与桂枝汤以治表了。

按：古人于长久的临床实践中，得知气上冲为下后表还未罢的应征，依此而用本方当可无误，不过为了探讨其所以然的道理，仍有加以说明的必要。太阳病，原本是罹病机体欲行发汗的作用，自上半身广大体表面把病邪驱逐出去，此时自里以下之，正给机体以有力的反动打击，若机体的机能较弱，便不能保持原来的防御病机制，则病势亦必去表而内陷；若机体的机能旺盛，反而振奋地给此打击以抗拒，坚持了原来的御病机制，气上冲即此振奋抗拒的一种反应。由于下伤中气、伤津液，故不宜麻黄汤，而宜与本方。

《伤寒论》第16条：**桂枝本为解肌，若其人脉浮紧，发热汗不出者，不可与之也，常须识此，勿令误也。**

注解：解肌，即和解肌肉的意思。桂枝汤本为和解肌肉而设，与麻黄汤专行发表者大异。若脉浮紧、发热、汗不出者，乃在表的实证，则宜麻黄汤以发汗；若误与桂枝汤，必致实实之祸，医者应常注意于此，慎勿误施也。

按：精气虚则力不足以祛邪，虽得汗出，邪反乘汗出之虚而深踞于肌肉之内，桂枝汤促进胃气，加强精气，使盘踞于肌肉之邪不得复留，方得因汗而解。邪在肌则肌不和，桂枝汤益气祛邪而使其复和，故谓桂枝本谓解肌。若精气亢盛，而力足以祛邪，只以不得汗出，因致津液充滞于体表的实证，宜以麻黄汤发其表，则邪共汗出而即治矣。若误与桂枝汤，再益其精气，必致实上加实，如同抱薪救火，祸变立至，所谓"桂枝下咽阳盛则毙者"是也。不过此所指阳，是精气（即津液），不可误为阳热之阳。古人以气为阳，血为阴，津液属气分，故亦谓为阳。桂枝本是发汗解热剂，若发热而禁用桂枝汤，实在笑话，后世医书多有这种谬说，误人不浅，学者慎勿轻信。

【解读】这里要特别注意：胡希恕老师在这里讲"桂枝下咽阳盛则毙者"，是针对王叔和的《伤寒例》所提出的"况桂枝下咽阳盛即毙"（见桂林古本《伤寒杂病论》）。王叔和认为"夫阳盛阴虚，汗之则死，下之则愈；阳虚阴盛，汗之则愈，下之则死"，从阴阳的生理功能讲述疾病及治疗，认为桂枝辛温疏散风寒，不能用于热证。凡见阳盛阴虚者，不能用桂枝，麻黄辛温比桂枝发汗更强，更不能用于阳盛自再言外。而胡希恕老师这里所指阳盛，又称阳气重、津液充盛，正是麻黄汤的适应证，两者概念决然不同。胡希恕借此批判了《伤寒例》的错误，并明确指出了《伤寒论》的"阳"不同于《内经》的"阳"的概念，前者是指津液，这也是读《伤寒论》的入眼功夫。姜春华等先辈有相同见解，可参见《伤寒论》第29、46等条。

《伤寒论》第24条：太阳病，初服桂枝汤，反烦不解者，先刺风池、风府，却与桂枝汤则愈。

注解：太阳病桂枝汤证，服桂枝汤本应病解而不烦，今初服桂枝汤反烦不解者，并非药有所误，乃气血瘀滞，药力受阻的关系。宜先刺风池、风府各穴，再与桂枝汤则必愈矣。

按：本方初服若反烦不解者，有针刺辅助的一法，不可不知。不过依我的经验，有此遭遇者甚少，盖此亦宁可备而不用，不可用而不备之谓也。

《伤寒论》第42条：**太阳病，外证未解，脉浮弱者，当以汗解，宜桂枝汤。**

注解：太阳病外证"未解"，即指头痛、发热、恶寒等表证未解也。若脉浮弱，即宜以桂枝汤发汗解之。

按：发热、汗出为应用桂枝汤的主证。脉浮弱为应用桂枝汤的主脉，须记。

《伤寒论》第44条：**太阳病，外证未解，不可下也，下之为逆，欲解外者，宜桂枝汤。**

注解：太阳病，如果外证未解者，指桂枝汤证未解也。下之为逆，谓桂枝汤证不可下，下之则为逆治，必须严禁也。

《伤寒论》第45条：**太阳病，先发汗不解，而复下之，脉浮者不愈。浮为在外，而反下之，故令不愈。今脉浮，故在外，当须解外则愈，宜桂枝汤。**

注解：太阳病先发汗而病不解，医不详究所以然不解之故，依先汗后下的庸俗成见，而复下之，若脉浮者病必不愈，因脉浮为外未解之应，而反下之，则为逆治，故令不愈。今误下后脉仍浮，病还在外，宜桂枝汤以解外。

【解读】在注释本条时，胡希恕老师常强调，本条是批评医界"汗之不愈则下"之陋习。又发汗、泻下之后，若再需解表，不用麻黄汤而用桂枝汤，说明桂枝汤作用平稳，用过桂枝汤后表未解，还需用桂枝汤，此为定法。

《伤寒论》第53条：**病常自汗出者，此为荣气和，荣气和者，外不谐，以卫气不共荣气谐和故尔，以荣行脉中，卫行脉外，复发其汗，荣卫和则愈，宜桂枝汤。**

注解：病常自汗出，为荣卫不和所使然，不过病不在营而在卫，以营行脉中，卫行脉外，邪在肌肉卫先受之，因而不能与营保持正常的和谐关系，故使汗出。宜桂枝汤复发其汗，邪去则营卫和，而汗出自愈矣。

按：人体的体液，行于脉内则为血，行于脉外则为气，血的作用谓为营，气的作用谓为卫，前者是就本体说的，后者是就作用说的，不要以为血气外另有营卫的为物。二者均来自于饮食，化生于胃，机体赖之于生存，故又统称之精气。至于营卫的相互关系，即今医所谓为毛细血管的通透作用，解剖生理学述之极详，可参阅。

【解读】胡希恕老师在前已提到，"关系到一些基础科学的问题，尤其更多关系于病理生理等基础医学问题，古人虽欲说明之，以限于当时的科学水平"，至今未能说明。不论是《内经》还是《伤寒论》中的营卫生理病理问题，"今医"尚未阐明，可能与"毛细血管的通透作用"有关，但绝不是其全部。近几年有不少人用动物试验研究桂枝汤的作用，通过方证的研究，冀探明营卫的实质，欲达其理想还要付出漫长的努力。

《伤寒论》第 54 条：病人藏无他病，时发热自汗出，而不愈者，此卫气不和也。先其时发汗则愈，宜桂枝汤。

注解："藏"同"脏"，脏无他病，谓病人无其他内脏疾患。时发热自汗出而不愈，谓常于定时发热、自汗出久久而不愈。此为卫气不和也，谓此亦邪干卫而卫不和的结果也，应于病发作前先与桂枝汤发汗即愈。

按：由以上二条，可见本方有调和营卫的特效，常自汗出和时发热自汗出，均属常见，与本方立效，学者试之。

【解读】在胡希恕老师相关的笔记中还写道：定时发热也是由于卫气不和而发生的。治疗可用本法，譬如 2 点左右定时发热，那么可以于 2 点前服桂枝汤即愈。此证临床上很多见，亦见于小儿发热，甚者可持续 20 年之久。

《伤寒论》第 56 条：伤寒不大便六七日，头痛有热者，与承气汤。其小便清者，知不在里，仍在表也，当须发汗。若头痛者，必衄，宜桂枝汤。

注解：伤寒已六七日不大便，头痛有热，显系病传于里，故可与承气汤以下之。不过里热，小便应赤，若小便清而不赤者，可知病不在里仍在表也，虽不大便六七日，亦当麻黄汤发其汗。若汗后头痛不解，势必致衄，宜与桂枝汤。

按：头痛发热为表里共有证，此时以小便清或赤为宜汗宜下的主要鉴别点，甚关重要，须记。发汗后头痛不解，邪热未除，攻冲头脑必衄，以发汗后，无论衄与不衄，只若表未解，均宜桂枝汤治之。

《伤寒论》第 57 条：伤寒，发汗已解，半日许复烦，脉浮数者，可更发汗，宜桂枝汤。

注解：伤寒以麻黄汤发汗后，则证已解，但半日过后其人复烦，而且脉浮数，病还在表甚明，可更发汗，宜桂枝汤。

按：麻黄汤发汗后，表不解，不可再与麻黄汤，而宜桂枝汤。但桂枝汤发汗后，表未解，仍宜桂枝汤，而不可与麻黄汤，此为发汗用药定法，须记。

《伤寒论》第91条：伤寒，医下之，续得下利，清谷不止，身疼痛者，急当救里；后身疼痛，清便自调者，急当救表。救里宜四逆汤，救表宜桂枝汤。

注解：伤寒本当发汗，而医误下之，因致下利不止，而且所便均是不化的完谷，此已转变为虚寒在里的太阴重证。其人虽身疼痛，表证未罢，亦宜先与四逆汤急救其里，而后再治身疼痛，但虽误下，而大便正常，只身疼痛表证未罢，当然要以桂枝汤急救其表。

按：表里并病，若属里虚寒，宜先救里而后治表，此为定法。

《伤寒论》第164条：伤寒，大下后，复发汗，心下痞，恶寒者，表未解也。不可攻痞，当先解表，表解乃可攻痞。解表宜桂枝汤，攻痞宜大黄黄连泻心汤。

注解：伤寒证大下之已属非法，下后表未罢，亦宜解之以桂枝汤，而复以麻黄汤发其汗，则更属误治。心下痞则邪已内陷，仍恶寒则表亦未解，依法先宜桂枝汤以解表，而后再以大黄黄连泻心汤攻痞。

按：表里并病，若里属实证，当先解表而后里，与上条同为定法，均须记。

《伤寒论》第234条：阳明病，脉迟、汗出多、微恶寒者，表未解也，可发汗，宜桂枝汤。

注解：阳明病，法多汗，今虽汗出多，但脉迟，微恶寒，是里未致成实，而表还未罢可知，故先宜桂枝汤以解表。

《伤寒论》第240条：病人烦热，汗出则解，又如疟状，日晡所发热者，属阳明也。脉实者，宜下之；脉浮虚者，宜发汗。下之与大承气汤；发汗宜桂枝汤。

注解：病人先烦热，因汗出则烦热解，但又续得如疟状的定时发热，而发热于日将暮时，此时发热为阳明病的特征。若脉实，其为阳明病无疑，即可与大承气汤以下之；若脉浮虚，则正是时发热汗出的桂枝汤证，则宜桂枝汤发汗解之。

按：时发热，自汗出者，为桂枝汤证，但发热于日将暮时，与阳明的日晡发热者很难区别。此时唯有辨之于脉，表里有分，汗下异法，片面看问题，动手便错。

《伤寒论》第276条：**太阴病，脉浮者，可发汗，宜桂枝汤。**

注解：此所谓太阴病，即指下利腹痛的为证言，下利而脉浮缓或浮弱者，宜本方主之。

按：下利脉浮，乃表里合病之属，唯此脉浮必伴缓弱才宜桂枝汤；若脉浮紧则宜葛根汤矣。不过葛根汤条谓太阳阳明合病，而此谓以太阴病者，是因葛根汤主表实热，脉当浮紧。而桂枝汤主表热，而脉当浮弱，故异其称以示区分，但二方均属太阳病的治剂，如真虚寒在里的太阴病，即有表证亦不可先用桂枝汤以治表。

【解读】根据症状反应而判定六经及方证，是胡希恕老师主要学术观点，不但讲述了本条的含义，更揭示了张仲景在《伤寒论》中的写作方法及文法。前234条："阳明病，脉迟……宜桂枝汤……"本条："太阴病，脉浮者，可发汗，宜桂枝汤……"及后之第320条："少阴病……宜大承气汤……"概属此类文法，是何种病证、何种方证，必须依据症状反应。一些注家因不明六经实质，认为六经即是六病，故认为阳明病治用桂枝汤，太阴病治用亦用桂枝汤，也就是说桂枝汤不但治疗太阳病，还治疗阳明病、太阴病；认为大承气汤不但治疗阳明病，亦治疗少阴病。不将仲景书始终理会先后合参，但随文敷衍，使认识仲景学术陷于混乱。

《伤寒论》第372条：**下利腹胀满，身体疼痛者，先温其里，乃攻其表，温里宜四逆汤，攻表宜桂枝汤。**

注解：下利而腹还胀满，其为虚寒在里可知，虽有身体疼痛之表证，亦须以四逆汤先温其里，而后才可与桂枝汤以治其表。

按：本条所述乃真太阳太阴的合病，故虽身疼痛亦不得用桂枝汤先攻表，可见上条与太阴病无关。

《伤寒论》第387条：**吐利止而身痛不休者，当消息和解其外，宜桂枝汤小和之。**

注解：霍乱上吐下利的为证止，而身痛不休者，是里证已和而表证还未和也，宜少与桂枝汤略和其外则治矣。

按：霍乱上吐下利损人津液至烈，虽遗有表，亦不可大汗，故与小量桂枝汤以消息和解之，适证用药，处处是法。

《金匮要略·妇人产后病脉证并治》第8条：产后风，续之数十日不解，头微痛，恶寒，时时有热，心下闷，干呕汗出，虽久，阳旦证续在耳，可与阳旦汤。

注解：阳旦汤，即桂枝汤的别名。妇人产后中风，延续数十天不解，而头微痛，恶寒，时时有热，心下闷，干呕，汗出等桂枝汤证继续存在，故可与桂枝汤。

【解读】据考证，《伤寒论》主要方证来自《汤液经法》，而《汤液经法》中的小阳旦汤在《伤寒论》中称桂枝汤。基于以上各条的论治，可见桂枝汤虽亦解表除热，而属太阳病的发汗剂，但其为用主要在于安中养液，复兴已却的精气，使得祛除深留肌内的邪气，因而谓之为解肌。与麻黄汤专于发表致汗不同，故其应用亦以津液有所损伤为先决条件，至其具体的适应证，可归纳为以下几点：

（1）太阳病，头痛、发热、汗出、恶风而脉浮缓，或浮弱，或浮虚者。

（2）别无他病，只常自汗出，或时发热汗出者。

（3）发汗或下之后，病还在表者。

（4）太阳阳明合病，汗出多而表证未罢者。

（5）病下利而脉浮弱者。

（6）霍乱吐利止，而身疼痛不休者。

胡希恕讲解桂枝汤方证，是从分析仲景原文做起，是以症状反应为基础，因而得出桂枝汤可安中养液，益精解表除热，而临床可用于治疗常见急性病发热、传染性天行病发热、慢性病发热。其方证应用，凡读懂仲景原文皆可得心应手。特别值得注意的是，以"伤寒是伤于寒邪，中风是中于风邪"解释太阳病、桂枝汤，将很难认识太阳病、桂枝汤，甚至《伤寒论》全书。

本方证病位归类属表阳证，六经分类为太阳病。

二、桂枝加桂汤方证

【原方剂组成】桂枝（去皮）五两，芍药三两，生姜（切）三两，甘草（炙）二两，大枣（擘）十二枚。

【原用法】上五味，以水七升，煮取三升，去滓，温服一升。本云：桂枝汤，今加桂满五两。所以加桂者，以能泄奔豚气也。

方解：桂枝主治气上冲，今增大其量，故治桂枝汤证而气上冲更剧甚者。

51

【有关仲景书中的论治】

《伤寒论》第117条：烧针令其汗，针处被寒，核起而赤者，必发奔豚。气从少腹上冲心者，灸其核上各一壮，与桂枝加桂汤，更加桂二两也。

《金匮要略·奔豚气病脉证治》第4条：发汗后，烧针令其汗，针处被寒，核起而赤者，必发奔豚，气从少腹上至心，灸其核上各一壮，与桂枝加桂汤主之。

注解： 发汗后表不解，依法当与桂枝汤，若以烧针迫使大汗出，病必不除，针处被寒邪（即感染）因致红肿如核，经此误治更必导致奔豚的发作，而为气从小腹上心中的证候，宜灸其核上各一壮，以治针处的感染，而以桂枝加桂汤治奔豚并亦解表。

按： 奔豚为古之病名，《金匮要略·奔豚气病脉证治》第2条："奔豚病，起自少腹，上冲咽喉，发作欲死，复还止，皆从惊恐得之。"可见这是一种发作的剧烈上冲性神经症。谓此病皆从惊恐得之，很难理解，经过多年的研究和经验，则知此所谓惊恐，不是指来自外界的可惊可恐的什么刺激，而是指一种发惊发恐的神经症。若瘀血痰饮诸病，皆可致惊恐为证的发作，尤其不正当的错误治疗，更足使证的发生。例如《伤寒论》第264条："少阳中风，两耳无所闻、目赤、胸中满而烦者，不可吐下，吐下则悸而惊。"第119条："太阳伤寒者，加温针必惊也。"奔豚病即常在此发惊恐的神经基础上发作。本条所论亦以烧针非法的治疗，与神经以猛烈刺激而使其惊发，又以发汗后而再逼使大汗，上体部体液大量亡失，最易导致急剧的气上冲，有此两种因素，所以说必发奔豚也。《伤寒论》所载没有"发汗后"三字，《金匮要略·奔豚气病脉证治》有此三字，若就必发奔豚来看，我以为《金匮要略》所载较为合理，故从之。

【解读】 奔豚病强调内因，是胡希恕老师熟读原文并临床体悟而得。本方证病位归类属表阳证，六经分类为太阳病。

三、桂枝加葛根汤方证

【原方剂组成】 葛根四两，桂枝（去皮）三两，芍药三两，生姜（切）三两，甘草（炙）二两，大枣（擘）十二枚，麻黄（去节）三两。

【原用法】 上七味，以水一升，先煮麻黄、葛根减二升，去上沫，内诸药，煮取三升，去滓，温服一升。覆取微似汗，不须啜粥，余如桂枝法将息及禁忌。

方解：葛根甘、平，为一滋润性的解表清热药，有缓解筋肉强直痉挛的特能，项背强急为本药主治的要征，故本方为治桂枝汤证而项背强急者。

【有关仲景书中的论治】

《伤寒论》第 14 条：**太阳病，项背强几几，反汗出恶风者，桂枝加葛根汤主之。**

注解：几几，伸颈样，以形容项背强急俯仰不自如也。太阳病，汗出，恶风，为桂枝汤证，今以项背强几几，故加葛根如本方者主之。

按：葛根汤治项背强几几、无汗恶风者，而本方治项背强几几、汗出恶风者，因谓为反汗出恶风，以示二方应用的主要鉴别点，而以反字传其神也。

【解读】本方证病位归类属表阳证，六经分类为太阳病。

四、栝楼桂枝汤方证

【原方剂组成】栝楼根二两，桂枝三两，芍药三两，甘草二两，生姜三两，大枣十二枚。

【原用法】上六味，以水九升，煮取三升，分温三服，取微汗。汗不出，食顷，啜热粥发之。

方解：栝楼苦寒，《本经》谓治消渴、身热、烦满、大热，补虚安中，续绝伤，可见为一强壮性的滋润解热药。如更详释之，则本药补虚安中、滋枯润燥，虽有似于麦冬，但麦冬以治咳为主，而本药以治渴为主。本药治渴，清热虽有似于石膏，但石膏治实热，而本药则治虚热。本药治虚热虽有似于生地黄，但生地黄以治血证为主，而本药不能治血证也。加栝楼根于桂枝汤，而治桂枝汤证津液虚衰、组织枯燥，甚至现全身痉挛者可知也。

【有关仲景书中的论治】

《金匮要略·痉湿暍病脉证并治》第 7 条：**太阳病，其证备，身体强，几几然，脉反沉迟，此为痉，栝楼桂枝汤主之。**

注解：太阳病其证备，指太阳病桂枝证俱备的意思。身体强几几然，谓身体有强直拘急的情况。桂枝汤证脉浮弱，今脉沉迟，故谓反沉迟。沉迟主中虚津少，可知此身体强几几然，为组织枯燥的痉病，故以栝楼桂枝汤主之。

按:《金匮要略·痉湿暍病脉证并治》第2条:"太阳病,发热汗出,而不恶寒者,名曰柔痉。"故本条所论当是柔痉,由于用桂枝汤故也。

【解读】本方证病位归类属表阳和里阳证,六经分类为太阳阳明合病。

五、桂枝加黄芪汤方证

【原方剂组成】桂枝三两,芍药三两,甘草二两,生姜三两,大枣十二枚,黄芪二两。

【原用法】上六味,以水八升,煮取三升,温服一升,须臾饮热稀粥一升余,以助药力,温服取微汗;若不汗,更取。

方解:黄芪味甘微温,为补中实表的要药。若中气不足而致表气虚衰,为自汗、盗汗和恶风等表虚证候,并由此虚则邪留肌肤不去,因致为风湿、为水、为黄汗、为久败恶疮,以及顽麻痹痛诸证,以本药配于适方均可治之。以是可知桂枝加黄芪汤,实不仅治黄汗、黄疸的为证而已,若桂枝汤证而兼有黄芪证者,当均主之。

以治黄汗。曾治一女性患者,西医诊为肝硬化,其面黧黑,腰部疼痛,行走困难。屡服治肝方药罔效,虽无黄疸,但偶然发现其衣领沾有黄汗,遂与桂枝加黄芪汤,很快康复。黄汗一病,临床少见,但确实存在,至于其终属何病,病因如何,其黄由何而来,尚未可知,有待后人探讨。

【有关仲景书中的论治】

《金匮要略·水气病脉证并治》第24条:黄汗之病,两胫自冷,假令发热,此属历节;食已汗出,又身常暮盗汗出者,此劳气也;若汗出已,反发热者,久久其身必甲错,发热不止者,必生恶疮;若身重,汗出已辄轻者,久久必身瞤。瞤即胸中痛;又从腰以上必汗出,下无汗,腰髋弛痛,如有物在皮中状,剧者不能食,身疼重,烦躁,小便不利,此为黄汗,桂枝加黄芪汤主之。

注解:黄汗病以两胫自冷为常,假令两胫发热,则属历节,而非黄汗。

食已汗出和暮盗汗出,均属表虚津液不守的为候,故谓劳气,黄汗的汗出,当亦此劳气之类。

汗出不发热,今汗出仍发热,故谓反发热。热留肌肉久不去,势必伤及营血,而为其身甲错的瘀血证。若发热经久不止,甚而至身生恶疮,黄汗即汗出发热、久不治亦当有其身甲错和疮痛之变。

若身重汗出则觉轻快者，为水气郁于体表的确征。病水气、身睏动者，由于气上冲。气上冲者，故胸中痛，黄汗之有此证，亦即水气伴有气上冲的为患也。

由于气上冲，故从腰以上有汗而下无汗。由于水气瘀滞在体表，故腰髋驰痛，如有物在皮中状。若冲气剧，则胸胁逆满而不能食，水气甚则身痛重，郁热不解故烦躁，气冲汗出故小便不利，此为黄汗，宜以桂枝加黄芪汤主之。

按：本条可分五段解，首段是说黄汗与历节病的区别，因二证甚相似，故首提出以便分辨。二段是说黄汗是由于表气虚，与食已汗出和暮盗汗一样同属劳气。三段是说黄汗之热亦是虚热，汗出而还发热，为精气虚于外而邪得留内，与桂枝汤证的发热同，此热久不去必伤及营血，而为身甲错和疮痈之变。四段是说黄汗即是一种水气病，由于表虚所以水郁不解，表虚者多气上冲，故尔身睏胸中痛。末段就以上的各段分析，说明黄汗的正证，于肝炎患者曾见到此证，用本方亦不确有良效。

【解读】本方重在讲桂枝加黄芪汤适应证，桂枝汤的方义前已讲述，这里重点讲黄芪的适应证。胡希恕老师从仲景原文分析，认为黄芪是益气固表利湿，桂枝汤证有汗出风，加黄芪者恶风更甚，细读原文不难理解。胡希恕用黄芪不是凡气虚者皆用，而是必见表虚湿停者方可用之，宜注意。

【有关仲景书中的论治】

《金匮要略·黄疸病脉证并治》第16条：诸病黄家，但利其小便，假令脉浮，当以汗解之，宜桂枝加黄芪汤主之。

注解：诸种黄疸病，大都为瘀热在里，故但利其小便，逐湿除热即治，假如脉浮，为病在表，当以汗解之，宜桂枝加黄芪汤。

按：黄疸脉浮弱汗出者，宜本方；若脉浮紧无汗者，宜麻黄连翘赤小豆汤不可不知。

【解读】黄芪可治黄汗、黄疸，在于黄芪有固表和祛湿作用。本方证病位归类属表阳证，六经分类为太阳病。

六、黄芪芍药桂枝苦酒汤方证

【原方剂组成】黄芪五两，芍药三两，桂枝三两。

【原用法】上三味，以苦酒一升，水七升，相和，煮取三升，温服一升，当心烦，服至六七日乃解。若心烦不止者，以苦酒阻故也（一方用美酒醯代苦酒）。

方解： 此于上方去草、枣的甘壅和生姜的辛温，增量黄芪补虚实表，另加苦酒敛汗救液，故治黄汗表虚汗多以至于渴者。

【有关仲景书中的论治】

《金匮要略·水气病脉证并治》第 26 条：问曰：黄汗之为病，身体肿（一作重），发热汗出而渴，状如风水，汗沾衣，色正黄如柏汁，脉自沉，何从得之？师曰：以汗出入水中浴，水从汗孔入得之，宜芪芍桂酒汤主之。

注解： 黄汗病，身体肿、发热汗出，与风水为证很相似，故谓状如风水，但风水脉浮，而黄汗脉沉，尤其汗沾衣色正黄如柏汁，更是黄汗的特征。由于其人渴，津液亡失已甚，故以芪芍桂酒汤主之。

按： 谓黄汗为由于汗出入水中浴得之，不过亦略举其一端言之，我虽曾治二人，但无一是因汗出入水中浴得之者。其实黄汗之作，不外于表虚水气外郁之证，故以黄芪为要药，不渴者宜桂枝加黄芪汤汗以解之，渴者宜本方。苦酒阻汗出，初服故心烦，六七日邪退身和，故烦已。

【解读】 本方证病位归类属表阳和里阳证，六经分类为太阳阳明合病。

七、桂枝加附子汤方证

【原方剂组成】 桂枝（去皮）三两，芍药三两，甘草（炙）三两，生姜（切）三两，大枣（擘）十二枚，附子（炮，去皮，破八片）一枚。

【原用法】 上六味，以水七升，煮取三升，去滓，温服一升，本云桂枝汤，今加附子。将息如前法。

方解： 附子辛温，为一强有力的温中祛寒逐湿药，而有振兴代谢机能沉衰之作用，无论表里如陷于阴证者，多须以本药配于适方治之，桂枝加附子汤，即治桂枝汤证而陷于少阴病者。

【解读】 胡希恕老师认为，附子温中祛寒、逐湿而有振兴沉衰作用，是综合《伤寒论》应用该药的适应证分析悟出，即是说仲景用附子不是补肾阳概念，不仅能祛寒逐湿，而且有振兴沉衰作用，是温中强壮药。

经方家多用术语"陷于阴"，一般人难于理解。这是因为经方有其独特理论体系，除了六经概念外，还有对津液、阳气等概念与《内经》不同。经方理论认为，人患病后正邪相争，如人体津液充足，正与邪相争于体表，则呈阳气重状态；如津液不足，虽正邪相争于体表，但由于津液缺陷，则称陷于阴，这种陷于阴的表证，即是少阴病。这是同一病位由阳陷于阴，还有由于津液虚陷于里和半表半里之证者，宜参见各篇有关条文。

【有关仲景书中的论治】

《伤寒论》第20条：太阳病，发汗，遂漏不止，其人恶风，小便难，四肢微急，难以屈伸者，桂枝加附子汤主之。

注解： 太阳病，本桂枝汤证，而误与麻黄汤以发汗，遂使汗漏不止，大汗益虚其表，故其人恶风；津液大量亡失，故小便难；血气不充于四末，故四肢拘急、难于屈伸。外证未解，但已虚极入阴，故以桂枝加附子汤主之。

按： 桂枝汤证虽汗出，但不是汗漏不止；桂枝汤证虽恶风，但必伴发热，今汗漏不止，只见恶风不见发热，况又四肢微急，难于屈伸，已属虚极转入阴证的确候，故以本方治之。可推知误用了麻黄汤这样的大汗之剂。太阳病发汗后，就大汗不止，大汗流漓，病必不除，又依前文"无热恶寒者，发于阴也"可知，本证邪陷于阴而表证未解。由于津液丧失太过，故而小便难，津枯不能荣养筋脉，而四肢微有拘急痉挛，屈伸不利。汗越多，人体体温向外放散的也就越多，所以亡津液的同时也可亡阳，虚极而为阴证，此时再用桂枝汤已不合拍，需加附子。附子为辛热之药，有亢奋作用，临床体会，此药还有复兴沉衰之代谢机能。反映于里，则下利清谷，四肢厥逆，使用附子配伍干姜，如四逆汤、通脉四逆汤等。反映于表，则如本条所述，使用附子配伍麻黄、桂枝这类药，少阴篇讲述麻黄附子细辛汤时还要讲到，阴证时，该发汗还要使用麻黄，该解肌还要使用桂枝。此证虽需解肌，但机体处于阴寒状态，还需加入附子，这样既可达到解表的作用，同时沉衰机能也可得到恢复。

【解读】 表证可分为两种，一种是表阳证，就是太阳病，一种是表阴证，就是少阴病。本方证就是桂枝汤证陷于阴证而呈少阴病的桂枝加附子汤证。本证的特点，一味恶风寒而不发热，汗出更多，这是少阴病证见自汗，而脉微细、但欲寐，此时虽无里证，却不能使用麻黄附子甘草汤，而应使用桂枝加附子汤，临床应在条文基础上把握桂枝汤证陷于少阴病这一标准。

八、桂枝加人参汤方证（桂枝加芍药生姜各一两人参三两新加汤证）

【原方剂组成】桂枝三两，芍药四两，甘草（炙）二两，人参三两，大枣（擘）十二枚，生姜（切）四两。

【原用法】上六味，以水一斗二升，煮取三升，去滓，温服一升。本云：桂枝汤，今加芍药、生姜、人参。

方解：胃气沉衰，精气不振，以至脉沉迟，只凭草、枣平淡之品已无济于事，势必更加补中有力的人参和增量温中健胃的生姜才足以振兴之，中虚更不能过汗，故增量芍药以养液也，故此治桂枝汤证中气沉衰而未陷于阴证者。

【解读】这里宜注意，老师强调了表不解而胃气虚，所以加人参以加强胃气来助解表，而认为"此治桂枝汤证中气沉衰而未陷于阴证者"是指未完全陷于阴寒里证。若从本方的药味组成分析，本方应是治疗太阳太阴合病者。

【有关仲景书中的论治】

《伤寒论》第62条：发汗后，身疼痛，脉沉迟者，桂枝加芍药生姜各一两人参三两新加汤主之。

注解：发汗以后而身体疼痛不休，若外未解者，法当用桂枝汤微汗以解除。但脉沉迟，揭示胃气内虚，津液不足，故用桂枝加芍药生姜人参新加汤来主治。

按：表证见里虚之候，必须扶里之虚，才能解外之邪，若只着眼表证，连续发汗，表热虽亦可能一时减退，但随后必复，此时惟有新加汤法，健胃于中，益气于外，邪自难留，表乃得解。若执迷不悟，见汗后有效，反复发之，必致其人津枯肉脱而死，此事见之多矣，学者应切记。

【解读】"发汗后，不可更行桂枝汤"，仲景有教导，但临床屡见反复发汗者，老师谓"此事见之多矣"，是在告诫许多人未读懂或未读本条，以引起人们重视。笔者也曾见一医，固定一方发汗治疗肺炎，连发汗、冷汗出，劝其勿再发汗，却被训斥："此是肺炎不是感冒……"仍坚持发汗而致患者死亡。医者必大医精诚，同时要精读仲景书。

九、桂枝加厚朴杏子汤方证

【原方剂组成】桂枝（去皮）三两，甘草（炙）二两，生姜（切）三两，芍药三两，大枣（擘）十二枚，厚朴（炙，去皮）二两，杏仁（去皮尖）五十枚。

【原用法】上七味，以水七升，微火煮取三升，去滓，温服一升，覆取微似汗。

方解：杏仁治咳逆，厚朴宽胀满，加此二味于桂枝汤，故治桂枝汤证而有咳逆喘满者。

【有关仲景书中的论治】

《伤寒论》第 18 条：喘家作桂枝汤，加厚朴、杏子佳。

注解：平时患喘者，若又发作桂枝汤证时，应与桂枝汤加厚朴杏仁汤治之佳。

《伤寒论》第 43 条：太阳病，下之，微喘者，表未解也，宜桂枝加厚朴杏子汤。

注解：微喘亦气上冲的为候，太阳病下之而微喘，表还未解可知，依法当以桂枝汤，今以微喘，因以桂枝加厚朴杏仁汤主之。

【解读】本方证病位归类属表阳证合里阴证，六经分类为太阳太阴合病。

十、桂枝加龙骨牡蛎汤方证

【原方剂组成】桂枝、芍药、生姜各三两，甘草二两，大枣十二枚，龙骨、牡蛎各三两。

【原用法】上七味，以水七升，煮取三升，分温三服。（《小品》云：虚弱浮热汗出者，除桂，加白薇、附子各三分，故曰二加龙骨汤）

方解：龙骨、牡蛎均属强壮性的收敛药，而有作用于动悸、烦惊、幻觉不眠等神经症，故桂枝加龙骨牡蛎汤治桂枝汤证而胸腹动悸、烦惊不安，或有虚脱的征候者。

【有关仲景书中的论治】

《金匮要略·血痹虚劳病脉证并治》第 8 条：夫失精家，少腹弦急，阴头寒，目眩（一作目眶痛），发落，脉极虚芤迟，为清谷，亡血失精。脉得诸芤、动、微、紧，男子失精，女子梦交，桂枝加龙骨牡蛎汤主之。

注解： 失精则气虚于下，故小腹弦急，阴头寒。热亢于上，故目眩、发落。脉极虚芤迟，为清谷、亡血、失精的脉应，若脉芤动微紧，则主男子失精、女子梦交，宜桂枝加龙骨牡蛎汤主之。

按： 失精的为病，大都气血失和而呈上实下虚之证。下虚则寒，故小腹弦急，阴头寒；上实则热，故头眩发落。脉极虚芤迟是泛论清谷亡血失精诸疾大虚之候，在文法上是一插笔，而芤虽主虚，但按之微紧并亦不迟，而非极虚可知，故无须大温大补，只以桂枝汤调营卫以和气血即可。脉动以应胸腹动悸、精神悸动不宁，为失精的病根，亦即龙骨牡蛎的主治。桂枝汤本来不是大发汗药，食热粥、温覆才使汗出，今加龙牡等收敛药，只能调营卫和气血而不发散矣，此实治失精的主方。小品云：虚弱浮热汗出者，除桂加白薇10克、附子3克（是我的经验用量，与原方稍异）名曰二加龙牡汤，于此二方适证加减之，治此证确有奇效。

【解读】 本方证病位归类属表阳证和里阳证，六经分类为太阳阳明合病。

十一、桂枝加芍药汤方证

【原方剂组成】 桂枝（去皮）三两，芍药六两，甘草（炙）二两，大枣（擘）十二枚，生姜（切）三两。

【原用法】 上五味，以水七升，煮取三升，去滓，温分三服。本云：桂枝汤，今加芍药。

方解： 芍药缓急止痛，尤其有作用腹急痛，由于味苦微寒，大量用有缓下作用，今倍其量成为表里并病的治剂，故桂枝汤证而腹满痛者宜之。

【有关仲景书中的论治】

《伤寒论》第279条：本太阳病，医反下之，因尔腹满时痛者，属太阴也，桂枝加芍药汤主之；大实痛者，桂枝加大黄汤主之。

注解： 太阴病有腹满时痛证，就此为证言，因谓为属太阴，其实此腹满并非太阴病虚满，此时痛亦非太阴病的寒痛，乃由于太阳误下，邪热内陷而为表里的并病，但未至阴证，故仍以桂枝汤解其表加芍药以治腹满痛，若更见大实痛的为候，势须再加大黄以攻之。

【解读】本条及方证值得探讨，既往因论中有"属太阴也"，即信属太阳太阴并病、合病，故撰写《解读张仲景医学》时不解老师注释，而谓本方为太阳太阴合病。今重读老师注解，注意到了老师认为芍药味苦微寒，此腹满并非太阴病虚满，此时痛亦非太阴病的寒痛，乃由于太阳误下邪热内陷而为表里并病，其意明显是说为太阳阳明并病。

这里宜注意，胡希恕老师从药物分析得出，腹满时痛不属太阴，提示我们读仲景书的思路：一者，以证析方、以方测证是读懂原文的方法之一，这是因为《伤寒论》主要内容为"方证相应"学术思想；二者，以八纲入手，纲举目张，这是因为《伤寒论》六经来自八纲；三者，注意文法、文句的不同，这是因为仲景书几经修改、注释，从文法、文句可分辨其谬误。其中之一者，仲景在论中常用的语句、文法，多用"×××病……者，×××汤主之"。如《伤寒论》第12条："太阳中风，阳浮而阴弱，阳浮者，热自发；阴弱者，汗自出，啬啬恶寒，淅淅恶风，翕翕发热，鼻鸣干呕者，桂枝汤主之。"但有不少条文在"……者"之后加"……也"之句，如本条"属太阴也"，多是注释或倒插笔法。有的更是后世注释嵌入，有如《伤寒论》原序中有"撰用《素问》《九卷》《八十一难》《阴阳大论》《胎胪药录》并《平脉辨证》"23字，原是嵌入文字，后来变为正文。这种嵌入、注释对解读仲景原旨造成了不少困扰。不过这些嵌入、注释有一个明显的特点，即以《内经》释《伤寒论》，如用仲景的八纲六经释之多可分辨清楚。更主要的是"方证相应"分析可泾渭分明，如《伤寒论》第243条："食谷欲呕者，属阳明也，吴茱萸汤主之。"仲景明确阳明病提纲是胃家实，是里阳证，治疗应清里热实，岂能用大热大补的吴茱萸汤？如果舍去嵌入之句，则便于理解，如舍去"属阳明也"，从方证相应分析，"食谷欲呕者"为胃虚、里虚寒，用吴茱萸汤治疗当然合理，既简单又明了。同理本条舍去"属太阴也"，也就容易理解了。

十二、桂枝加大黄汤方证

【原方剂组成】桂枝（去皮）三两，大黄二两，芍药六两，生姜（切）三两，甘草（炙）二两，大枣（擘）十二枚。

【原用法】上六味，以水七升，煮取三升，去滓，温服一升，日三服。

方解：桂枝加芍药汤再加攻下有力的大黄，故治桂枝加芍药汤证而大便不通者。

【有关仲景书中的论治】

《伤寒论》第279条：本太阳病，医反下之，因尔腹满时痛者，属太阴也，桂枝加芍药汤主之；大实痛者，桂枝加大黄汤主之。

注解：见上条。

【解读】本方证属太阳阳明合病。

十三、小建中汤方证

【原方剂组成】桂枝（去皮三两，芍药六两，生姜（切）三两，甘草（炙）二两，大枣（擘）十二枚，胶饴一升。

【原用法】上六味，以水七升，煮取三升，去滓，温服一升，日三服。呕家不可用小建中汤，以甜故也。

方解：桂枝加芍药汤原治腹满痛，今加大量甘温的胶饴，虽亦治腹痛，但已易攻为补，故名之为建中。而为小者，一者是在桂枝汤的基础上乃兼和外；二者由于倍用苦降的芍药虽补而不峻，与一专行温补的大建中汤则比较的为小矣。

【解读】本方证属太阳阳明太阴合病。

【有关仲景书中的论治】

《伤寒论》第100条：伤寒，阳脉涩，阴脉弦，法当腹中急痛者，先与小建中汤。不差者，与小柴胡汤。

注解：浮取脉涩，谓为阳脉涩；沉取脉弦，谓为阴脉弦。涩主气血虚，弦主急痛，浮涩沉弦，为血气虚于外，急痛在里之应，故谓法当腹中急痛，先与小建中汤补虚缓痛，并兼以和外，则腹痛当愈，服后不差者，少阳病脉亦弦，当已内并少阳，建中仅治其半也，故再与小柴胡汤以解少阳则全治矣。

按：此腹中急痛，半属于小建中汤证，半属于小柴胡汤证，先建中而后柴胡，亦虚者先当救里的定法，非是先试之以小建中，不效再治之以小柴胡汤也。

【解读】"法当腹中急痛"后加"者"，及"不差者，与小柴胡汤"，见于老师笔记，但有的笔记仍为"法当腹中急痛，先与小建中汤，不差者，小柴胡汤主之"。这里老师意在强调表里合病，急则救其里。

本方老师强调了虚者先救其里的定法，由于可知，桂枝加芍药汤和小建中汤只因饴糖一味之差，则其适应证有了里实与里虚明显不同，即前者为太阳阳明合病，后者为太阳太阴合病，这对于理解有关方证很是关键。

《伤寒论》第 102 条：伤寒二三日，心中悸而烦者，小建中汤主之。

注解：本条补充第 100 条，论小建中汤不仅治腹痛。伤寒二三日，表不解，中虚血少，不能养心而心中悸动不安，表不解而烦，故与小建中汤补虚解表。

《金匮要略·血痹虚劳病脉证并治》第 13 条：虚劳里急，悸，衄，腹中痛，梦失精，四肢酸疼，手足烦热，咽干口燥，小建中汤主之。

注解：虚劳，为古人对于虚损不足病的总称。里急腹中痛，即前之腹中急痛的互词；心气不足则悸，精血失收则上衄而下遗；营卫不利故四肢酸痛；手足烦热，为虚热之候；咽干口燥，为津枯不润之征，此宜小建中汤主之。

按：腹皮弦急，腹筋按之不松软而拘挛者，即里急。弦急之候、里急腹中痛，与前条的腹急痛，均指腹痛而且里急也。

《金匮要略·妇人杂病脉证并治》第 18 条：妇人腹中痛，小建中汤主之。

注解：腹中痛多属本方证，但不必限于妇人。

按：本方治腹痛如神，胃溃疡的剧痛，或痢症而腹痛甚者，用之亦多验。

十四、当归建中汤方证

【原方剂组成】当归四两，桂枝三两，芍药六两，生姜三两，甘草二两，大枣十二枚。

【原用法】上六味，以水一斗，煮取三升，分温三服，一日令尽，若大虚，加饴糖六两，汤成内之，于火上暖令饴消。若去血过多，崩伤内衄不止，加地黄六两、阿胶二两，合八味，汤成内阿胶。若无当归，以芎䓖代之；若无生姜，以干姜代之。

方解：于桂枝加芍药汤，或小建中汤加治贫血的当归，故治二方证而有贫血的证候者。

【解读】本方证属太阳阳明太阴合病。

【有关仲景书中的论治】

《金匮要略·妇人产后病脉证并治》附方（二）：千金内补当归建中汤：治妇人产后虚羸不足，腹中刺痛不止，吸吸少气，或苦少腹中急，摩痛引腰背，不能食饮。产后一月，日得服四五剂为善，令人强壮宜。

注解： 吸吸少气，即吸气性的呼吸困难。妇人产后若虚羸不足，腹中刺痛不止，吸吸少气，或小腹中拘急、痛引腰背、不能饮食，于产后一月内服此方四五剂，可使人强壮为宜。

按： 腹中痛而有贫血征候者，本方有验，但不必限于妇人产后，男人亦可用。

此于桂枝加芍药汤或小建中汤加有补血作用的当归，故治疗该方证而有血虚证候者。腹中急痛而有血虚证者，本方有效，但不必限于妇人产后，即男人也可用之。

十五、黄芪建中汤方证

【原方剂组成】 桂枝（去皮）三两，芍药六两，生姜（切）三两，大枣（擘）十二枚，甘草（炙）二两，胶饴一升，黄芪一两半。

【原用法】 于小建中汤内加黄芪一两半，余依上法。气短胸满者，加生姜；腹满者去枣，加茯苓一两半；及疗肺虚损不足，补气加半夏三两。

方解： 此于小建中汤加补虚实表的黄芪，故治小建中汤证而表里愈虚者。

【解读】 本方证属太阳阳明太阴合病。

【有关仲景书中的论治】

《金匮要略·血痹虚劳病脉证并治》第 14 条：虚劳里急，诸不足，黄芪建中汤主之。

注解： 虚劳病，若里急，而有诸不足的证候者，黄芪建中汤主之。

按： 里急，即里急腹中痛的简词，为小建中汤证，此外更有诸虚不足的表里证，则宜更加黄芪的本方主之。

【解读】 老师认为黄芪主要作用是固表利湿，并非气短者皆可用之，并认为方后"腹满加茯苓，肺虚加半夏"皆不足取。人体废物排泄，非仅从呼吸、二便而出，汗腺亦排出一大部分，表气闭塞，应从表排出之废物没有出路，加重肺之负担，故喘。此时当以麻黄开泄腠理，疏通表气，邪可自皮肤而出。若以喘为肺虚，以黄芪治之，则成坏证，后世"黄芪补气"之说流弊无穷。

《金匮要略·黄疸病脉证并治》第24条：男子黄，小便自利，当与虚劳小建中汤。

注解：男子黄，当指女劳疸言，《金匮》谓："黄家日晡所发热而反恶寒，此为女劳得之。"上述的女劳疸，若小便自利，宜与本方治之。

按：黄疸病大都小便不利，今小便自利亦虚之为候，注家谓虚劳小建中汤，即虚劳篇中的小建中汤。由于桂枝加黄芪以治黄疸黄汗观之，则黄芪有祛黄的作用甚明，以无黄芪的小建中汤又何以治黄疸？故本条所述，当以黄芪建中汤为合理。

十六、黄芪桂枝五物汤方证

【原方剂组成】黄芪三两，芍药三两，桂枝三两，生姜六两，大枣十二枚。

【原用法】上五味，以水六升，煮取二升，温服七合，日三服。（一方有人参）

方解：此于桂枝汤去甘草倍生姜而加黄芪，故治桂枝汤证中虚有寒而气不足于外者。

【解读】本方证属太阳病。

【有关仲景书中的论治】

《金匮要略·血痹虚劳病脉证并治》第2条：血痹，阴阳俱微，寸口关上微，尺中小紧，外证身体不仁，如风痹状，黄芪桂枝五物汤主之。

注解：阴阳俱微，即浮沉俱微的脉，为营卫俱虚之候，关前以候表，营卫虚于外，故寸口关上微。脉小主虚，脉紧主寒，关后以候里，胃阳不振，寒邪内犯，故尺中小紧。身体不仁，即身体麻痹。如风痹状，谓此身体麻痹不仁，有如风痹状，但风痹痛，此虽麻痹而不痛，故此为血痹而非风痹，宜桂枝黄芪五物汤主之。

按：身体不仁，即今所谓知觉神经麻痹症，本条所述虽称之为血痹，但不外于营卫气虚，风邪入侵所致，故以本方主之。

十七、桂枝去芍药汤方证

【原方剂组成】桂枝（去皮）三两，甘草（炙）二两，生姜（切）三两，大枣（擘）十二枚。

【原用法】上四味，以水七升，煮取三升，去滓，温服一升。本云：桂枝汤，今去芍药，将息如前法。

方解：芍药主腹挛急痛，前桂枝加芍药汤治桂枝汤证腹满痛者，今去芍药，当治桂枝汤证不但不满痛，而且腹气虚并不挛急者可知。

【有关仲景书中的论治】

《伤寒论》第21条：太阳病，下之后，脉促，胸满者，桂枝去芍药汤主之。若（脉）微，寒者，桂枝加附子汤主之。

注解：太阳病，本不当下，若误下之，气上冲胸以至胸满，则病还在外可知，但由于下伤腹气，而成上实下虚之证，故脉应之促。腹气实宜芍药，故不用桂枝汤，而以去芍药的本方主之。若上证脉微而恶寒者，则病已由阳转阴，故宜桂枝去芍药加附子汤主之。

按：成无已本将"微寒"改为"微恶寒"，是不对的。若微恶寒正是表不解，应服桂枝汤，则不必加入附子。"若微寒者"，当是"若脉微，寒者"，否则下后微恶寒，乃太阳证未罢之候，如何可加附子！明明漏去"脉"字。此处微寒，是承接上文而来，下之后胸满，又见脉微而且恶寒，陷于阴寒少阴证，此时应加附子。本方临床应用很多，在《金匮要略·痉湿暍病脉证并治》篇中亦有提到。

【解读】关于促脉，老师在第一章脉诊节已详述，这里须重申一下，各代注家皆从王叔和之说——"数中一止"谓之促脉，用于解释本条很显牵强，无论数中见之，还是迟中见之，一止便是结脉。促，为或逼近、靠近之意，促脉即脉动迫近于上于外的为象，联系前文15条"太阳病，下之后，其气上冲者，可与桂枝汤"，此处胸满就是气上冲之甚。太阳病禁下，大下之后，腹气必虚，表邪未解，而气冲于上，其脉应之关上，气上冲，关下虚沉，并非数中一止。数示热象，若真为热象，何以去偏凉之芍药？由于表邪未解，故仍用桂枝汤，后文桂枝加芍药汤中，将芍药由三两加至六两，用于治疗"腹满时痛"，此处非但不满，腹气还虚，临床上如肝病证见腹满，大量使用芍药，可以起到很好的治下腹满的作用，相对于腹满的就是不满，故去芍药，此说更为合理。另一方面，气冲已甚，须赖桂枝以治之，但芍药可制桂、姜之辛，妨碍桂枝发挥作用，因此将芍药去掉，临床应用于桂枝汤证而气冲更甚致脉促、胸满者。后文提到的桂枝甘草汤就是在这个方剂的基础上又去掉生姜、大枣而得，可相互对照比较。

本方证属太阳病。

十八、桂枝去芍药加附子汤方证

【原方剂组成】 桂枝（去皮）三两，甘草（炙）二两，生姜（切）三两，大枣（擘）十二枚，附子（炮、去皮，破八片）一枚。

【原用法】 上五味，以水七升，煮取三升，去滓，温服一升。本云：桂枝汤，今去芍药加附子。将息如前法。

方解： 于桂枝去芍药汤加入温性亢奋药的附子，故治桂枝去芍药汤证而陷于少阴证者。

【解读】 这里要注意，老师明确指出了桂枝去芍药加附子汤与桂枝加附子汤同是治少阴证。

【有关仲景书中的论治】

《伤寒论》第 **21** 条：太阳病，下之后，脉促，胸满者，桂枝去芍药汤主之。若（脉）微，寒者，桂枝去芍药加附子汤主之。

注解： 见桂枝去芍药汤条。

十九、桂枝附子汤方证

【原方剂组成】 桂枝（去皮）四两，附子（炮，去皮，破）三枚，生姜（切）三两，大枣（擘）十二枚，甘草（炙）二两。

【原用法】 上五味，以水六升，煮取二升，去滓，分温三服。

方解： 此即桂枝去芍药加附子汤，不过增加桂枝、附子的用量而已。由于附子除湿痹，桂枝利关节，增此二味用量，为治风湿关节痛而设，故易名为桂枝附子汤，以示与原方主治有异，古方法律之严如此，学者当细玩之。

【解读】 本方解可能是老师几经思考熟虑最后的注解。我们敬读老师笔记，多数方解为："附子除湿，桂枝利关节，于桂枝去芍药加附子汤中，增其用量，故治原方证而关节疼重者。"皆是随文就意而已。而本次笔记方解，凸显了方之异名，并强调"古法律之严如此，学者当细玩之"，是以一生的体悟，示学经方入眼功夫。本方证属少阴病。

【有关仲景书中的论治】

《伤寒论》第174条：**伤寒八九日，风湿相搏，身体疼烦，不能自转侧，不呕不渴，脉浮虚而涩者，桂枝附子汤主之。若其人大便硬，小便自利者，去桂加白术汤主之。**

注解：风湿亦为在表之证而无汗，故冒以伤寒，八九日时，风湿相搏的证候才明显发作。所谓风湿，即体内素湿，一经外感，风湿相合则发病，相当于现代所言"风湿性关节炎"。风湿之身体疼痛大大超过伤寒，故云"身体疼烦"，以至于"不能自转侧"。不呕则无停饮，无少阳证；不渴则无内热，无阳明证。说明太阳病八九日，并未向少阳、阳明传变。脉虚，与实相对，指下按之无力为虚，主于虚证；脉涩，与滑相对，指下脉动往来不流利为涩，主于血少；脉浮为病在表。病虽在表，但实已陷于阴证、虚证，故在桂枝汤基础上去芍药加附子而成桂枝附子汤治之。

二十、白术附子汤方证（去桂加白术汤证）

【原方剂组成】附子（炮，去皮，破）三枚，白术四两，生姜（切）三两，甘草（炙）二两，大枣（擘）十二枚。

【原用法】上五味，以水六升，煮取二升，去滓，分温三服，初一服，其人身如痹，半日许复服之，三服都尽，其人如冒状，勿怪，此以附子白术并走皮内，逐水气未得除，故使之耳。法当加桂四两，此本一方二法，以大便硬，小便自利，去桂；以大便不硬，小便不利，当加桂。附子三枚恐多也，虚弱家及产妇，宜减服之。

按：古时术无苍、白之分，以我的试验，利尿逐湿，苍术较优。

方解：术、附为伍，不但逐湿解痹，而且治小便自利，故本方为治桂枝附子汤证，无气上冲而小便自利者。

按：本方无桂枝不应列于此，为解说方便，故附于此。

【解读】请注意，本方与真武汤、桂枝去桂加茯苓白术汤等是相类的方剂，不用桂枝而用生姜解表，是其共同点。胡希恕老师在"按"中写到"本方无桂枝不应列于此"，主温中祛寒湿，应列于里证篇，这也可能认为桂枝去桂，应改为桂枝去芍的缘故吧！本方证属少阴病。

【有关仲景书中的论治】

《伤寒论》第174条：伤寒八九日，风湿相搏，身体疼烦，不能自转侧，不呕不渴，脉浮虚而涩者，桂枝附子汤主之。若其人大便硬，小便自利者，去桂加白术汤主之。

注解：见桂枝附子汤方证条。

【解读】老师提出本方证不应列于此，是说已不属桂枝汤类。但应列在哪里？在哪一病位、归属于六经证何证？老师未曾指明，但查阅老师笔记，老师有这样的记载："附子逐湿痹，合桂则使从外散，以汗而解；合术则使从内消，以尿而解，佐以姜、枣、草者，亦不外安中养液之意……"仍强调本方为逐湿痹。综观仲景治湿痹原则为："若治风湿者，发其汗，但微微似汗出者，风湿俱去也。"再联系桂枝去桂加茯苓白术汤和真武汤方证，皆有表不解、发热，可知生姜不但有安中养液之功，当有解表之用，即虽无桂枝仍还用生姜解表，其方证变化是：原是桂枝附子汤证，服了桂枝附子汤后或其他治疗后，津虚而出现大便硬、小便自利，风湿仍未解，但已不能用桂枝解表，而宜用生姜微微发汗解表，并加强安中养液祛湿，因改用白术附子汤治之。胡老在讲痹症治疗，论述到桂枝附子汤、去桂加白术汤时说："尤其这个风湿病，始终在表……这类慢性风湿病，脉浮虚，或者沉，全是属于少阴病的范畴。"故本方与真武汤相类，应属少阴夹饮治剂，应与真武汤一样列于表证类为妥，六经归类当属少阴太阴合病。当否，有待同道共识。

二十一、桂枝去芍药加皂荚汤方证

【原方剂组成】桂枝三两，生姜三两，甘草二两，大枣十枚，皂荚（去皮子，炙焦）二枚。

【原用法】上五味，以水七升，微微火，煮取三升，分温三服。

方解：皂荚辛温，有通窍排痰作用，加此味于桂枝去芍药汤，故治桂枝去芍药汤证而痰涎多者。

【有关仲景书中的论治】

《金匮要略·肺痿肺痈咳嗽上气病脉证治》附方（四）：《千金》桂枝去芍药加皂荚汤：治肺痿，吐涎沫。

注解： 肺痿为病名，《金匮要略·肺痿肺痈咳嗽上气病脉证治》谓：寸口脉数，其人咳，口中反有浊唾涎沫者何？师曰：为肺痿之病。如上述的肺痿，若吐涎沫多，可以本方治之。

按： 本条所述当属肺中冷的一类，若虚热的肺结核，皂荚辛燥，不可轻试。

【解读】 本方证属太阳太阴合病。

二十二、桂枝去桂（芍药）加茯苓白术汤方证

【原方剂组成】 芍药三两，甘草（炙）二两，生姜（切）三两，茯苓、白术各三两，大枣（擘）十二枚。

【原用法】 上六味，以水八升，煮取三升，去滓，温服一升。小便利则愈。本云：桂枝汤，今去桂加茯苓、白术。

方解： 于桂枝去芍药汤加利水药茯苓、白术，故治桂枝去芍药汤证而小便不利者。

【有关仲景书中的论治】

《伤寒论》第28条：服桂枝汤，或下之，仍头项强痛，翕翕发热，无汗，心下满微痛，小便不利者，桂枝去桂（芍药）加茯苓白术汤主之。

注解：《医宗金鉴》谓："桂枝去当是去芍药之误，因为头项强痛的表证还在，去桂将何以为治。"此说合理，故从之。"头项强痛，翕翕发热"虽有似桂枝汤证，但桂枝汤证自汗出，今无汗，其非桂枝汤证可知。"心下满微痛"，虽有似里实证，但里实者小便当利，今小便不利，其亦非里实甚明。医误于前者，与桂枝汤，又误于后者而下之，以药不对证，故所病依然如前。其实此病主要矛盾，只在于小便不利，水伴气冲逆于上，故心下满微痛。里气阻塞，表失通透，故形似桂枝汤而无汗，必须以苓术利其小便，再以桂枝去芍药三汤治逆满并解其外，则即治矣。

按： 水停心下，里气阻塞，表气亦不通透，故不兼祛其水，则表必不解，若强发其汗，激动水饮，变证百出，此古人于实践中得到的治疗规律，甚关重要，学者当细研之。

【解读】 老师从于《医宗金鉴》之说，与其有关论述有矛盾，这里有必要加以探讨。

对本条的理解，注家历来争议较多，方有执、柯韵伯、陈修园、唐容川等主张去桂；成无己等则认为不去桂亦不去芍。《医宗金鉴》认为："桂枝去桂当是去芍药之误，因为头项强痛的表证还在，去桂则无力解表。"

老师认为本条之证，治疗前为外邪内饮的太阳病，并强调："水停心下，里气阻塞，表气亦不通透，故不兼祛其水，则表必不解。""服桂枝汤或下之"后，病证当然不解。治疗前是外邪内饮的太阳病，治疗后仍是外邪内饮的太阳病，这无疑是非常正确的。加苓术利水各家认识基本一致，那么去桂还是去芍认识不一致，原因在哪里呢？我们认为主要在辨方证，关键是有无桂枝证或芍药证。

有关桂枝证之辨。"服桂枝汤或下之"造成的证候是"仍头项强痛，翕翕发热，无汗，心下满微痛，小便不利者"。这是外邪内饮的太阳病，宗胡希恕老师教导，外邪内饮治必解表，同时兼以利水，五苓散、苓桂术甘汤等是其例，但是否惟有桂枝才能解其表呢？这一问题，仲景在论中已做说明。其一，本文已明示服桂枝汤不效，已暗示不是桂枝汤证，无汗更在证明不是桂枝汤证。其二，仲景用于解表发汗药除了麻黄、桂枝、葛根、葱白外，还用了生姜。胡希恕老师在桂枝汤方解中强调"桂枝、生姜均属辛温发汗药"，明确了生姜为辛温发汗药。服桂枝汤发汗，或下之皆伤津液，津伤则产生变证，其津伤重者，可陷于少阴如真武汤证、白术附子汤；其津伤轻者，可能还在太阳之表，但因津虚再不适合桂枝发汗解表，唯宜以生姜微发其汗。值得注意的是，真武汤和白术附子汤皆用生姜解表，因是少阴之表，故皆伍以附子温阳解表。本条文明确说明：服桂枝汤或下之津虚表不解，再也不能用桂枝，唯适宜以生姜解表，也就是说，本条文所述，无桂枝证，故去桂是应该的。

有关芍药之辨。我们敬读老师有关芍药的注解，认为芍药主要适用于腹满痛。如在对桂枝加芍药汤证的注解是："太阴病有腹满时痛证，单就此证言之，因谓属太阴，其实此腹满痛并非太阴的虚满，此时痛亦非太阴的寒痛，乃由于太阳病误下，邪热内陷而为表里的并病，但不是阴证而是阳证，故以桂枝汤解其外，加芍药以治腹满痛。"并认为"芍药缓挛急而止痛，尤有作用于腹挛痛"。由于芍药"味苦微寒，大量用有缓下除满作用，今于桂枝汤方而倍其量，乃成为表里并病的治剂，故治桂枝汤证而腹满痛者"。这里我们明确了芍药的适应证为腹满痛。再参看真武汤证也是外邪内饮证，方中有芍药，老师对真武汤的注解谓："真武汤由茯苓、芍药、生姜、白术、附子组成……陷于阴证，可能出现腹痛，故以芍药缓急止痛。"这样两方对比分析，更明了本条有芍药的适应证。这里也可看出，老师从于《医宗金鉴》的原因之一，认为"心下满微痛"为里虚，"心下满微痛，虽有似里实证，但里实者小便当利，今小便不利，其亦非里实甚明"，故认为不是芍药的适应证。

由以上所述，我们全面理解本条全文就容易了。本条是在讲外邪内饮的太阳病，"服桂枝汤或下之，仍头项强痛、翕翕发热、无汗、心下满微痛、小便不利"，是说单服桂枝汤或用下法，使表不解饮不去，且造成津伤表更虚，因见仍头项强痛、翕翕发热、无汗、心下满微痛、小便不利，证仍属外邪内饮，因表虚津虚甚，不能再用桂枝发汗，故用生姜发表；因有心下满微痛，故必用芍药缓其满痛；在解表的同时利饮，故加茯苓、白术是为定法。这样我们很清楚地认识到：本方证因无桂枝证，当然不能用桂枝，因有腹满痛，当然不能去芍药，即原文称之为桂枝去桂加茯苓白术汤是正确无误的。老师从于《医宗金鉴》之说，当疏于桂枝、芍药适应证？当否，应共研之。本方证属太阳太阴合病。

二十三、桂枝去芍药加蜀漆龙骨牡蛎救逆汤方证

【原方剂组成】桂枝（去皮）三两，甘草（炙）二两，生姜（切）三两，大枣（擘）十二枚，牡蛎（熬）五两，蜀漆（洗去腥）三两，龙骨四两。

【原用法】上七味，以水一斗二升，先煮蜀漆减二升，内诸药，煮取三升，去滓，温服一升。本云：桂枝汤，今去芍药，加蜀漆、牡蛎、龙骨。

方解：此于桂枝去芍药汤加蜀漆、牡蛎、龙骨等祛痰镇惊诸品，故治桂枝去芍药汤证而动悸惊狂有痰饮者。方中蜀漆，即常山苗，可攻逐水饮，消散痰结，与龙牡同为镇静药，可治胸腹动悸，发惊发狂。

【有关仲景书中的论治】

《伤寒论》第112条：伤寒脉浮，医以火迫劫之，亡阳，必惊狂，卧起不安者，桂枝去芍药加蜀漆牡蛎龙骨救逆汤主之。

注解：伤寒脉浮，本宜麻黄汤以发汗，而医者以火迫使大汗，乃非法的治疗，徒亡津液而邪不去，而往往导致急剧的气上冲和激动内饮，则必发惊狂，若其人卧起不安者，宜以桂枝去芍药加蜀漆龙骨牡蛎救逆汤主之。

按:《伤寒论》第 119 条:"太阳伤寒者,加温针,必惊也。"本条所述即详其证和治。伤寒本是热证,以火助热,邪因益盛,气冲饮逆,此惊狂、奔豚等之所作也。本方以能治火劫亡阳的逆治证,故特称之为救逆汤。

《金匮要略·惊悸吐衄下血胸满瘀血病脉证治》第 12 条:火邪者,桂枝去芍药加蜀漆牡蛎龙骨救逆汤主之。

注解:《伤寒论》第 114 条:"太阳病,以火熏之,不得汗,其人必躁,到经不解,必清血,名为火邪,上之火邪证,宜本方主之。"

【解读】本方证属太阳阳明太阴合病。

二十四、桂枝甘草汤方证

【原方剂组成】桂枝(去皮)四两,甘草(炙)二两。

【原用法】上二味,以水三升,煮取一升,去滓,顿服。

方解:此即桂枝汤的简化方,以无芍药、大枣,故不治腹挛痛;以无生姜,故亦不治呕。但二药加大用量,治气上冲和缓急迫的作用,则远非原方所及。

【有关仲景书中的论治】

《伤寒论》第 64 条:发汗过多,其人叉手自冒心,心下悸欲得按者,桂枝甘草汤主之。

注解:夺汗者亡血,发汗过多,则血液亡失较甚,以气虚故悸。汗多出于上体部,上下体液骤然失调,因致急剧的气上冲,其人不得不交叉其手自按于心,欲按之以抑制其心下的冲悸,此宜用桂枝甘草汤主之。

按:以本方治气上冲心悸确有良效,但不大量用则不验。不过用于解外,宜减用量。

【解读】老师所说大量用,即今之用量桂枝 36 克,炙甘草 18 克,可供参考。本方证属太阳病。

二十五、甘草附子汤方证

【原方剂组成】甘草(炙)三两,附子(炮,去皮,破)二枚,白术三两,桂枝四两。

【原用法】上四味，以水六升，煮取三升，去滓，温服一升，日三服。初服得微汗则解；能食、汗止复烦者，将服五合；恐一升多者，宜服六七合为妙。

方解：此即桂枝甘草汤再加逐湿解痹的术附，故治桂枝甘草汤证，而有湿痹痛者。

【有关仲景书中的论治】

《伤寒论》第175条：风湿相搏，骨节疼烦，掣痛不得屈伸，近之则痛剧，汗出短气，小便不利，恶风不欲去衣，或身微肿者，甘草附子汤主之。

注解：骨节痛烦、掣痛不得屈伸、近之则痛剧，较前之桂枝附子汤证身体疼烦不能转侧者，不但重而且急也。小便不利，水停心下，故短气；汗出恶风，病还在表；不欲去衣，阴寒可知；或身微肿，湿邪更甚，此亦风湿在表的阴虚证，故以本方主之。

【解读】"汗出恶风，病还在表；不欲去衣，阴寒可知；或身微肿，湿邪更甚，此亦风湿在表的阴虚证"，即在说明，本方属少阴太阴合证。

二十六、半夏散及汤方证

【原方剂组成】半夏（洗）、桂枝（去皮）、甘草（炙）。

【原用法】上三味，等分，各别捣筛已，合治之，白饮和服方寸匕。若不能散服者，以水一升，煎七沸，内散两方寸匕，更煮三沸，下大令小冷，少少咽之。

方解：半夏不只下气逐饮，《本经》谓治"咽喉肿痛"，加此味于桂枝甘草汤，故治桂枝甘草汤证而咽喉肿痛，或痰涎多者。

【有关仲景书中的论治】

《伤寒论》第313条：少阴病，咽中痛，半夏散及汤主之。

注解：咽中痛者，谓或左或右咽的一侧痛，为甘草汤或桔梗汤所主。咽中痛者，为遍咽中痛，为比较重的证，宜本方散邪消肿治之。

按：咽痛不宜大发汗，因以少阴冒之，故《伤寒论》不列于太阳篇而列于少阴篇，但此并非真少阴病，而本方亦非少阴病的治剂，不可不知。此即上条所说的咽中伤，生疮之证，但因其表证还在，故以半夏逐痰涎，并治咽喉肿痛，合桂枝甘草以解外。

【解读】临床咽痛多见于少阳病，本条冒之于少阴病，老师解释是因咽痛不宜大发汗，是恰当的。又分析表证还在，用桂枝甘草以解外，以半夏逐痰涎，并治咽喉肿痛，可知本方证是太阳太阴合病。

二十七、桂枝甘草龙骨牡蛎汤方证

【原方剂组成】桂枝（去皮）一两，甘草（炙）二两，牡蛎（熬）二两，龙骨二两。

【原用法】上四味，以水五升，煮取二升半，去滓，温服八合，日三服。

方解：此于桂枝甘草汤加龙骨、牡蛎，故治桂枝甘草汤证烦惊不安者。

【有关仲景书中的论治】

《伤寒论》第118条：**火逆下之，因烧针烦躁者，桂枝甘草龙骨牡蛎汤主之。**

注解：《伤寒论》第116条谓："脉浮，宜以汗解，用火灸之，邪无从出，因火而盛，病从腰以下，必重而痹，名火逆也。"上之火逆证，仍宜汗解，下之已误，烧针更误，因致其人烦躁不安者，宜桂枝甘草龙骨牡蛎汤主之。

【解读】本方证属太阳阳明合病。

二十八、防己茯苓汤方证

【原方药组成】防己三两，黄芪三两，桂枝三两，茯苓六两，甘草二两。

【原煎服法】上五味，以水六升，煮取二升，分温三服。

方解：防己、茯苓协力逐湿利水，另用黄芪补虚实表，复用桂枝甘草汤镇冲气而调荣卫，不使水气复留于皮中。此治皮水的正法。

【有关仲景书中的论治】

《金匮要略·水气病脉证并治》第22条：**皮水为病，四肢肿，水气在皮肤中，四肢聂聂动者，防己茯苓汤主之。**

注解：皮水为病，则四肢肿。水与气相搏于皮肤中，故四肢聂聂动，宜以防己茯苓汤主之。

【解读】胡老把本方证又列于半表半里。本方证当属太阳太阴合病。

二十九、防己黄芪汤方证

【原方剂组成】防己一两，黄芪一两一分，甘草（炙）半两，白术三分。

【原煎服法】上锉麻豆大，每抄五钱匕，生姜四片，大枣一枚，水盏半，煎八分，去滓，温服，良久再服。服后当如虫行皮中，从腰下如冰，后坐被上，又以被绕腰以下，温令微汗差。

方解：主用黄芪，佐以甘草、大枣、生姜补中实表以祛邪。复以防己、白术逐湿祛水，故此治风湿风水、表虚汗出而恶风者。

按：本方与桂枝汤无关，不应出于此，由于亦属解外祛湿剂，与上方相近，为便于对照研究，因附于此。

【解读】胡老把本方证又列于半表半里。老师认为本方因无桂枝，因谓与桂枝无关。但我们分析老师对黄芪的认识，认为本方仍是桂枝汤的变方，列于此是应该的。

老师特别强调黄芪实表祛湿祛黄，主要依据汗出恶风用之，其汗出恶风甚于桂枝。以此来分析之，本方证是外邪内饮的太阳病，其特点是表虚甚、汗出甚，用桂枝解表也属不宜。此意在桂枝去桂加茯苓白术汤方证已表明，其方证为外邪内饮的太阳病，因有表不解，故只有用生姜解表为宜。本方亦为外邪内饮的太阳病，表未解，但表更虚，不得不用黄芪来实表，复以生姜、大枣、甘草（桂枝汤中建中强卫）发表。老师注意到表虚、表未解，因谓"主用黄芪，佐以甘草、大枣、生姜补中实表以祛邪"即有解表作用。因有里饮，故同时用白术、防己利水，共起解表利水作用。因此，本方与桂枝去桂加茯苓白术汤一样，都是桂枝汤的变方，都是用生姜解表，都是治疗外邪内饮的太阳病，用六经分析，都属太阳太阴合病。

【有关仲景书中的论治】

《金匮要略·水气病脉证并治》第20条：风水，脉浮，身重，汗出恶风者，防己黄芪汤主之。

注解：脉浮为病在外，身重为有湿，表虚不固，故汗出而恶风。此宜防己黄芪汤主之。

《金匮要略·痉湿暍病脉证并治》第22条：风湿，脉浮，身重，汗出恶风者，防己黄芪汤主之。

注解：解同上。

《金匮要略·水气病脉证并治》附方：《外台》防己黄芪汤治风水，脉浮为在表，其人或头汗出，表无他病，病者但下重，从腰以上和，腰以下当肿及阴，难以屈伸。

注解：水气集于下体部，故但下重，从腰以上无异于平时，故谓为和。腰以下当肿及阴，以至难以屈伸，宜防己黄芪汤治之。

三十、桂枝人参汤方证

【原方剂组成】桂枝四两，甘草（炙）四两，白术三两，人参三两，干姜三两。

【原用法】上五味，以水九升，先煮四味，取五升，内桂，更煮取三升，去滓，温服一升，日再夜一服。

方解：此即桂枝甘草汤与人参汤的合方，故治二方的合并证。

【有关仲景书中的论治】

《伤寒论》第163条：太阳病，外证未解，而数下之，遂协热而利，利不止，心下痞硬，表里不解者，桂枝人参汤主之。

注解：太阳病，外证尚未解，医不知用桂枝汤以解外，而数下之，遂使表热内陷，与下药相协而为利，利下不止、心下痞硬，为人参汤证。谓为表里不解者，此外当有身疼、恶寒等表证在，故以桂枝人参汤主之。

【解读】本方证属太阳太阴合病。

三十一、白虎桂枝汤方证

【原方剂组成】知母六两，甘草（炙）二两，石膏一斤，粳米二合，桂枝（去皮）三两。

【原用法】上锉，每五钱，水一盏半，煎至八分，去滓，温服，汗出愈。

方解：本方即白虎汤再加桂枝，实即桂枝甘草汤与白虎汤的合方，故治二方的合并证。

【有关仲景书中的论治】

《金匮要略·疟病脉证并治》第4条：温疟者，其脉如平，身无寒但热，骨节疼烦，时呕，白虎加桂枝汤主之。

注解： 身无寒但热，为热在里。骨节疼烦，时呕，为邪在表，故以本方两解其表里。

按： 本方不限于治温疟，凡有是证，即可用之。

【解读】 老师认为本方"实即桂枝甘草汤的合方，故治二方的合并证"。实即说本方证为太阳阳明病。

三十二、苓桂术甘汤方证

【原方剂组成】 茯苓四两，桂枝（去皮）三两，白术、甘草（炙）各二两。

【原煎服法】 上四味，以水六升，煮取三升，去滓，分温三服。

方解： 此即桂枝甘草汤加利尿逐水的苓、术，故治桂枝甘草汤证而小便不利，或有水饮证者。

【有关仲景书中的论治】

《伤寒论》第67条：伤寒，若吐、若下后，心下逆满、气上冲胸、起则头眩、脉沉紧，发汗则动经，身为振振摇者，茯苓桂枝白术甘草汤主之。

注解： 太阳病伤寒，法宜发汗，若吐、若下均属误治。表不解，故气上冲胸；若里有水饮，其人必伴冲气而上犯，心下逆满、起则头眩，即其候也。脉沉紧为寒饮在里之应，虽表未解，也不可发汗，若误发之，则势必动及经脉，而使身为振振摇的剧变。无论发汗与否，均宜苓桂术甘汤主之。

按： 平素有水饮之人，若外感而误施吐下，表不解而气上冲者，最易使水饮伴冲气而上犯，气上冲胸、心下逆满、起则头眩，即为水伴气冲的一候，亦即本方应用的正证，此时与本方降冲气以逐水饮，则上证治，而表自解，若再误发其汗，激动里饮，更必使其人身为振振摇矣。当然，此时还宜以本方主之。

《伤寒论》第160条：伤寒吐下后，发汗、虚烦、脉甚微、八九日心下痞

注解：此即上条重出，前条说脉沉紧，是指发汗前，本条说脉甚微，乃指发汗后。心下痞硬、胁下痛、气上冲咽喉、眩冒，虽也皆气冲饮逆的为证，但较发汗前已更重一等。经脉动惕，即前条之身为振振摇的互词。久而成痿，谓此证若不速与苓桂术甘汤治之，久将成为肢体不用的痿证。

《金匮要略·痰饮咳嗽病脉证并治》第 16 条：**心下有痰饮，胸胁支满，目眩，苓桂术甘汤主之。**

注解：《金匮要略》谓："其人素盛今瘦，水走肠间，沥沥有声，谓之痰饮。"心下有痰饮，即胃中有停饮。胸胁支满、目眩，亦水气冲逆的为候，故以苓桂术甘汤主之。

按：本方治头晕目眩有良效，但无气冲之候者则不验。若心下逆满、气上冲胸、心下痞硬、胁下痛、气上冲咽喉、胸胁支满等，皆其候也，临证时，宜注意。

《金匮要略·痰饮咳嗽病脉证并治》第 17 条：**夫短气有微饮，当从小便去之，苓桂术甘汤主之，肾气丸亦主之。**

注解：《金匮要略·痰饮咳嗽病脉证并治》第 12 条谓："凡食少饮多，水停心下，甚者悸，微者短气。"短气为胃有微饮证，利其小便则微饮即去，宜适证选用苓桂术甘汤，或金匮肾气丸治之。

按：就去微饮而治短气的作用，二方均有用之的机会，但不是说任取一方即能治之，临证时仍须细辨，自在言外。

【解读】本方证属太阳太阴合病。

三十三、苓桂枣甘汤方证

【原方剂组成】茯苓半斤，桂枝（去皮）四两，甘草（炙）二两，大枣（擘）十五枚。

【原煎服法】上四味，以甘澜水一斗，先煮茯苓，减二升，内诸药，煮取三升，去滓，温服一升，日三服。

做甘澜水法：取水二斗，置大盆内，以杓扬之，水上有珠子五六千颗相逐，取用之。水煎温服。

方解：此与苓桂术甘汤，虽只以枣易术之差，但于主治则大异其趣，去术则不治胃停饮，大量用茯苓则治重剧的悸烦，加大枣则治腹挛痛，增量桂枝更加重镇气冲，此其所以治脐下悸欲作奔豚也。

【有关仲景书中的论治】

《伤寒论》第65条：发汗后，其人脐下悸者，欲作奔豚，茯苓桂枝甘草大枣汤主之。

注解：此亦误发里有停饮者的汗，里饮被激，伴强烈的气上冲而欲作奔豚，脐下悸，即其征兆，故以苓桂枣甘汤主之。

按：本方不仅限治脐下悸欲作奔豚，即奔豚而脐下悸者，亦能治之，余如腹挛痛而气上冲胸，以及诸水饮证而脐下动悸者，用之亦多验。

《金匮要略·奔豚气病脉证治》第5条：发汗后，脐下悸者，欲作奔豚，茯苓桂枝甘草大枣汤主之。

注解：本条是在《金匮要略》重出。

【解读】本方证属太阳太阴合病。

三十四、茯苓甘草汤方证

【原方剂组成】茯苓二两，桂枝（去皮）二两，甘草（炙）一两，生姜（切）三两。

【原煎服法】上四味，以水四升，煮取二升，去滓，分温三服。

方解：此于桂枝甘草汤加治呕的生姜和利尿的茯苓，故治桂枝甘草汤证呕而小便不利，或里有停水者。本方无术，而茯苓用量亦轻，故利尿作用则不及前二方，但有健胃止呕的生姜，故治胃虚饮逆而心下悸或呕逆者。

【有关仲景书中的论治】

《伤寒论》第73条：伤寒，汗出而渴者，五苓散主之；不渴者，茯苓甘草汤主之。

注解："伤寒，汗出"后，似脱漏"脉浮数，小便不利"七字；"不渴"后，似脱落"而呕"二字，不然则无法理解。

本条大意是说，伤寒里有停水，虽发汗，汗出而表不解，若脉浮数、小便不利而渴者，宜五苓散主之；若上证不渴而呕者，宜茯苓甘草汤主之。

《伤寒论》第356条：**伤寒厥而心下悸，宜先治水，当服茯苓甘草汤，却治其厥，不尔，水渍入胃，必作利也。**

注解： 水停心下，甚者则悸，故厥而心下悸者，为水气逆迫心下的结果，宜以茯苓甘草汤先治其水，水去则厥自已。若舍水而但治厥，不但厥不得治，则水久渍于胃，更必下利也。

按： 失眠而心下悸者，以本方加龙、牡有良验，学者试之。

【解读】 本方证属太阳太阴合病。

三十五、茯苓泽泻汤方证

【原方剂组成】 茯苓半斤，泽泻四两，甘草（炙）二两，桂枝（去皮）二两，白术三两，生姜四两。

【原用法】 上六味，以水一斗，煮取三升，内泽泻，再煮取二升半，温服八合，日三服。

方解： 此于茯苓甘草汤，既倍茯苓的用量，又加泽泻、白术，大大加强了逐饮利尿的作用，故治茯苓甘草汤证，饮多呕甚而渴者。

【有关仲景书中的论治】

《金匮要略·呕吐哕下利病脉证治》第20条：**胃反，吐而渴欲饮水者，茯苓泽泻汤主之。**

注解：《金匮》谓："朝食暮吐，暮食朝吐，名为胃反。"若胃反吐而渴欲饮水者，宜茯苓泽泻汤主之。

按： 本方之渴较五苓散证为尤甚，胃有停饮，不呕吐但痛，而渴欲饮水者，用之亦验。

【解读】 本方证属太阳太阴阳明合病。

三十六、苓桂五味甘草汤方证

【原方剂组成】 茯苓四两，桂枝（去皮）四两，五味子半升，甘草（炙）三两。

【原用法】上四味，以水八升，煮取三升，去滓，分三，温服。

方解：此于桂枝甘草汤，加利尿的茯苓和治咳逆上气的五味子，故治桂枝甘草汤证而咳逆上气、小便难者。

【有关仲景书中的论治】

《金匮要略·痰饮咳嗽病脉证并治》第32条：青龙汤下已，多唾，口燥，寸脉沉，尺脉微，手足厥逆，气从小腹上冲胸咽，手足痹，其面翕然如醉状，因复下流阴股，小便难，时复冒者，与茯苓桂枝五味甘草汤治其气冲。

注解：此承"咳逆倚息不得卧，小青龙汤主之"的一节而言。青龙汤下已，谓服下小青龙汤上证即已的意思；多唾、口燥，亦服小青龙汤后，寒饮欲解的效验。但支饮重证，常非一击所能治，今寸脉沉而尺脉微，仍是饮盛里虚之应，故手足厥逆且痹；气从小腹上冲胸咽，即发作奔豚证，发则其面翕然如醉状，小便难而冒眩，休则又复下流阴股，故与苓桂五味甘草汤先治其气冲。

【解读】本方证属太阳太阴合病。

三十七、苓甘五味姜辛汤方证

【原方剂组成】茯苓四两，甘草三两，干姜三两，细辛三两，五味子半升。

【原用法】上五味，以水八升，煮取三升，温服半升，日三服。

方解：细辛、干姜温中逐饮，亦治咳逆胸满，合苓甘五味，为温中逐饮而治咳满的治剂。

按：以下四方均属甘草干姜汤的加味方，本应列于里阴证篇，由于证治前后相关，为解说方便，故附于此。

【解读】由老师按语可知，无麻、桂解表，主以温中逐饮，判定该方证属太阴里证，表里分证明确。

【有关仲景书中的论治】

《金匮要略·痰饮咳嗽病脉证并治》第37条：冲气即低，而反更咳胸满者，用苓桂五味甘草汤，去桂，加干姜、细辛，以治其咳满。

注解：服苓桂五味甘草汤后，而冲气即低，不过冲气虽低，寒饮复盛，故反更咳逆胸满，因去治气冲的桂枝，加主咳满的姜辛治之。

三十八、苓甘五味姜辛夏汤方证

【原方剂组成】茯苓四两，甘草（炙）二两，细辛二两，干姜二两，五味子半升，半夏半升。

【原用法】上六味，以水八升，煮取三升，去滓，温服半升，日三。

方解： 此于苓甘五味姜辛汤，再加逐饮治呕的半夏，故治苓甘五味姜辛汤证，饮多而呕逆者。

【解读】老师在注解方药时亦多以方证来说明，这省去了不少笔墨，也说明《伤寒论》主要内容在讲方证。本方证属太阴病。

【有关仲景书中的论治】

《金匮要略·痰饮咳嗽病脉证并治》第 38 条：咳满即止，而更复渴，冲气复发者，以细辛、干姜为热药也，服之当遂渴，而渴反止者，为支饮也。支饮者，法当冒，冒者必呕，呕者复内半夏，以去其水。

注解： 服苓甘五味姜辛汤后，则咳满即止，但其人更复又渴、冲气复发，即指后之冒及呕逆言，此是由于细辛、干姜为祛寒逐饮的热药，服后饮去胃中燥，故服后当渴，但渴不久反止者，此为心下有支饮也，支饮冲逆上迫，依法当冒，冒者亦必呕，故于苓甘五味姜辛汤内半夏以去水饮。

三十九、苓甘五味姜辛夏杏汤方证

【原方剂组成】茯苓四两，甘草三两，细辛三两，干姜三两，五味子半升，半夏半升，杏仁（去皮尖）半升。

【原用法】上七味，以水一斗，煮取三升，去滓，温服半升，日三。

方解： 此于苓甘五味姜辛夏汤，再加逐水气的杏仁，故治苓甘五味姜辛夏汤证而形肿者。

【解读】老师在本方中的杏仁，主为逐水气，是从分析方证得出的，宜注意下面的注解和按语。

【有关仲景书中的论治】

《金匮要略·痰饮咳嗽病脉证并治》第 39 条：水去呕止，其人形肿者，加杏仁主之。其证应内麻黄，以其人遂痹，故不内之。若逆而内之者，必厥。所以然者，以其人血虚，麻黄发其阳故也。

注解： 服苓甘五味姜辛夏汤，则水饮去而呕即止，今以其形肿，因再加杏仁治之。此本水饮外溢的浮肿证，宜内麻黄以发之，但其人手足痹为血虚，故不用麻黄而用杏仁。若强与麻黄发其汗，则益使其虚，必至于厥。

按： 夺汗则亡血，故血虚者不可发汗，麻黄尤当严禁，由本条的说明，可知杏仁有逐水的作用。

【解读】 这里的"发其阳"，仲景医学的概念，就是发其津液。用《内经》的阴阳概念来解释是不能讲通的。本方证属太阴病。

四十、苓甘五味姜辛夏仁黄汤方证

【原方剂组成】 茯苓四两，甘草三两，五味子半升，干姜三两，细辛三两，半夏半升，杏仁半升，大黄三两。

【原用法】 上八味，以水一斗，煮取三升，温服半升，日三服。

方解： 此于苓甘五味姜辛夏杏汤，再加通便的大黄，故治疗苓甘五味姜辛夏杏汤证，而宜下者。

【有关仲景书中的论治】

《金匮要略·痰饮咳嗽病脉证并治》第40条：若面热如醉，此为胃热上冲熏其面，加大黄以利之。

注解： 若兼见面色如醉，此为胃热上中熏其面，故加大黄以利之。

按： 慢性气管炎，现以上四方证者颇多，尤以老年患者更多见，适证用之均有捷效。

【解读】 本方证属太阴阳明合病。

四十一、五苓散方证

【原方剂组成】 猪苓（去皮）十八铢，泽泻一两六铢，白术十八铢，茯苓十八铢，桂枝（去皮）半两。

【原用法】 上五味，捣为散，以白饮和服方寸匕，日三服。多饮暖水，汗出愈。如法将息。

按：以上量做煎剂也可，但水逆证仍以散服佳。

方解：此集猪苓、茯苓、泽泻、白术诸利尿药，合以治气冲的桂枝，为一有力的利尿剂。

按：本方亦不应列于此，以有桂枝亦兼解外，与桂枝汤多少有点关系，故附于此。

【解读】老师谓本方亦不应列于此的理由，可能是，认为五苓散为一有力利尿剂，而桂枝在本方主在降冲逆。我们理解是，五苓散方证为外邪内饮证，为太阳太阴阳明合病，列于此较为合适。

【有关仲景书中的论治】

《伤寒论》第 **71** 条：**太阳病，发汗后，大汗出、胃中干、烦躁不得眠、欲得饮水者，少少与饮之，令胃气和则愈；若脉浮、小便不利、微热消渴者，五苓散主之。**

注解：太阳病，依法治疗应当发汗，但发汗应取微似有汗者佳，若发汗不得法而使大汗出，体液大量亡失，胃中水分被夺而干燥，故使人烦躁不得眠，欲得饮水者，可少少与饮之，令胃气和即愈。

若发汗后，而脉浮、小便不利、微热、消渴者，此为发里有停水人的汗，乃表不得解的为候，则宜用五苓散主之。

按：里有停水，虽发汗则表不解，前于桂枝去桂（芍）加茯苓白术汤已详述之，可互参。小便不利，废水不得排出，新水不能吸收，组织缺少水的营养，故渴欲饮水，虽饮亦只留于胃肠，因致遂渴随饮的消渴证。此时以本方利其小便，水代谢恢复正常，则消渴自治，而表亦自解。

《伤寒论》第 **72** 条：**发汗已，脉浮数、烦渴者，五苓散主之。**

注解：发汗后而脉浮数，为病仍在外，表热未解故烦；水停不化故渴，此宜五苓散主之。

按：此亦应有小便不利的症状，未明言省文也。

《伤寒论》第 **73** 条：**伤寒，汗出而渴者，五苓散主之；不渴者，茯苓甘草汤主之。**

注解：见茯苓甘草汤条。

《伤寒论》第74条：中风发热，六七日不解而烦，有表里证，渴欲饮水，水入则吐者，名曰水逆，五苓散主之。

注解：中风发热，即指发热、汗出的太阳中风证。六七日不解而烦，谓病已六七日，虽服桂枝汤，则仍发热不解而烦。有表里证，谓既有发热而烦的表证，同时并以下所述水逆的里证。水停不化，故渴欲饮水，胃中停水已多，故入则吐，此名为水逆，以解表里的五苓散主之。

按：此述太阳中风里有停水，虽服桂枝汤而表不解，并激动里饮而致饮水则吐的水逆证。

《伤寒论》第141条：病在阳，应以汗解之，反以冷水潠之，若灌之，其热被劫不得去，弥更益烦，肉上粟起，意欲饮水，反不渴者，服文蛤散，若不差者，与五苓散。

注解：见文蛤散。

《伤寒论》第156条：本以下之，故心下痞，与泻心汤，痞不解，其人渴而口燥烦、小便不利者，五苓散主之。

注解：太阳病，每以误下，使邪热内陷而心下痞，此与泻心汤即治。但也有误下后，水伴冲气逆迫心下而成心下痞者，其人渴而口燥烦、小便不利，即水停不行的为候，此和泻心汤证显异，故与泻心汤则痞不解，宜以五苓散主之。

《伤寒论》第244条：太阳病，寸缓、关浮、尺弱，其人发热、汗出，复恶寒，不呕，但心下痞者，此以医下之也；如其不下者，病人不恶寒而渴者，此转属阳明也；小便数者，大便必硬，不更衣十日，无所苦也，渴欲饮水，少少与之，但以法救之；渴者，宜五苓散。

注解：太阳病，脉浮缓弱为中风脉，发热、汗出、复恶寒，为中风证，未传少阳，故不呕。其所以心下痞者，当由于医者误下所致，言外宜先与桂枝汤以解外，外解已，再与泻心汤以攻痞，此为第一段。

若上证未经误下，并且其人已不复恶寒而渴者，此表证已罢而转属阳明病了。若小便数者，大便必硬，此属津液内竭的脾约证，即不大便十日亦无所苦，如其人渴欲饮水，则可少少与之之法救之。若与饮而渴还不已，则此小便数亦正是水不化气之候，宜与五苓散治之。

按： 脉浮缓弱，在里病为虚候，故虽不恶寒而渴已转属阳明，亦绝不至胃家实。至于小便数而致大便硬，只不过由于津液亡失，而非阳明实结，即不大便十日亦无满痛之苦，言外不可攻下也。若由于胃中干而思饮者，可少少与饮之，若渴不止，则宜五苓散。已由于小便数而致大便硬，何以还用五苓散以利小便？历来注家对此颇多议论，其或以为原文有错，此皆知五苓散治小便不利，而不知五苓散治小便自利的缘故。基于多年的经验和苦心研究，老师提出，小便频数，大多由于有液体废物的蓄积，机体欲尽快自泌尿系排出的反映，但限于自然的良能，虽则小便频数，终不能达到预期的要求，此时与以利尿的适方，使废物快速排出，则小便反不数矣。

《伤寒论》第386条：霍乱，头痛、发热、身疼痛、热多欲饮水者，五苓散主之；寒多不用水者，理中丸主之。

注解： 霍乱初作，亦常见头痛、发热、身疼痛的表证，若其人渴欲饮水，为有热，宜以五苓散主之；若口中和而不用水，为里多寒，宜先救里而后表，宜以理中丸主之。

按： 霍乱上吐下利，耗人精气至烈，虽有表证，亦不可发汗，但五苓散两解表里的一法。《伤寒论》谓"自利不渴者，属太阴，以其脏有寒故也"，故不用水者，里多寒，须理中汤先救其里，而后再说治表了。

《金匮要略·痰饮咳嗽病脉证并治》第31条：假令瘦人，脐下有悸，吐涎沫而癫眩，此水也，五苓散主之。

注解： 脐下悸为水动自下，吐涎沫为水泛于上，故脐下悸、吐涎沫而癫痫眩冒者，皆水饮的为患，故以五苓散主之。

按： 注家有把癫眩改为巅眩或颠眩者，以为头眩之意，但我依本条述证，确曾以本方治愈过癫痫，故敢谓癫眩无误。

【解读】 老师从以上九条分析，得出五苓散方证为外邪内饮证，其方为两解表里，理解其方证，则在临床可广泛适证应用，如肾结石、急慢性前列腺炎、小儿吐乳症、胃肠型感冒、癫痫等。

第三节　麻黄汤类方证

一、麻黄汤方证

【原方剂组成】麻黄（去节）三两，桂枝（去皮）二两，甘草（炙）一两，杏仁（去皮尖）七十个。

【原用法】上四味，以水九升，先煮麻黄减二升，去上沫，内诸药，煮取二升半，去滓，温服八合。覆取微似汗，不须饮粥，余如桂枝法将息。

方解：麻黄为一有力的发汗药，佐以桂枝更宜致汗，复以杏仁平喘，甘草缓急，故治太阳病表实无汗而喘者。

【有关仲景书中的论治】

《伤寒论》第35条：**太阳病，头痛、发热、身疼、腰痛、骨节疼痛、恶风、无汗而喘者，麻黄汤主之。**

注解：太阳病，以头痛、发热、恶寒为常，若更见有身疼、腰痛、骨节疼痛、无汗而喘者，此为表实证，则宜麻黄汤主之。

按：桂枝汤证由于有自汗出，瘀滞体表的体液和废物得到部分排出，虽亦身疼痛，但不剧甚，并亦不至于迫及于肺，因亦不喘；而麻黄汤证，由于无汗，体液和废物、有毒物充盈于人体体表（仲景谓之"阳气重"），压迫肌肉和关节，因使身腰、骨节无处不痛，并逆迫于肺而发喘。只以汗出和汗不出的关系，遂有虚实在表的不同反映，亦即或宜桂枝或宜麻黄的用药关键。

【解读】老师在这里指出了桂枝、麻黄两类方证，是读《伤寒论》重要提纲。

《伤寒论》第36条：**太阳与阳明合病，喘而胸满者，不可下，宜麻黄汤。**

注解：太阳与阳明合病，当指既有发热、恶寒的表证，同时又有大便难的里证言。喘为承气汤和麻黄汤的共有证，不过承气汤证为腹满而喘，而麻黄汤证为喘而胸满，故谓不可下，宜麻黄汤以发汗。

按：腹满而喘者，则腹满为主喘为客，先由于里实，上迫胸膈，阻碍呼吸而发喘，下以攻实，则喘自已；喘而胸满者，则喘为主，而胸满为客，先有呼吸困难，胸腔内压增高而胸满，汗以平喘，则胸满自消。证有主从，治分表里，对于辨证至关重要。

【解读】本条就喘之一证，以示麻黄汤证与承气汤证的鉴别法，对于辨证甚关重要，应仔细玩味。也可知老师从仲景书中分析出：仲景治喘是从方证入手，不同于后世泛泛从脏腑病因病机认证。

《伤寒论》第37条：**太阳病，十日已去，脉浮细而嗜卧者，外已解也。设胸满胁痛者，与小柴胡汤；脉但浮者，与麻黄汤。**

注解：太阳病已十余日，脉虽浮但细，并其人身倦而嗜卧，有病传入少阳之象，故外已解也。设更胸满胁痛者，则柴胡汤证具，故可与小柴胡汤；若脉但浮而不细，并无嗜卧及胸满胁痛者，则病仍在表，虽然十日已去，亦可给服麻黄汤。

按：脉细主血少，而见之于浮，乃体表津液不足的为候，即小柴胡汤条所谓血弱气尽、腠理开的情况。嗜卧与默默都是倦怠形状，详见小柴胡汤条可互参。

《伤寒论》第46条：**太阳病，脉浮紧、无汗、发热、身疼痛，八九日不解，表证仍在，此当发其汗。服药已微除，其人发烦目瞑，剧者必衄，衄乃解。所以然者，阳气重故也。麻黄汤主之。**

注解：太阳病，脉浮紧、无汗、发热、身疼痛为麻黄汤的证，病虽八九日不解，但上述的表证仍在，此当与麻黄汤发其汗，服药已微除，谓服麻黄汤后，上述的表证即稍减退。发烦目瞑，为病欲解而发作的瞑眩状态。剧者必衄，谓此瞑眩发作的剧烈者，又必鼻衄，但病亦必随衄而解。阳气指津液言，其所以致衄者，即因为日久而不得汗出，则郁集于体表的津液过重的缘故。

按：古人常称津液为阳气，或简称为阳。桂枝汤证自汗出，则阳气虚于表；麻黄汤证不汗出，则阳气实于表，若久不得汗出，则阳气愈实，因谓为重。瞑眩为服药有验的一重反应，看似惊人，少时即已，而且所病亦必随之而愈，故古人有"若药弗瞑眩，厥疾弗瘳"的说法，病家医家均应识此，免得临时慌张乱服药物，反而误事。

【解读】本条的阳气重，不仅是明了本方证的关键，而且也是全书的解读重点。老师明确指出阳气、阳指津液，是由分析仲景全书体悟到的，因而提出，

《伤寒论》的阴阳与《内经》的阴阳概念有别，后世研究《伤寒论》有成就者，如姜春华、岳美中等，多有相同认识。

《伤寒论》第 51 条：脉浮者，病在表，可发汗，宜麻黄汤。

注解： 脉浮，为病在表之应，若无汗则宜用麻黄汤发其汗。

《伤寒论》第 52 条：脉浮而数者，可发汗，宜麻黄汤。

注解： 脉浮而数，为表有热之应，可发汗解之，宜麻黄汤。

按： 以上二条均属简文，证已详于前，故只举可发汗的脉象应之。

《伤寒论》第 55 条：伤寒脉浮紧，不发汗，因致衄者，麻黄汤主之。

注解： 太阳伤寒脉浮紧，本宜麻黄汤发其汗，若延不发汗，则阳气重于表，因而致衄者，宜麻黄汤主之。

按： 宜发汗而延不发汗，因充血而致衄者，发汗则表解而衄亦自已，此与衄家不可发汗者并不矛盾。所谓衄家是指时鼻衄者，血液不充而反虚，若再发汗夺其津液，必益虚其血，与此由于不发汗因致充血而衄者，基本不同。

《伤寒论》第 235 条：阳明病，脉浮、无汗而喘者，发汗则愈，宜麻黄汤。

注解： 脉浮、无汗而喘，则喘来自表还未解甚明，故发汗即愈，虽有阳明证，亦宜麻黄汤主之。

按： 太阳病传里转属阳明病，表证未罢者，仍宜先解表，脉浮、无汗而喘为麻黄汤证，故先与麻黄汤，表解后再随证以治里。

基于以上所论，则本方的应用，以表实无汗为主，至其具体的适应证，可归纳为以下几点：

（1）太阳病，头痛、发热、身痛、腰痛、骨节疼痛、恶风、无汗而喘者。

（2）太阳阳明合病，喘而胸满者。

（3）太阳病，脉浮紧、无汗、发热、身疼痛者。

（4）太阳伤寒脉浮紧，不发汗而致衄者。

（5）阳明病，脉浮无汗而喘者。

二、麻黄加术汤方证

【原方剂组成】麻黄（去节）三两，桂枝（去皮）二两，甘草（炙）一两，杏仁（去皮尖）七十个，白术四两。

【原用法】上五味，以水九升，先煮麻黄减二升，去上沫，内诸药，煮取二升半，去滓，温服八合，复取微似汗。

方解： 此于麻黄汤加逐湿解痹的术，故治麻黄汤证而有湿痹痛者。

【有关仲景书中的论治】

《金匮要略·痉湿暍病脉证并治》第20条：湿家，身烦疼，可与麻黄加术汤，发其汗为宜，慎不可以火攻之。

注解： 湿家，指病风湿患者。湿家身烦疼，宜以麻黄加术汤发汗治之，使病从表解为妥，慎不可用火攻之。

按： 风湿关节炎的初期，有用本方的机会已无待言，但验之实际，则不如葛根汤加术，或更加薏苡仁的机会较多，宜注意。

【解读】麻黄加术汤证，不是单纯太阳表证，六经辨证当属太阳太阴合病证，亦属外邪内饮证。

三、麻黄杏仁薏苡甘草汤方证

【原方剂组成】麻黄（去节，汤泡）半两，杏仁（去皮尖，炒）十个，薏苡仁半两，甘草（炙）一两。

【原用法】上锉麻豆大，每服四钱匕，水盏半，煮八分，去滓，温服，有微汗，避风。

方解： 薏苡仁，味甘微寒，《神农本草经》谓："主筋急拘挛，久风湿痹。"此与上方虽均治风湿，但前者偏于治寒，故用温性的术；而本方偏于治热，故用性寒的薏苡仁，且去桂枝。

【有关仲景书中的论治】

《金匮要略·痉湿暍病脉证并治》第21条：病者一身尽疼，发热，日晡所剧者，名风湿。此病伤于汗出当风，或久伤取冷所致也，可与麻黄杏仁薏苡甘草汤。

注解：一身尽疼，谓一身关节无处不疼。病在表故发热。日晡所剧者，谓此身疼和发热于日将暮时尤其剧烈。以为证名曰风湿，此病大都是由于汗出当风，或久伤取冷所致，可与麻杏苡甘汤治之。

按：汗出当风，则欲出之汗被风寒所却，瘀滞皮肤中，久而成湿，流注关节因致炎症之变。久伤取冷，指天热汗出乘荫取凉的意思，其致此证的道理与汗出当风同。本条所述颇似今之急性风湿性关节炎的证治。

【解读】麻杏苡甘汤证，六经辨证为太阳阳明合病，其病情为湿郁之外邪内热证。

四、麻杏石甘汤方证

【原方剂组成】麻黄（去节）四两，杏仁（去皮尖）五十个，甘草（炙）二两，石膏（碎，绵裹）半斤。

【原用法】上四味，以水七升，煮麻黄，减二升，去上沫，内诸药，煮取二升，去滓，温服一升。本云：黄耳杯。

方解：麻黄伍桂枝专攻表以发汗，伍石膏大清里热反治汗出，今于麻黄汤去桂枝，增量麻黄、甘草而加石膏，故治汗出有热、喘而急迫者。

【有关仲景书中的论治】

《伤寒论》第63条：发汗后，不可更行桂枝汤，汗出而喘，无大热者，可与麻黄杏仁甘草石膏汤。

注解：无大热，谓身无大热，但并非无热的意思。

发汗后表不解，依法宜桂枝汤汗以解之，但汗出而喘身无大热者，虽亦有表证，但不可更行桂枝汤，则可用麻杏石甘汤。

按：此汗出纯由于里热的蒸发，黏稠量多而臭味重，与桂枝汤证的自汗清淡薄量少而味轻者大不一样。不过热盛于里，身当大热，今无大热则未至实热内结的程度甚明，故知此喘无关于实满的承气汤证，半属于热壅于里，半属于麻黄证还未解也，故以两解表里的本方与之。

《伤寒论》第162条：下后，不可更行桂枝汤。若汗出而喘无大热者，可与麻黄杏仁甘草石膏汤。

注解：太阳病误用下，使邪热内陷，亦每见本方证，当然不可与桂枝汤，而宜用本方。

按：喘而汗出，身无大热，为本方应用的主证，气管炎、肺炎常见本方证。不过本方并非二病的特效药，若见是病，即用是药，反而多误。中医治病在辨证，用非其证，不但无益，而且有害，学者常须识此，慎勿等闲视之。

【解读】麻杏甘石汤证，六经辨证属太阳阳明合病，病情属外邪内热者。

五、越婢汤方证

【原方剂组成】麻黄六两，石膏半斤，生姜三两，甘草（炙）二两，大枣十五枚。

【原用法】上五味，以水六升，先煮麻黄，去上沫，内诸药，煮取三升，分温三服。恶风者，加附子（炮）一枚；风水加术四两。

方解：此亦同麻杏石甘汤，为外邪内热的治剂，不过去杏仁，则治喘的作用较弱，但加生姜、大枣，健胃逐水的作用加强，余则大同小异。

【有关仲景书中的论治】

《金匮要略·水气病脉证并治》第21条：风水，恶风，一身悉肿，脉浮不渴，续自汗出，无大热，越婢汤主之。

注解：外邪而又水肿者，谓为风水。恶风、脉浮为外邪；一身悉肿为水气。续自汗出，无大热，与麻杏石甘汤证的汗出无大热者同。津液未伤，故口不渴，宜以越婢汤主之。

按：水气在表，法当发汗，但津液虚损者，不可发之，故《金匮要略·水气病脉证并治》第4条云："渴而下利，小便数者，皆不可发汗。"脉浮不渴，正是宜本方发汗的关键，后世误于石膏治渴，而把"脉浮不渴"改为"脉浮而渴"，实非。其实石膏除热并不一定渴，口舌干而烦躁者即可用之。若真大渴欲饮，乃津液伤损之候，必须合用人参方能有济，详见白虎加人参汤条，读者互参自明。又《金匮要略·水气病脉证并治》篇对于风水这样说的："风水，其脉自浮，外证骨节疼烦，恶风。"本条所述以汗出故骨节不疼，若无汗而烦疼，当属大青龙汤证，须知。

【解读】本方证六经辨证为太阳阳明合病。

六、越婢加术汤方证

【原方剂组成】麻黄六两，石膏半斤，生姜三两，大枣十五枚，甘草（炙）二两，白术四两。

【原用法】上六味，以水六升，先煮麻黄去沫，内诸药，煮取三升，分温三服。恶风加附子一枚，炮。

方解：此于越婢汤加利尿的白术，故治越婢汤证而小便不利者。恶风加附子，当是陷于阴证。

【有关仲景书中的论治】

《金匮要略·水气病脉证并治》第5条：里水者，一身面目黄肿，其脉沉，小便不利，故令病水。假令小便自利，此亡津液，故令渴也，越婢加术汤主之。

注解：黄肿，指水肿色微黄，水因热蒸之象，不是黄疸。一身面目黄肿，谓全身以及面目俱发黄肿。脉沉为有水饮之应，小便不利则水不得排泄而外溢，故令病水。假使小便频利，此亡津液，则只能病渴而不能病水。病水者，越婢加术汤主之。

按：《金匮要略·水气病脉证并治》篇只有风水、皮水、正水、石水和黄汗五种，本条的里水，是就病水的原因说的，也即对风气相击的风水说的。风水可说是外因，此由于小便不利为内因，故以里水别之。有的注家改为皮水，值得考究。依据实践证明，本方所主水肿证，为由于肾机能的障碍，小便不利而致的水肿，对于肾炎患者的水肿和腹水，屡试皆验。尤其令人惊异者，不但水肿治，即肾炎的本病亦得到彻底的治愈。

《金匮要略·水气病脉证并治》第23条：里水，越婢加术汤主之，甘草麻黄汤亦主之。

注解：就治里水这一点，则越婢加术汤与甘草麻黄汤均有应用的机会，但并不是同主一证，临证时宜依证选用之。

《金匮要略·中风历节病脉证并治》附方：《千金方》越婢加术汤：治肉极，热则身体津脱，腠理开，汗大泄，厉风气，下焦脚弱。

注解：肉变色、多汗谓为肉极；痛引肩背不可动转，谓为厉风；下焦脚弱，即脚气一类病。

按：本方用法说明后有"恶风加附子一枚"，《外台》有炮附子二枚，实践证明越婢加术附汤，治腰脚麻痹、下肢痿弱，以及关节疼痛而有水气留滞者疗效更好。故《千金方》所谓"厉风气，下焦脚弱"之治，宜越婢加术附汤为是，然肉极之证，宜本方。

【解读】本方证六经辨证为太阳阳明太阴合病。

七、越婢加半夏汤方证

【原方剂组成】麻黄六两，生姜三两，甘草二两，大枣十五枚，石膏半斤，半夏半升。

【原用法】上六味，以水六升，先煮麻黄，去上沫，内诸药，煮取三升，去滓，分温三服。

方解：此于越婢汤加逐饮下气的半夏，故治越婢汤证而有痰饮、咳逆上气者。

【有关仲景书中的论治】

《金匮要略·肺痿肺痈咳嗽上气病脉证治》第13条：咳而上气，此为肺胀，其人喘，目如脱状，脉浮大者，越婢加半夏汤主之。

注解：热壅饮逆复有外邪，故咳而上气，此为肺胀。其人喘，目如脱状，亦外邪里热逆迫的结果。脉浮大即外邪里热之应，故以越婢加半夏汤主之。

按：咳逆喘甚，目突如脱者，曾以本方试之确有验。

【解读】本方证六经辨证为太阳阳明太阴合病。

八、甘草麻黄汤方证

【原方剂组成】甘草二两，麻黄四两。

【原用法】上二味，以水五升，先煮麻黄，去上沫，内甘草，煮取三升，温服一升，重覆汗出。不汗再服。慎风寒。

方解：此于麻黄汤去桂枝、杏仁，而增麻黄、甘草的用量，故发汗解表的作用与麻黄汤大致同，但去桂枝则不治身疼，无杏仁则治喘的作用将减弱。

【有关仲景书中的论治】

《金匮要略·水气病脉证并治》第23条：里水，越婢加术汤主之；甘草麻黄汤亦主之。

注解：见越婢加术汤条。

【解读】本方证六经辨证为太阳病。

九、麻黄附子甘草汤方证

【原方剂组成】麻黄（去节）二两，甘草（炙）二两，附子（炮，去皮，破八片）一枚。

【原用法】上三味，以水七升，先煮麻黄一两沸，去上沫，内诸药，煮取三升，去滓，温服一升，日三服。

方解：此于甘草麻黄汤加附子，故治甘草麻黄汤证而陷于阴证者。方中麻黄只取原量之半，以少阴病宜微汗也。

【有关仲景书中的论治】

《伤寒论》第302条：少阴病，得之二三日，麻黄附子甘草汤微发汗，以二三日无里证，故微发汗也。

注解：少阴病，初得二三日的时期内，以不传里并发太阴病的里证为常，故以麻黄附子甘草微发汗以解其表。

按：体弱或老年人，患伤寒或感冒，当在表证时，往往发作少阴病证，由于机能不振，维持在表时间很短，一般二三日后，即常传里而并发呕吐、下利的太阴病，此谓二三日无里证，即指出未传里而无里证，不是说少阴病还有里证，历来注家多误。

【解读】"历来注家多误"，老师是指后世注家以《内经》释《伤寒论》，不看少阴病提纲，以少阴为心或肾解，牵强附会，越释越乱。老师以八纲解六经，使少阴概念清楚，六经全篇明白。

这里应当注意，本条是讲单纯的少阴病证。此所谓得之二三日无里证，而用麻黄附子甘草汤微发汗，可见此二三日时纯属表证甚明。二三日后传里，

而始有里证，但不是说少阴病根本属里。这里首先弄清少阴病提纲。本方证
六经辨证为少阴病。

十、麻黄附子汤方证

【原方剂组成】麻黄三两，甘草二两，附子（炮）一枚。

【原用法】上三味，以水七升，先煮麻黄，去上沫，内诸药，煮取二升半，
温服八分，日三服。

方解：此即麻黄附子甘草汤而增麻黄的用量而已，此亦和桂枝去芍药加附子
汤与桂枝附子汤的关系一样，均只增加用量，药味并无增减，似无另立方名的必
要，不过上方是为少阴病微发汗，麻黄的用量须小；本方是为发散水气，麻黄的
用量须大。制因证异，岂可苟同，学制方者，不得轻忽视之。

【有关仲景书中的论治】

《金匮要略·水气病脉证并治》第24条：水之为病，其脉沉小属少阴，浮
者为风，无水虚胀者为气。水发其汗即已，脉沉者，宜麻黄附子汤，浮者宜杏
子汤。

注解：水肿为病，其脉沉小，则属少阴证，不沉小而浮，则为前述之风水。
若形似肿而内无水者，则为气胀。水肿发汗即愈，脉沉小属少阴者，故宜麻黄附
子汤；脉浮之风水者，宜杏子汤。

按：杏子汤未见，注家谓恐是麻黄杏仁甘草石膏汤；《医宗金鉴》则谓甘草
麻黄汤加杏仁，均就杏子汤名的设想，并没什么根据，若就风水的外证骨节疼痛
看，还不如大青龙汤更为合理。

【解读】本方证六经辨证为少阴病。

十一、麻黄附子细辛汤方证

【原方剂组成】麻黄（去节）二两，细辛二两，附子（炮，去皮，破八片）
一枚。

【原用法】上三味，以水一斗，先煮麻黄减二升，去上沫，内诸药，煮取三
升，去滓，温服一升，日三服。

方解：此于麻黄附子甘草汤，去缓急迫的甘草，而加祛寒饮的细辛，故治麻黄附子甘草汤证，里有寒饮而不急迫者。

【有关仲景书中的论治】

《伤寒论》第301条：**少阴病始得之，反发热，脉沉者，麻黄附子细辛汤主之。**

注解：少阴病以无热为常，始得之病在表，脉也不应沉，今少阴病始得之，既发热而脉又沉，故谓反发热脉沉者，沉为里有寒饮之应，可见此亦外邪内饮之证，因以麻黄附子细辛汤主之。

按：此和麻黄附子甘草汤均属少阴病无汗的治剂。若自汗出者，则宜桂枝加附子汤或桂枝去芍药加附子汤等，读者可前后互参。

【解读】本方证六经辨证为少阴太阴合病。

十二、葛根汤方证

【原方剂组成】葛根四两，麻黄（去节）三两，桂枝（去皮）二两，生姜（切）三两，芍药三两，甘草（炙）二两，大枣（擘）十二枚。

【原用法】上七味，以水一斗，先煮麻黄、葛根，减二升，去上沫，内诸药，煮取三升，去滓，温服一升，覆取微似汗，余如桂枝汤将息及禁忌。诸汤皆仿此。

方解：此于桂枝加葛根汤更加麻黄，故治桂枝加葛根汤证无汗或喘者。

【有关仲景书中的论治】

《伤寒论》第31条：**太阳病，项背强几几，无汗恶风，葛根汤主之。**

注解：太阳病，项背强几几、汗出恶风者，则以桂枝加葛根汤主之，今以无汗故以有麻黄的本方主之。

《伤寒论》第32条：**太阳与阳明合病者必自下利，葛根汤主之。**

注解：既有头项强痛而恶寒的太阳表证，又有自下利的阳明里证，因谓为太阳阳明合病，宜以葛根汤主之。

按：葛根有解毒治下利的作用，下利而现太阳证，则病欲自表解，故发汗则愈，无汗表实者宜本方，自汗表虚者宜桂枝汤，此证常见，宜注意。

【解读】对于理解本条文，老师强调了，太阳与阳明合病者，必自下利，宜读作"太阳与阳明合病必自下利者"。意思是说：太阳与阳明合病必须有自下利者，才可用葛根汤主之，而不是说太阳与阳明合病者必定自下利。

《金匮要略·痉湿暍病脉证并治》第12条：太阳病，无汗而小便反少，气上冲胸，口噤不得语，欲作刚痉，葛根汤主之。

注解：太阳病，无汗，小便不当少，今由于气上冲胸，水不得畅行于下，故小便反少。牙关紧急不得语，已是为痉之渐，故谓欲作刚痉，宜以葛根汤主之。

按：《金匮要略》曰："病者，身热足寒，颈项强急、恶寒、时头热、面赤目赤、独头动摇、卒口噤、背反张者，痉病也。"又曰："太阳病，发热、无汗、反恶寒者，名曰刚痉。"本条即述刚痉的证治。葛根汤本治项背强几几，实即项背肌肉失和因致痉挛的证候。若此证达到高度时，则致背反张的痉病，故太阳病发热恶寒无汗而痉者，当然须以本方主之。不过本方的应用，并不限于以上所论。由于葛根汤清凉解肌，而且解毒，故疹痘诸疾，于初期太阳病时，概多宜本方治之。依据经验，感冒、咳喘须发汗者，与本方较麻黄汤为优，尤其发热无汗而恶寒剧甚者，不问项背强急与否多宜本方主之。他如腰肌劳损，本无表证的明证，以本方治之屡验。《本经》谓"葛根治诸痹"，痉与痛概属肌不和，或即痹之属，亦未可知。

【解读】本方证六经辨证为太阳病。

十三、葛根加半夏汤方证

【原方剂组成】葛根四两，麻黄（去节）三两，桂枝（去皮）二两，生姜（切）二两，芍药二两，甘草（炙）二两，半夏（洗）半升，大枣十二枚。

【原用法】上八味，以水一斗，先煮葛根、麻黄，减二升，去上沫，内诸药，煮取三升，去滓，温服一升，覆取微似汗。

方解：于葛根汤加半夏，不异葛根汤与小半夏汤的合方，故治葛根汤证而呕者。

【有关仲景书中的论治】

《伤寒论》第33条：太阳与阳明合病，不下利，但呕者，葛根加半夏汤主之。

注解：本条是承接"太阳与阳明合病者，必自下利，葛根汤主之"一条而言，即是说：若上述之太阳与阳明合病，不下利而但呕者，则宜葛根加半夏汤主之。

按：即下利而呕，或食欲不振而时恶心，若须葛根汤治之者，亦均加半夏为佳。

【解读】本方证六经辨证为太阳太阴合病。

十四、葛根黄芩黄连汤方证

【原方剂组成】葛根半斤，甘草（炙）二两，黄芩三两，黄连三两。

【原用法】上四味，以水八升，先煮葛根，减二升，内诸药，煮取二升，去滓，分温再服。

方解：葛根解肌热于外，黄芩、黄连除烦热于内，三物均有治下利的作用。甘草和诸药而缓急迫，故此治热利而表里不解者。

【有关仲景书中的论治】

《伤寒论》第34条：太阳病，桂枝证，医反下之，利遂不止，脉促者，表未解也；喘而汗出者，葛根黄芩黄连汤主之。

注解：本太阳病桂枝汤证，医不用桂枝汤以解外，反用下药以攻里，遂使邪热内陷而下利不止。脉促为表未解之应，而汗出，亦热壅于里所致，宜以葛根黄芩黄连汤主之。

【解读】本条的脉促，是指关尺皆沉，寸脉独浮的脉象，与《脉经》的概念不同，在前已专有论述，请参考。

老师认为，由于葛根汤为经常应用的解表方剂，故于加味法还有一谈的必要，故列常用的数则于下。

葛根加石膏汤：于葛根汤加生石膏45～100克。治葛根汤证口舌干燥而烦躁者。

葛根加桔梗汤：于葛根汤加桔梗9克。治葛根汤证咽痛或排痰困难者。

葛根加薏苡仁汤：于葛根汤加生薏苡仁 15～30 克。治葛根汤证关节痛，或有痈脓者。

葛根加苓术附汤：于葛根汤加茯苓、苍术、附子各 10 克。治葛根汤证而有关节痛烦，尤其对腰背部拘急痛有作用，故于脊髓炎亦有良效。

本方证六经辨证为太阳阳明合病。

十五、桂枝麻黄各半汤方证

【原方剂组成】桂枝（去皮）一两十六铢，芍药、生姜（切）、甘草（炙）、麻黄（去节）各一两，大枣（擘）四枚，杏仁（汤浸，去皮尖及双仁者）。

【原用法】上七味，以水五升，先煮麻黄一二沸，去上沫，内诸药，煮取一升八合，去滓，温服六合。本云：桂枝汤三合，麻黄汤三合，并为六合，顿服。将息如上法。

方解：此取桂枝汤、麻黄汤各三分之一合之，故治二方的合并证而病情较轻者。

【有关仲景书中的论治】

《伤寒论》第 23 条：太阳病，得之八九日，如疟状，发热恶寒，热多寒少，其人不呕，清便欲自可，一日二三度发。脉微缓者，为欲愈也；脉微而恶寒者，此阴阳俱虚，不可更发汗、更下、更吐也；面色反有热色者，未欲解也，以其不得小汗出，身必痒，宜桂枝麻黄各半汤。

注解：如疟状，谓如疟疾定时发寒热的症状。清便欲自可，即大便通调如常。本条可分三段解释。

太阳病，已经八九日，其人不呕，则未传少阳可知；清便欲自可，则亦未传阳明可知。只如疟疾的样子，一日间二三次发寒热，而且热多寒少，外邪已有欲解之象，而脉微缓，更为邪衰病退之应，故肯定此为欲愈也。

太阳病八九日，虽不见少阳和阳明证，若脉但微，并其人无热而恶寒，此气血俱虚，已陷于阴证，应依据治阴证的方法随证救之，汗、下、吐均当禁用。

再就前之如疟状的欲愈证言之，假如其面反有热色者，乃郁热在表，还不能自解的为证，其人身痒，即是得不到小汗出的确证，宜与桂枝麻黄各半汤，小发汗即治。

按：恶寒，为太阳表证的要征，邪之轻重，往往可验之寒多寒少，尤其脉微缓，为邪衰之应，热多寒少见此脉，大都病衰欲愈之兆。时发热属桂枝汤证，但不得汗出为麻黄汤证，因以各半汤如本方治之。

【**解读**】本方证六经辨证为太阳病。

十六、桂枝二麻黄一汤方证

【**原方剂组成**】桂枝（去皮）一两十七铢，芍药一两六铢，麻黄（去节）十六铢，生姜（切）一两六铢，杏仁（去皮尖）十六个，甘草（炙）一两二铢，大枣五枚。

【**原用法**】上七味，以水五升，先煮麻黄一二沸，去上沫，内诸药，煮取二升，去滓，温服一升，日再服。本云：桂枝汤二分，麻黄汤一分，合为二升，分再服。今合为一方，将息如前法。

方解：取桂枝汤的量多、麻黄汤的量少，故治桂枝汤证多而麻黄汤证少者。

【**有关仲景书中的论治**】

《伤寒论》第25条：服桂枝汤，大汗出，脉洪大者，与桂枝汤，如前法。若形似疟，一日再发者，汗出必解，宜桂枝二麻黄一汤。

注解：脉洪大，当是脉浮，若脉洪大为里热盛，如何可与桂枝汤？可能是白虎加人参汤条的脉洪大错乱在此。

服桂枝汤不得法，而使大汗出，脉浮为病仍在外，故可与桂枝汤如前法服之。

若其人形如疟，日再次发寒热者，此与前之桂枝麻黄各半汤证同，故宜桂枝二麻黄一汤，使微汗出即愈。

【**解读**】本方证六经辨证为太阳病。

十七、桂枝二越婢一汤方证

【**原方剂组成**】桂枝（去皮）、芍药、麻黄、甘草（炙）十八铢，大枣（擘）

四枚，生姜（切）一两二铢，石膏（碎，绵裹）二十四铢。

【原用法】上七味，以水五升，煮麻黄一二沸，去上沫，内诸药，煮取二升，去滓，温服一升。本云：当裁为越婢汤、桂枝汤合之，饮一升，今合为一方，桂枝汤二分，越婢汤一分。

方解：取桂枝汤二分、越婢汤一分合之，故治桂枝汤证多而越婢汤证少者。

【有关仲景书中的论治】

《伤寒论》第27条：**太阳病，发热恶寒，热多寒少。脉微弱者，此无阳也，不可发汗，宜桂枝二越婢一汤。**

注解：太阳病法当发热恶寒，若热多寒少而脉微弱，为外邪已衰，病有欲愈之象，虽无汗，但体表已无充盈的津液，故谓此无阳也，不可以麻黄汤大发其汗，宜与桂枝二越婢一汤解肌透表即治。

按：前麻黄汤条的"阳气重"和本条的"此无阳"，正成对子，读者前后细参，很易知阳气指的什么。注家谓为阳热之阳，实非。前者为津液充于体表的实证，故脉应之紧，须以麻黄汤发其汗，而此是津液不足于外的虚证，故脉应之微弱，因宜本方解肌以透表。以上三方药量极轻，均为表邪不了了的轻证而设。

【解读】本方证六经辨证为太阳阳明合病。

十八、大青龙汤方证

【原方剂组成】麻黄（去节）六两，桂枝（去皮）二两，甘草（炙）二两，杏仁（去皮尖）四十枚，生姜（切）三两，大枣十枚，生石膏（碎）如鸡子大。

【原用法】上七味，以水九升，先煮麻黄，减二升，去上沫，内诸药，煮取三升，去滓，温服一升，取微似汗。汗多者，温粉粉之。一服汗者，停后服。若复服，汗多亡阳，遂虚，恶风、烦躁、不得眠也。

方解：此即麻黄汤与越婢汤的合方，不过其中亦含有桂枝去芍药汤和麻杏石甘汤等方，故本方的应用，宜参照以上诸方证而活用之，可矣。

【有关仲景书中的论治】

《伤寒论》第38条：**太阳中风，脉浮紧，发热恶寒身疼痛，不汗出而烦**

躁者，大青龙汤主之；若脉微弱、汗出恶风者，不可服之。服之则厥逆、筋惕肉瞤，此为逆也。

注解：太阳中风，本自汗出，今以热郁不得汗出，以是则中风的脉浮弱变为脉浮紧，其为证亦似无汗的伤寒，而失去中风的本来形象。烦躁者，即热郁不得汗出的确候，故以清里发表的大青龙汤主之。若脉微弱、汗出、恶风者，为太阳中风本证，慎不可误与本方，与之，则四肢厥逆、筋惕肉瞤，此为虚以实治的坏病，故谓此为逆也。

按：大青龙汤为发汗的重剂，当然宜于伤寒表实证，而不宜于中风表虚证。论中的太阳中风云云，旨在说明麻黄汤证与大青龙汤证的鉴别点，即是说麻黄汤证，只是表实无汗的伤寒证。而大青龙汤证，以有里热，应似越婢汤证的"续自汗出"，但同时以表实竟不汗出而烦躁，所以用麻黄汤和越婢汤的合方主之。越婢汤主风水，因亦以太阳中风冠之。

《伤寒论》第 39 条：伤寒脉浮缓，身不疼，但重，乍有轻时，无少阴证者，大青龙汤发之。

注解：水气外郁于肌表，虽无汗形似伤寒，但脉不浮紧而浮缓，身亦不疼而但重，水气时有进退，因亦乍有轻时，如确审无少阴证者，则宜大青龙汤以发之。

按：本方为发水气的峻剂，但宜于阳热证，而不宜于阴寒证，若水气而现少阴证者，则宜麻黄附子汤，本方断不可用。

《金匮要略·痰饮咳嗽病脉证并治》第 23 条：病溢饮者，当发其汗，大青龙汤主之，小青龙汤亦主之。

注解：《金匮要略》曰："饮水流行，归于四肢，当汗而不汗出、身体肿重，谓之溢饮。"大青龙汤主之，小青龙汤亦主之者，谓发汗以治溢饮的作用二方同，但宜依证选一而用之，不是二方主同一证也。

按：重剧的肾炎、肿胀喘满、小便不利而烦躁者，本方有捷效。但肿而不烦躁宜越婢加术汤，此方实治肾炎水肿的良方，适证用之有百发百中之验。

【解读】对大青龙汤的功用，老师认为是清里发表，可知为治太阳阳明合病证，据《伤寒论》第 180 条所讲"病有太阳阳明，有正阳阳明，有少阳阳明"，应属太阳阳明。

十九、文蛤汤方证

【原方剂组成】文蛤五两，麻黄三两，甘草三两，生姜三两，石膏五两，杏仁五十枚，大枣十二枚。

【原用法】上七味，以水六升，煮取二升，温服一升，汗出即愈。

方解：此为麻杏石甘汤与越婢汤合方，而加酸敛止渴的文蛤，故治麻杏石甘汤与越婢汤的合并证而渴者。

【有关仲景书中的论治】

《金匮要略·呕吐哕下利病脉证治》第 19 条：吐后渴欲得水，而贪饮者，文蛤汤主之。兼主微风、脉紧、头痛。

注解：本方是以麻黄为主的发汗剂，方后云"汗出即愈"可征。吐后渴欲饮水而贪饮者，岂可用之以发汗？文蛤汤当是文蛤散之误。《伤寒论》五苓散条有"服文蛤散"，按其证应与文蛤汤，可能由于编写错乱，宜更正之。另录条文如下：

《伤寒论》第 141 条：病在阳，应以汗解之，反以冷水潠之，若灌之，其热被劫不得去，弥更益烦，肉上粟起，意欲饮水，反不渴者，服文蛤散（文蛤汤）；若不差者，与五苓散。

注解：太阳病，本当汗以解之，而反以冷水潠其面，或灌其身，则邪热被冷水所却而不得去，虽暂觉轻快，但不久更烦热。由于水热相击，肉上粟起（起鸡皮疙瘩），里有热故意欲饮，但胃有停水，故反不渴，与服文蛤汤先以解表。若服后烦热不差者，为水停不行的关系，故与五苓散治之。

【解读】本方证亦属太阳阳明合病。

二十、小青龙汤方证

【原方剂组成】麻黄（去节）、芍药、细辛、干姜、甘草（炙）、桂枝（去皮）各三两，五味子半升，半夏（洗）半升。

【原用法】上八味，以水一斗，先煮麻黄，减二升，去上沫，内诸药，煮取三升，去滓，温服一升。

方解：麻黄、桂枝、芍药、甘草发汗以祛外邪，半夏、干姜、细辛、五味子逐寒饮以平咳喘，故此为外邪里饮而致咳喘的治剂。

【有关仲景书中的论治】

《伤寒论》第 40 条：伤寒表不解，心下有水气，干呕、发热而咳，或渴，或利，或噎，或小便不利、少腹满，或喘者，小青龙汤主之。

注解：心下有水气，虽发汗则表解。有外邪故发热；激动里饮，故干呕而咳喘；小便不利，则少腹满；水停不化，故或渴；水谷不别，故或利；水气冲逆，故或噎，此宜小青龙汤主之。

按：表证而里有水饮者，无论伤寒或中风，均须兼逐其水而表始得解，前于桂枝剂已屡有说明，故不复赘。胃中有饮本无渴证，今谓或渴者，乃由于小便不利所致，与五苓散证之渴同，故或渴，或利，或噎均宜读在小便不利、少腹满句之后，而或喘者，宜接于发热而咳句后。此以上为主证，或咳以下为客证，只若主证在，不问客证有无，均宜本方主之。

《伤寒论》第 41 条：伤寒，心下有水气，咳而微喘，发热不渴，服汤已渴者，此寒去欲解也，小青龙汤主之。

注解：气冲饮逆故咳而微喘，外不解故发热，胃有饮故不渴，宜以小青龙汤主之。服汤后则饮去胃中干，故遂渴，此为服药有效之验，故谓寒去欲解也。

《金匮要略·痰饮咳嗽病脉证并治》第 35 条：咳逆倚息不得卧，小青龙汤主之。

注解：倚息，即凭倚于物呼吸之意。久有痰饮，复被风寒，因而咳逆呼吸困难，以至倚息不得卧者，小青龙汤主之。

《金匮要略·痰饮咳嗽病脉证并治》第 23 条：病溢饮者，当发其汗，大青龙汤主之，小青龙汤亦主之。

注解：见大青龙汤条。

《金匮要略·妇人杂病脉证并治》第 7 条；妇人吐涎沫，医反下之，心下即痞，当先治其吐涎沫，小青龙汤主之。涎沫止，乃治痞，泻心汤主之。

注解：吐涎沫，指咳逆吐涎沫，暗示为小青龙汤证，而医反下之，故以心下痞，仍宜以本方先治其咳吐涎沫，涎沫止，再以泻心汤治其心下痞。

按：涎沫即泡沫痰，为寒饮之候，本条当指咳吐涎沫，为外邪内饮的小青龙汤证。若呕吐涎沫，则宜半夏干姜散；更头痛者，则宜吴茱萸汤，此均为胃有寒饮而无外邪者，互参自明。

【解读】本方证属太阳太阴合病。

二十一、小青龙加石膏汤方证

【原方剂组成】麻黄（去节）、桂枝（去皮）、芍药、细辛、干姜、甘草（炙）各三两，五味子半升，半夏半升，石膏二两。

【原用法】上九味，以水一斗，先煮麻黄，去上沫，内诸药，煮取三升，去滓，强人服一升，羸者减之，日三服，小儿服四合。

方解：于小青龙汤加石膏，故治小青龙汤证而有烦热者。

【有关仲景书中的论治】

《金匮要略·肺痿肺痈咳嗽上气病脉证治》第14条：肺胀，咳而上气，烦躁而喘，脉浮者，心下有水，小青龙加石膏汤主之。

注解：咳喘脉浮，此为心下有水气而表不解的小青龙汤证，所不同者，只多上气烦躁的为证，故以小青龙加石膏汤主之。

按：由本条可知，所谓肺胀，除外邪内饮还必兼有热壅气逆的为患，咳而上气且烦躁者，为其特征。上气者，即气冲逆上而不下之谓也。

【解读】小青龙汤原是治外邪内饮太阳太阴合病者，加石膏当适应治疗外邪内热的太阳阳明太阴合病。

二十二、射干麻黄汤方证

【原方剂组成】射干三两，麻黄四两，生姜四两，细辛四两，紫菀三两，款冬花三两，五味子半升，大枣七枚，半夏（洗）半升。

【原用法】上九味，以水一斗二升，先煮麻黄两沸，去上沫，内诸药，煮取三升，分温三服。

方解：射干、紫菀、款冬花、五味子均主咳逆上气，而射干尤长于清痰泻火，以利咽喉。麻黄、生姜发表散邪，半夏、细辛、大枣降逆逐饮，故此亦外邪内饮而致咳逆的治剂，与小青龙汤所主大致同，不过侧重于上气痰鸣者。

【有关仲景书中的论治】

《金匮要略·肺痿肺痈咳嗽上气病脉证治》第 6 条：咳而上气，喉中水鸡声，射干麻黄汤主之。

注解：水鸡，即青蛙。若咽喉痰鸣如水鸡声者，宜射干麻黄汤主之。

按：气管炎咳逆痰多、咽中不利者，本方有良效。若口干或烦躁者，宜更加石膏。

【解读】本方证属太阳阳明太阴合病。

二十三、厚朴麻黄汤方证

【原方剂组成】厚朴五两，麻黄四两，石膏如鸡子大，杏仁半升，半夏半升，干姜二两，细辛二两，小麦一升，五味子半升。

【原用法】上九味，以水一斗二升，先煮小麦，去滓，内诸药，煮取三升，温服一升，日三服。

方解：此亦是小青龙加石膏汤的变剂，故主治亦相近似。加朴杏去桂芍，则偏于治喘满，但用大量小麦，养正有余，逐水则不足，故不能治溢饮。

【有关仲景书中的论治】

《金匮要略·肺痿肺痈咳嗽上气病脉证治》第 8 条：咳而脉浮者，厚朴麻黄汤主之。脉沉者，泽漆汤主之。

注解：咳而脉浮者，为病在表，故以厚朴麻黄汤主之；咳而脉沉者，为在里，故以泽漆汤主之。

按：此述脉而无证，过于简略，临证应以外邪内饮、咳逆喘满者用之为妥。

【解读】本方证属太阳阳明太阴合病。

二十四、桂枝去芍药加麻黄附子细辛汤方证

【原方剂组成】桂枝三两，生姜三两，甘草二两，大枣十二枚，麻黄二两，细辛二两，附子（炮）一枚。

【原用法】上七味，以水七升，煮麻黄，去上沫，内诸药，煮取二升，分温三服，当汗出，如虫行皮中，即愈。

方解：此即桂枝去芍药汤与麻黄附子细辛汤合方，故治二方的合并证。

【有关仲景书中的论治】

《金匮要略·水气病脉证并治》第29条：气分，心下坚，大如盘，边如旋杯，水饮所作，桂枝去芍药加麻黄附子细辛汤主之。

注解：《医宗金鉴》谓："气分以下十六字，当是衍文，观心下坚之本条自知（即枳术汤条）。桂枝去芍药加麻黄附子细辛汤之十三字，当在上条气分之下，义始相属，正是气分之治法，必是错简在此。"此说可信，今照《医宗金鉴》气分条文于下，供参考。

"师曰：寸口脉迟而涩，迟则为寒，涩为血不足。趺阳脉微而迟，微则为气，迟则为寒，寒气不足，则手足逆冷。手足逆冷，则荣卫不利，荣卫不利，则腹满胁鸣相逐，气转膀胱，荣卫俱劳，阳气不通则身冷，阴气不通即骨疼；阳前通则恶寒，阴前通则痹不仁。阴阳相得，其气乃行，大气一转，其气乃散。实则矢气，虚则遗尿，名曰气分。"

以上词义费解，各家说法不一，亦难为据。但根据对气分的描述，实质是外有手足逆冷，身冷骨痛、恶寒、麻痹，内有腹满胁鸣相逐、气转膀胱，这些不外是荣卫外虚、寒邪内客，以致痹痛胀满之证，即桂枝去芍药汤证和麻黄附子细辛汤证的合并证，以本方主之，未为不可。

【解读】本方证属少阴太阴合病。

二十五、麻黄连翘赤小豆汤方证

【原方剂组成】麻黄（去节）二两，连翘（连翘根是）二两，杏仁（去皮尖）四十个，赤小豆一升，大枣十二枚，生姜（切）二两，生梓白皮（切）一升，甘草（炙）二两。

【原用法】上八味，以潦水一斗，先煮麻黄再沸，去上沫，内诸药，煮取三升，去滓，分温三服，半日服尽。

方解：以麻黄汤去桂枝加姜、枣发表，而且安胃，复以生梓白皮、连翘、赤小豆清热并亦祛湿，故治表实无汗、瘀热在里而发黄者。

【有关仲景书中的论治】

《伤寒论》第262条：**伤寒，瘀热在里，身必发黄，麻黄连翘赤小豆汤主之。**

注解：伤寒无汗，热不得外越，合湿瘀于里者，身必发黄，宜以麻黄连翘赤小豆汤主之。

按：黄疸初作，若形似伤寒者，宜本方；若汗出形似中风者，宜桂枝加黄芪。但表证已罢，当依证选用适方治之。

【解读】根据方剂组成及适应证，本方当属太阳阳明证。

二十六、续命汤方证

【原方剂组成】麻黄、桂枝、人参、甘草、干姜、石膏、当归各三两，川芎一两，杏仁四十枚。

【原用法】上九味，以水一斗，煮取四升，温服一升，当小汗。薄覆脊，凭几坐，汗出则愈。不汗更服。无所禁。勿当风。并治但伏不得卧、咳逆上气、面目浮肿。

方解：既用麻黄加石膏汤解外之邪，复以参、姜、归、芎补内之虚，故治表不解而中虚血少者。

【有关仲景书中的论治】

《金匮要略·中风历节病脉证并治》附方：《古今录验》续命汤治中风痱，**身体不能自收持，口不能言，冒昧不知痛处，或拘急不得转侧。**

注解：中风痱，即中风邪之意。身体不能自收持，即指肢体不遂而言。冒昧，即茫然无知的意思。

中风而致肢体不遂，语言不利，冒昧不知痛处，或身拘急不得转侧者，宜本方治之。

按：上述有似今之脑血管病，但就方药言，治身痹痛有表证和中虚血少者，或当有效，脑血管应用的机会不多，须慎用。

【解读】本方证应属太阳阳明太阴合病。

二十七、桂枝芍药知母汤方证

【原方剂组成】桂枝四两，芍药三两，甘草二两，麻黄二两，生姜五两，白术五两，知母四两，防风四两，附子（炮）二两。

【原用法】上九味，以水七升，煮取二升，温服七合，日三服。

方解：此由桂枝汤增桂枝、生姜用量，去大枣，加麻黄、防风发汗解表，复用白术、附子以通湿痹，知母以消肢肿，故此治风湿关节痛、肢体肿而气冲呕逆者。

【有关仲景书中的论治】

《金匮要略·中风历节病脉证并治》第8条：诸肢节疼痛、身体尪羸，脚肿如脱，头眩短气，温温欲吐，桂枝芍药知母汤主之。

注解：诸肢节疼痛，即四肢关节俱疼痛。身体尪羸，言身体瘦之甚。脚肿如脱，言脚肿之甚。头眩短气、温温欲吐，为气冲饮逆的结果，此宜桂枝芍药知母汤主之。

按：慢性关节炎下肢肿者，用本方有良验，并以本方加石膏治年余不解的风湿热得奇效。又以本方合用桂枝茯苓丸，以治下肢肿的脉管炎亦验。

【解读】本方证应属少阴阳明太阴合病。

二十八、千金三黄汤方证

【原方剂组成】麻黄五分，独活四分，细辛二分，黄芪二分，黄芩三分。

【原用法】上五味，以水六升，煮取二升，分温三服。

方解：既用麻黄、独活、细辛、黄芪发汗散邪，而解痹痛拘挛，复用黄芩以除烦热，故此治历节疼痛、手足拘急，无汗恶寒而烦热者。

【有关仲景书中的论治】

《金匮要略·中风历节病脉证并治》附方：《千金》三黄汤，治中风手足拘

注解： 由于中风，而致手足拘急、一身关节俱疼、烦热、心乱、恶寒而不欲饮食，本方治之。

【解读】本方证谓中风，却用麻黄治之，使人不解。魏念庭认为："亦为中风正治而少变通者也，以独活代桂枝，为风入之深者设也……以黄芪补虚以息风也，以黄芩代石膏清热，为湿郁于下热甚于上者设也。"胡希恕老师在方解中谓"用麻黄、独活、细辛、黄芪发汗散邪"，即共起解表祛风湿作用，意思是说，本方证以下湿上热为特点，表亦因湿困而似表虚，故治用麻黄、独活、细辛重在化湿，黄芪利湿又兼固表，复用黄芩清上热止烦，故用于中风历节。

本方证应属太阳阳明太阴合病。

二十九、牡蛎汤方证

【原方剂组成】牡蛎（熬）四两，麻黄（去节）四两，甘草二两，蜀漆三两。

【原用法】上四味，以水八升，先煮蜀漆、麻黄，去上沫，得六升，内诸药，煮取二升，温服一升，若吐，则勿更服。

方解： 此于甘草麻黄汤加牡蛎、蜀漆，故治甘草麻黄汤证胸腹悸动而有痰饮者。

【有关仲景书中的论治】

《金匮要略·疟病脉证并治》附方（一）：外台牡蛎汤，治牝疟。

注解：《金匮要略·疟病脉证并治》第5条曰："疟多寒者，名曰牝疟。"古人以心为牝脏，心阳为痰所阻故多寒，因谓为牝疟。蜀漆逐痰，为治牝疟的要药。不须发汗者，宜蜀漆散；须发汗者，宜本方。

【解读】本方以甘草麻黄发汗解表，用蜀漆化饮。饮郁化热，故以牡蛎清热，且防发汗太过。本方证应属太阳阳明太阴合病。

三十、麻黄升麻汤方证

【原方剂组成】麻黄（去节）二两半，升麻一两一分，当归一两一分，知母十八铢，黄芩十八铢，葳蕤（一作菖蒲）十八铢，芍药六铢，天门冬（去心）六铢，桂枝六铢，茯苓十六铢，甘草（炙）六铢，石膏（碎，绵裹）六铢，白术六铢，干姜六铢。

【原用法】上十四味，以水一斗，先煮麻黄一两沸，去上沫，内诸药，煮取三升，去滓，分温三服，相去如炊三斗米顷，令尽，汗出愈。

方解：本方既用麻黄、升麻、桂枝发汗以解表，又用干姜、白术、茯苓、甘草温中利水以止泻；既以黄芩、知母、石膏除热去烦，又以白芍、当归、葳蕤、天冬益血滋津，故此为表里不解，寒热虚实交错的治剂。

【有关仲景书中的论治】

《伤寒论》第357条：伤寒六七日，大下后，寸脉沉而迟，手足厥逆，下部脉不至，咽喉不利，唾脓血，泻利不止者，为难治，麻黄升麻汤主之。

注解：伤寒六七日，表还未解，而医大下之，因虚其里，故寸脉沉迟、手足厥逆、下部脉不至、泻利不止，复以邪热不得外解而上攻，因致咽喉不利、唾脓血，正虚邪盛，表里俱困，已属误下的坏病，救表救里，补虚攻邪，颇难措手，故谓难治，亦只有随证用药如本方者主之。

【解读】本方因有麻黄，故老师把其列于表证篇。我们根据本条所述症状寒热错杂、上热下寒，以厥阴病提纲量之，当属厥阴病。本方的组成也寒热错杂，麻黄解表，生石膏、升麻、黄芩、知母、天冬、芍药、葳蕤清上热，干姜、桂枝、当归、甘草温下寒，茯苓利饮，也类似于柴胡桂枝干姜汤、乌梅丸、半夏泻心汤等方，不同的是本方还用麻黄大剂发表。临床应用有待进一步探索。

三十一、升麻鳖甲汤方证

【原方剂组成】升麻二两，当归一两，蜀椒（炒，去汗）一两，甘草二两，鳖甲（炙）手指大一片，雄黄（研）半两。

【原用法】上六味，以水四升，煮取一升，顿服之，老少再服取汗。

方解：升麻伍以蜀椒，解肌致汗；伍以甘草解百毒并治咽痛；复用鳖甲、当归和血祛瘀；用雄黄攻肿毒痈脓，故此治疫证咽喉痛，而有痈脓或瘀血之变者。

此非麻黄剂，因亦透表取汗，故附于此。

【解读】本方合力治瘟疫，呈太阳阳明合病的咽喉痛而有痈脓或瘀血之变者。

【有关仲景书中的论治】

《金匮要略·百合狐惑阴阳毒病脉证并治》第14条：阳毒之为病，面赤斑斑如锦纹，咽喉痛，唾脓血，五日可治，七日不可治，升麻鳖甲汤主之。

注解：面赤斑斑如锦纹，谓面色红赤而且有斑纹。阳毒即指斑斑如锦纹。咽喉痛而吐脓血者，由"五日可治，七日不可治"观之，可知是一种猛烈的急性传染病，古人称时疫者是也，治之宜本方。

《金匮要略·百合狐惑阴阳毒病脉证并治》第15条：阴毒之为病，面目青，身痛如被杖，咽喉痛，五日可治，七日不可治，升麻鳖甲汤去雄黄蜀椒主之。

注解：身痛如被杖，谓身体疼痛剧烈，如被杖刑那样难于忍受。阴毒即指面目青、身体如被杖、咽喉痛、不吐脓血者，亦是五日可治，七日不可治，宜本方去雄黄蜀椒主之。

按：面色赤为阳气怫郁在表，因谓为阳毒；面目青则邪在内，因谓为阴毒，阴毒不宜汗，故去蜀椒，以不吐脓血，故去雄黄。

【解读】老师在方解中提示："此非麻黄剂，因亦透表取汗。"故把本方列于表证类，这里给了我们很大启示。

首先，可以确认，本方表里双解，用于太阳阳明合病的咽喉痛而有痈脓或瘀血之变者，即用于温疫、时疫、急性传染病。

其次，本方亦未用桂枝发汗，可知《伤寒论》用于解表发汗不仅用麻黄、桂枝，还用了葱白、生姜、蜀椒等，这对于我们理解《伤寒论》第28条是很有帮助的。

◎ 表证类方方证小结 ◎

胡希恕老师以病位类方证，于本章讲解了解表用方证，主要以桂枝汤和麻黄汤两方方证加减变化为纲，共讲解了桂枝汤类41方证和麻黄汤类31方证。

这里要注意的是，桂枝汤类中有苓甘五味姜辛汤等4方证不属于解表剂，"因证治前后相关，为解说方便，故附于此"，老师已做说明。

　　还有茵陈五苓散、风引汤、防己地黄汤、蜘蛛散、竹皮大丸等方证未在本篇讲解。白通汤、真武汤、乌头桂枝汤、乌头汤等方证为少阴病解表剂，因是合并里饮而放于里证章解说。而桂枝茯苓丸、桃核承气汤等方证置于里证讲解。这里也提示我们，许多方剂，以六经辨证分析是适应二经或三经合病或并病者，如本章的大青龙汤、越婢汤、越婢加术汤……既是解表剂，又是治里剂，为解说方便，可归类于表，亦可归类于里，这也许是仲景撰写《伤寒论》以六经分篇，而不以经类方方证的主要原因吧？

　　这里有一个问题值得注意，防己黄芪汤、升麻鳖甲汤既不属麻黄亦不属桂枝，也列于这里解说。老师强调了其为解表剂，此给我们很大启示：《伤寒论》用于解表药以麻黄、桂枝为主，但并非只限麻黄、桂枝，还有葛根、蜀椒、生姜、葱白、黄芪、荆芥、防风等。这对我们正确理解《伤寒论》第28条和仲景全书有很大裨益。

第三章

里证类方证

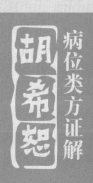

病位类方证解

胡希恕

第一节　里证概论

里证亦有阴阳二类。《伤寒论》谓阳明者，即里阳证，而谓太阴者，即里阴证。由于里证的治疗阴阳异法，方药互殊，对于方证不便混合讨论，因此分为上、下两篇，即先阳明而后太阴，今分述如下。

【解读】对表证和半表半里类方证，胡老师皆未分阴阳两类论述，唯独里证类分阴阳，其主要原因即其所述里证的治疗阴阳异法，方药互殊，也即治疗阳明病和太阴病的方证有明显不同，易于区分，故分类论述。相对来说，表证和半表半里方证，尤其是半表半里方证，在《伤寒论》论述不详，后世注家未曾做类似探讨，胡希恕老师亦未做出详细探讨，尤其是半表半里方证分阴阳不明确，因此只是以病位类证而未分阴阳。本章按胡老师原意分阳明病和太阴病述之。

第二节　里阳证阳明病概论

《伤寒论》第179条：阳明之为病，胃家实是也。

注解：胃家实，指病邪充斥于胃肠之内，而呈硬满之实证者，无论何病，凡胃家实者，皆名之为阳明病。

《伤寒论》第179条：问曰：阳明病外证云何？答曰：身热，汗自出，不恶寒，反恶热也。

注解：外证是针对胃家实之腹证而言，身热、汗自出、不恶寒、反恶热，即阳明病的外证，凡病见此种外证者，也可确定为阳明病。

按：阳明病为热实于里而迫达于外，故其人蒸蒸身热，不同于太阳病热郁于表而翕翕发热也。阳明病由于津液被里热蒸迫，故使汗出而不已，与太阳中风表虚之自汗，出而不透且少者亦异。太阳病发热恶寒，少阳病往来寒热，而阳明病不恶寒、反恶热，此为三阳病极为重要之鉴别法。以上二条是说明阳明病的特征。

《伤寒论》第185条：本太阳，初得病时发其汗，汗先出不彻，因转属阳明也。

注解：原是太阳病，故于初病时发其汗，不过虽先汗出，但病未除，因而并于里，转属阳明也。

按：转属即并病之意，本太阳病转属阳明，即太阳阳明并病也，一般如伤寒大病，于表证时即治之得当，亦往往不能即愈，而只减其凶势，则常传入于里或半表半里，故本条所述不是误治。

《伤寒论》第185条（续）：伤寒，发热，无汗，呕不能食，而反汗出濈濈然者，是转属阳明也。

注解：伤寒发热，呕不能食，为病已传少阳柴胡证，原本无汗，今反汗出连绵不断者，是又转属于阳明也。

按：以上二条说明阳明病，常从太阳病或少阳病传入而来。

《伤寒论》第 204 条：**伤寒呕多，虽有阳明病，不可攻之。**

注解：伤寒呕多，为少阳柴胡证仍未罢，故虽已传里而有阳明证，亦不可以承气汤攻其里。

按：此亦少阳阳明并病之属。呕多为少阳柴胡证仍未罢，法宜先与小柴胡汤以治呕，而后才可与承气汤以攻里。

《伤寒论》第 205 条：**阳明病，心下硬满者，不可攻之，攻之，利遂不止者死，利止者愈。**

注解：心下硬满多属胃虚，故阳明病若只有心下硬满，攻之须慎，若误攻之，利遂不止者必死，利止者，还可救治而愈。

按：心下硬满，有实有虚，应参照其他脉证而确定，不可依片面症状而行攻下。以上二条说明阳明病不可攻者。

《伤寒论》第 210 条：**夫实则谵语，虚则郑声，郑声者，重语也。直视谵语，喘满者死，下利者亦死。**

注解：胡说乱道为谵语，重语不休为郑声，虽均由于神识昏愦，但谵语只是病实，而郑声则精气已衰矣，津液竭于上则直视，热邪实于里则谵语，若兼喘满或下利，均属气脱，故死。

按：热实于里的阳明病，最易伤津，亦最虑伤津，此条即是因热实而致津竭之死证。

《伤寒论》第 211 条：**发汗多，若重发汗者，亡其阳，谵语，脉短者死，脉自和者不死。**

注解：发汗已多，若再重发其汗，胃中燥实必谵语，脉短为津液衰竭之应，病实正衰，故主死。若脉不短并无极虚之候者，虽胃中燥实，还可以承气汤攻之，故不死。

按：阳明病的死证，亦往往由于医家滥用发汗药而促成，可不慎之？

【解读】胡希恕老师提出，这里的亡阳是指亡津液，是经方独特的理论体系概念。亡其阳，后世注家多认为大汗亡其阳气，因此，再解释谵语，不能再以阳明热说明，而转以心阳伤所致，认为是虚证。这里很明显，亡其阳是指亡津液，由于津液伤甚，出现阳明内结而致神昏谵语，是实证，不是虚证。

《伤寒论》第218条：伤寒四五日，脉沉而喘满，沉为在里，而反发其汗，津液越出，大便为难，表虚里实，久则谵语。

注解：脉沉主里，脉沉而喘满，此喘满为热实在里所致甚明，医家竟误为在表之麻黄汤证，而反发其汗，因使津液大量越出，致大便难通。表因汗出而虚，里因燥结而实，久则邪热犯及头脑，势必更致谵语。

按：阳明病最虑津虚，发汗尤宜谨慎，此是误发汗后，因致阳明谵语之重证。

【解读】谵语是津液伤、里热甚而致，由本条可知第211条的"亡其阳"是指亡津液无疑。

以上为有关阳明病的概要说明，至于治疗，在于方证之中，今方类讨论于下。

第三节 承气汤类方证

一、大承气汤方证

【原方剂组成】大黄（酒洗）四两，厚朴（炙，去皮）半斤，枳实（炙）五枚，芒硝三合。

【原用法】上四味，以水一斗，先煮二物，取五升，去滓，内大黄，更煮取二升，去滓，内芒硝，更上微火一二沸，分温再服，得下勿再服。

方解：大黄、芒硝均为苦寒泻下药，二物合用攻下颇峻，复佐以消胀破结之厚朴、枳实，则荡涤肠胃、通利水谷之作用既迅且猛，任何大实、大满、大热，塞而不利，或闭而不通者，均得攻而克之。

【有关仲景书中的论治】

《伤寒论》第208条：阳明病，脉迟，虽汗出不恶寒者，其身必重、短气、腹满而喘、有潮热者，此外欲解，可攻里也。手足濈然汗出者，此大便已硬也，大承气汤主之。若汗多，微发热，恶寒者，外未解也，其热不潮，未可与承气汤。若腹大满不通者，可与小承气汤，微和胃气，勿令至大泄下。

注解：潮热，即蒸蒸发热，言其热如潮，势甚汹涌也。手足濈然汗出，即手足不断汗出之意。

迟为不及之脉，常主寒主虚，阳明病见此脉，虽汗出不恶寒，亦不可认为表证已罢，便行攻下，必须其人身重、腹满而喘，并有潮热者，则脉迟不外为里实阻碍气血的结果，乃可肯定为外欲解可攻里也。若手足亦不断汗出，更是大便成硬的确候，故宜大承气汤主之。

若汗出虽多，而只微热还恶寒者，脉迟亦表虚之应，乃外未解也，可与桂枝汤，以先解外，此自在言外。

虽发热汗出不恶寒，但其热不潮，则里热还不实，不可与承气汤以攻之。即使腹大满不通，亦只可少与小承气汤微和其胃气，而不可令其大泄下也。

按：脉迟为不及，一般主寒主虚，但里实极者，血脉受阻而脉亦迟，所以阳明病脉迟，必须当心其虚。本条即就此点反复分析，由于古文词意曲折，不易理解，因分段解之如上。

《伤寒论》第209条：**阳明病，潮热，大便微硬者，可与大承气汤，不硬者，不可与之。若不大便六七日，恐有燥屎，欲知之法，少与小承气汤。汤入腹中，转矢气者，此有燥屎也，乃可攻之；若不转矢气者，此但初头硬，后必溏，不可攻之，攻之必胀满不能食也。欲饮水者，与水则哕。其后发热者，必大便复硬而少也，以小承气汤和之。不转矢气者，慎不可攻也。**

注解：发潮热为热实于里之应征，故阳明病发潮热，若大便微硬者，即可与大承气汤以攻之，但大便不硬者，则不可与之。假如不大便已六七日，而无他证候足以证明大便硬否，可先少与小承气汤，服后不大便，而转矢气者，即可证明里有燥屎，便可以大承气汤攻之；若服小承气汤后不转矢气，则必下初硬后溏之便，这种情况，不可以大承气汤攻之。如果不经小承气汤之测试，误以大承气汤攻之，则必致腹胀满而不能食之恶果。过下伤津则欲饮水，但胃气大虚，与水亦哕逆不能受也。其后发热者，谓先服小承气汤而下先硬后溏之大便后，潮热已解，但以后复发潮热之意，此为大便又硬而少也（只初硬而已），仍须以小承气汤和其胃。当然服小承气汤后不大便而转矢气，则即可与大承气汤攻之；若不转矢气，慎不可妄用大承气汤攻之也。

按：大承气汤为攻里之峻剂，发潮热虽为里实可下之候，但必须大便成硬才宜以大承气汤攻之，先与小承气汤，不只为了测验燥屎的有无，亦是此时惟一适应的治疗手段，不可不知。

《伤寒论》第212条：**伤寒，若吐、若下后，不解，不大便五六日，上至十余日，日晡所发潮热，不恶寒，独语如见鬼状。若剧者，发则不识人，循衣摸床，惕而不安，微喘直视。脉弦者生，涩者死。微者，但发热谵语者，大承气汤主之。若一服利，则止后服。**

注解：伤寒在表，本宜发汗，若吐、若下均是误治，故病不解，并乘吐下之虚，则邪热内陷，不大便五六日，上至十余日，日晡所发潮热，不恶寒，已属阳明内结之确候，独语如见鬼状，即是谵语，为兼有燥屎之明征。若剧者，谓证之更重者，则发作时甚至不识熟人，循衣摸床，指捻衣襟、摸床边等无意识之妄动。惕而不安，谓无故恐怖不得安静，气欲脱则微喘，精将竭则直视。弦为太过之脉，主实，故还可以大承气汤背水一战而望生；涩为不及之脉，主血少，邪实正虚，已难于攻治，故不免于死。微者，谓证之较轻者，若只发潮热而谵语，则无关于生死，不过里实热结，宜攻而已，大承气汤主之。

《伤寒论》第 215 条：阳明病，谵语，有潮热，反不能食者，胃中必有燥屎五六枚也。若能食者，但硬耳，宜大承气汤下之。

注解：胃有热当能食，但内结实甚，故反不能食，无论能食或不能食，若谵语、有潮热，为屎定成硬之确候，均宜大承气汤下之。

按：胃中必有燥屎五六枚，不过言其实满甚也，谵语、有潮热为大便成硬之一征，能食者较轻，不能食者较重，但均宜本方下之。

《伤寒论》第 217 条：汗出谵语者，以有燥屎在胃中，此为风也。须下者，过经乃可下之。下之若早者，语言必乱，以表虚里实故也，下之愈，宜大承气汤。

注解：太阳中风则汗出，里有燥屎则谵语。此为风也，即是言此为太阳中风转属阳明之意，燥屎当下，但需太阳证罢，乃可下之。下之若早，更使外邪内陷，必致热盛神昏，加甚其言语错乱也。表虚里实，谓表邪全陷于里，表已虚，里更实甚的意思，比较原证更重一等，而下之均当愈，宜大承气汤。

《伤寒论》第 220 条：二阳并病，太阳证罢，但发潮热，手足染染汗出，大便难而谵语者，下之则愈，宜大承气汤。

注解：二阳并病，即指太阳、阳明并病而言，已无表证，故谓太阳证罢。阳明病发潮热，大便微硬者，即可与大承气汤下之，今手足不断汗出、大便难、谵语，均属燥屎为候，宜大承气汤攻之，毫无可疑，故断言下之则愈，宜大承气汤。

《伤寒论》第 238 条：阳明病，下之，心中懊憹而烦，胃中有燥屎者，可攻。腹微满，初头硬，后必溏，不可攻之。若有燥屎者，宜大承气汤。

注解：阳明病下之后，若遗热不除，则心中懊憹而烦，若里有燥屎，腹当实满而拒按，则仍可攻下之。若只微满而不实，屎必初硬后溏，乃虚烦之象，为栀子豉汤证，则不可攻之。若确定其有燥屎，则宜大承气汤下之。

按：心中懊憹而烦为栀子豉汤和大承气汤的共有证，其主要的鉴别点，只在虚满与实满，此腹诊之所以必知也。

《伤寒论》第 239 条：病人不大便五六日，绕脐痛，烦躁，发作有时者，此有燥屎，故使不大便也。

注解：燥屎欲行不通，故绕脐作痛而烦躁，不行则痛与烦亦暂止，时作时休，故谓发作有时也。

按：不大便、绕脐痛、烦躁、发作有时，此亦燥屎在里之一候，当宜大承气汤下之，论中未明言，亦简文也。

《伤寒论》第240条：病人烦热，汗出则解，又如疟状，日晡所发热者，属阳明也。脉实者，宜下之；脉浮虚者，宜发汗。下之与大承气汤；发汗宜桂枝汤。

注解：见桂枝汤条。

按：此只日晡所发热而脉实，不问燥屎之有无，便用大承气汤者，乃以病势猛恶，传变迅急，故不得稍有拖延，而宜急下。医者不仅要知常规，而更需知机应变也。

《伤寒论》第241条：大下后，六七日不大便，烦不解，腹满痛者，此有燥屎也。所以然者，本有宿食故也，宜大承气汤。

注解：宿食，指胃肠有不消化之食物而言，即后世所谓伤食者是也。大下后，又六七日不大便，而仍烦不解，腹满痛者，此还有燥屎未尽也。因其人本有宿食，故虽大下而燥屎不尽，宜再以大承气汤下之。

《伤寒论》第242条：病人小便不利，大便乍难乍易，时有微热，喘冒不能卧者，有燥屎也，宜大承气汤。

注解：小便不利，大便应溏，今乍难乍易，里有所阻可知；热结于里，外只时有微热；喘冒不能卧，显系实热攻冲所致，因此断言里有燥屎也，宜大承气汤攻之。

《伤寒论》第251条：得病二三日，脉弱，无太阳、柴胡证，烦躁，心下硬，至四五日，虽能食，以小承气汤少少与微和之，令小安。至六日，与承气汤一升；若不大便六七日，小便少者，虽不受食，但初头硬，后必溏，未定成硬，攻之必溏，须小便利，屎定硬，乃可攻之，宜大承气汤。

注解：无太阳、柴胡证，指无太阳表证和少阳柴胡证而言，今既烦且躁，心下又硬，已四五日不大便，里实显然可见，能食亦是多热无寒之征，理当议下矣，但以脉弱，而且仅于心下硬，应虑其虚，因少少与小承气汤，微和胃气，稍安其烦躁，再行观察。至六日，还不大便，可增与小承气汤一升。延至六七日仍不大便，虽不能食，似实结已甚，但若小便少者，大便亦必初硬后溏，屎未必一定成硬，则仍不可攻之，若不慎攻之，则必使溏泄不止，须小便通利，屎定成硬，乃可攻之，宜大承气汤。

按： 本条之脉弱和首条脉迟均属不及脉之类，阳明病见此类脉象，必须精心观察，慎重用药，尤其脉弱而伴心下硬，更当虑虚，即有一二实候，不可妄试攻下，以小承气汤少少与，微和之，令小安，至五六日再与一升，用药何等慎重，四五日，至六日、六七日，观察何等周详。治大病难，治疑难病更难，病家急躁，医者粗心，未有不败事者。四五日至六日，虽无不大便之明文，然据不大便六七日一语，则四五日，至六日亦未大便，自在言外，古文简练，读者应细玩之。

《伤寒论》第252条：伤寒六七日，目中不了了，睛不和，无表里证，大便难，身微热者，此为实也，急下之，宜大承气汤。

注解： 目中不了了，指视物不清言；睛不和，指眼球昏暗无光言；无表里证，谓无太阳表证和少阳半表半里证也。目中不了了、睛不和，为邪热盛极于里，津血耗伤之恶候，虽只大便难，身微热，亦可确知是热实于里，病势急暴，正在恶化，缓必无及，宜大承气汤急下之。

按： 陈修园曰："此证初看，似不甚重，至八九日必死，若遇读薛立斋、张景岳，及老秀才多阅八家书、惯走富贵门者，从中做主，其死定矣！余所以不肯为无益之谈，止令拂衣而去矣。"此言虽未免过激，不过昔时旧社会亦确有这种陋习。

【解读】 胡希恕老师这里引陈修园之说，正是说明后世许多医家对仲景医学存在不少误解，以至临床误人性命不能省悟，却存有一些陋习，关键是以《内经》释《伤寒论》，不能以经方独特理论解《伤寒论》。

这里特别应注意的是，本条的"无表里证"，胡老师认为表指太阳，而里指半表半里，这显然与一些注家如杨绍伊、曹颖甫等认识不同，即认为《伤寒论》的病位只有表和里，而无半表半里。胡老师是通过反复读仲景书全文，并结合临床而提出：仲景书中已标明半表半里病位。胡老师根据前面许多条已陈述里证可下，不是里证不可下，这里的"无表里证"之里，当然属半表半里。

《伤寒论》第253条：**阳明病，发热、汗多者，急下之，宜大承气汤。**

注解：阳明病，若发热而汗多不止者，此盛热蒸腾于内，津液欲竭于外也，应急下泄热以救津，缓则无及，宜大承气汤。

《伤寒论》第254条：**发汗不解，腹满痛者，急下之，宜大承气汤。**

注解：发汗病不解，而腹满且痛，里实已甚，传变如此迅急，稍缓则险证迭至，故宜急下，宜大承气汤。

《伤寒论》第255条：**腹满不减，减不足言，当下之，宜大承气汤。**

注解：腹满时减，复如故，此为虚满；腹满不减，或即使稍减亦微不足道，此为实满，实满当下，宜大承气汤。

按：此承上条腹满痛而言，腹满痛故宜急下，若不痛而实满者，亦以病势迅变，非以本方大下之，则不足以制其势。若一般实满，用三物厚朴汤足矣，无须大承气汤之峻攻。

《伤寒论》第256条：**阳明少阳合病，必下利，其脉不负者，顺也；负者，失也。互相克贼，名为负也。脉滑而数者，有宿食也，当下之，宜大承气汤。**

注解：下利，脉滑而数，为有宿食之应，宜大承气汤下其宿食，则下利自愈。

按：阳明属土，少阳属木，土木相克不相生，故合病则必下利，此和其脉不负以下一段均是附会五行家言，不足取法，故此不释。

《伤寒论》第320条：**少阴病，得之二三日，口燥咽干者，急下之，宜大承气汤。**

注解：少阴病本虚，故一般传里多寒化而转属太阴，但亦间有热化转属阳明者。津血不足，若传阳明，燥结极快，今口燥咽干，已大有热亢津枯之势，必须急下救其津液，宜大承气汤。

【解读】后世注家多以条文冒首有少阴病，治疗用大承气汤，因此认为大承气汤治疗少阴病，忘记了少阴病提纲而牵附会脏腑学说，愈说愈乱。胡老师的解释是，原本是少阴表证，因正气、津液虚，二三日很快传里，见口燥咽干，说明已传变为阳明病，因传变急，前面许多条文已说，不论表是否全解，及大便是否结硬，不可等待，必须急下救里。这里很明确是治的阳明病，不是少阴病。类似这种文句、叙述方式，在仲景书中是很多的，不能过文字关，是很难读懂仲景书的。

《伤寒论》第 321 条：少阴病，自利清水，色纯青，心下必痛，口干燥者，急下之，宜大承气汤。

注解：自利清水，谓所下皆是水也，色纯青，谓所下之水黑绿色，臭恶污浊，心下指胃，热结于胃，则心下必痛，此即《瘟疫论》所言热结旁流者是也。虽形似少阴，实系邪热暴发于里之疫证，一方下利清水，一方实结心下，热亡津亡，灾祸定至，而口干燥，已见其端，故宜大承气汤急下之。

按：余昔年一夜正在睡中，突然身如倒悬，昏冒不知所以，始以为梦，嗣后腹痛欲便，乃知为病，遂下利黑水便二三行，臭恶难闻，以后便沉昏不省人事，家人惶恐，乃请西医注射救急。次日头脑稍清，但口燥咽干，腹痛不除，因服大承气汤加甘草得快下，遂安。因所患与本条颇为相似，故附此以供参考。

【解读】这条的少阴病，是形似少阴病，而实际一患病即是里实热证，是急性传染病常见证，在下条胡老师有说明。

《伤寒论》第 322 条：少阴病，六七日，腹胀，不大便者，急下之，宜大承气汤。

注解：六七日腹胀不大便，已属里实可下之证，况有少阴病之外观，更应虑其津耗，故以大承气汤急下之。

按：津液虚者，热结迅速，热实甚者，津液耗伤，以是虚则益虚，实则益实，精虚病实，势难任药矣，故少阴转属阳明病者，略见其端即宜急下。以上三条除第二条外，皆少阴转属阳明病而急下之例。

《伤寒论》：病腹中满痛者，此为实也，当下之，宜大承气汤。

注解：腹中满痛，谓全腹无处不满且痛也，此胃家实之剧者，故宜大承气汤下之。

《金匮要略·痉湿暍病脉证并治》第 13 条：痉为病，胸满口噤，卧不着席，脚挛急，必齘齿，可与大承气汤。

注解：口噤，即牙关紧闭。卧不着席，谓背弓反张，仰卧则背不着于席。齘齿，即上下齿相切意。热壅于里则胸满、津燥、筋急因致痉。口噤以下为痉之剧烈状，此可与大承气汤以下其热。

按：破伤风多见此证，宜注意。

《金匮要略·腹满寒疝宿食病脉证治》第21条：问曰：人病有宿食，何以别之？师曰：寸口脉浮而大，按之反涩，尺中亦微而涩，故知有宿食，大承气汤主之。

注解：脉浮大主热盛，脉涩主血少，胃为水谷之海，荣卫之源。宿食实里则发热，荣卫源绝则血少，故脉应之浮大而涩，宿食当下，宜大承气汤。

《金匮要略·腹满寒疝宿食病脉证治》第22条：脉数而滑者，实也，此有宿食，下之愈，宜大承气汤。

注解：脉数而滑，为热实在里之应，这是由于里有宿食的关系，宜大承气汤下之即愈。

《金匮要略·腹满寒疝宿食病脉证治》第23条：下利不饮食者，有宿食也，当下之，宜大承气汤。

注解：病下利，一般常能食，若不欲食者，大多由于有宿食所致，如确诊为宿食，即当下之，宜大承气汤。

按：下利由于有宿食者，必不欲食，下宿食，即以治下利。不过不欲食者，亦还有其他原因，并不定必有宿食，临证时必须参照全面脉证，而详审之，不可不知。

《金匮要略·呕吐哕下利病脉证治》第37条：下利三部脉皆平，按之心下坚者，急下之，宜大承气汤。

注解：下利脉不微弱，而三部脉皆平，亦实之为候，若按之心下坚者，则里证甚明，自当急下之，宜大承气汤。

《金匮要略·呕吐哕下利病脉证治》第38条：下利，脉迟而滑者，实也，利未欲止，急下之，宜大承气汤。

注解：脉迟主正不足，脉滑主邪有余，正虚而邪实，故利未欲止，除邪即所以扶正，因急以大承气汤下之。

《金匮要略·呕吐哕下利病脉证治》第 39 条：下利，脉反滑者，当有所去，下乃愈，宜大承气汤。

注解：病下利，虚人最速，脉当微弱，今脉反滑，为邪实在里之应，故谓当有所去，须下之乃愈，宜大承气汤。

按：脉迟而滑，为邪实正虚，缓则将难任药，故当急下，若脉只滑而不迟，为邪虽实，但正亦不虚，不过当有所去而已，故不云急下也。

《金匮要略·呕吐哕下利病脉证治》第 40 条：下利已差，至其年月日时复发者，以病不尽故也，当下之，宜大承气汤。

注解：此即所谓休息痢，因初病时未能祛尽病毒，故至时复发，当下尽其毒，宜大承气汤。

按：由此可见，大承气汤是为逐邪祛病而设，至于燥屎、宿食乃本方应用之标准，若谓其治疗作用，只在于下燥屎、宿食，则失之远矣。

《金匮要略·妇人产后病脉证治》第 1 条：病解能食，七八日更发热者，此为胃实，大承气汤主之。

注解：此承妇人产后有三病之条而言，谓服小柴胡汤后，证解而能食（可参阅小柴胡汤证条），若七八日后，更发热者，已无关乎少阳病之柴胡证，而为阳明病之胃家实，故以大承气汤主之。

按：产后津血亡失，若热实于里，即宜速下，此与前之少阴病急下同义，若畏承气之峻而不敢应用，则必因循致虚，病变百出。不过本条只有七八日更发热者，便谓胃家实，是属简文，当有胃家实的其他证候，不可不知。

《金匮要略·妇人产后病脉证治》第 6 条：产后七八日，无太阳证，少腹坚痛，此恶露不尽。不大便，烦躁发热，切脉微实，再倍发热，日晡时烦躁者，不食，食则谵语，至夜即愈，宜大承气汤主之。热在里，结在膀胱也。

注解：无太阳证，谓未曾有头痛、发热、恶寒之太阳表证，少腹坚痛，谓小腹硬满且痛也，此恶露不尽，谓少腹之所以坚痛，是由于产后应去的恶血未能去尽的结果。不大便、烦躁发热、切脉微实，则阳明病的为证已备，烦躁发于日晡时，而更倍发热，尤属热实于里之特征。不食、食则谵语，已兼有燥屎之确候，至夜即愈，以征恶露之不尽，乃由于热实在里，与热入血室而瘀结者不同，因宜大承气汤主之。

按：产后感冒随恶露的排出，亦可有热入血室而致恶血瘀结之证，本条首言无太阳证，已暗示恶露不尽与热入血室无关，至夜即愈更是最为关键，《金匮要略》曰"妇人伤寒发热，经水适来，昼日明了，暮则谵语，如见鬼状者，此为热入血室"，本条正与之相反。恶露不尽，一般不宜大承气汤，但由于热实于里者，又非此不治。

基于以上所论，则大承气汤为一峻下之剂，但热实于里达至一定程度，又非此不足以救治。不当用而用，或当用而不用，均是以误病于不救。燥屎、宿食均属本方应用之指标，而不是应用本方之目的，在各种不同的情况，则此等指标有各不同之证候反映，尤其急下诸条，大都暴迅险恶之证候，均须熟记。若只知大承气汤，法即泄下，所治不外大实、大满、大热云云，而不熟悉方证，敢断言其动手便错。

【解读】这里胡老师小结大承气汤方剂特点，更重要的是，临床运用，必须熟悉大承气汤的方证，不能只记方药特点，而偷懒不记方证。本方证明确为阳明病。

二、小承气汤方证

【原方剂组成】大黄（酒洗）四两，厚朴（炙，去皮）二两，枳实（炙，大者）三枚。

【原用法】上三味，以水四升，煮取一升二合，去滓，分温二服。初服当更衣，不尔尽饮之；若更衣者，勿服之。

方解：既去攻坚除热之芒硝，又减消胀行气之枳、朴，虽亦属阳明里实之治剂，然与大承气汤相较，则显有不及，故谓之为小承气汤。

【有关仲景书中的论治】

《伤寒论》第208条：阳明病，脉迟，虽汗出不恶寒者，其身必重，短气，腹满而喘，有潮热者，此外欲解，可攻里也。手足濈然汗出者，此大便已硬也，大承气汤主之。若汗多，微发热，恶寒者，外未解也，其热不潮，未可与承气汤。若腹大满不通者，可与小承气汤，微和胃气，勿令至大泄下。

注解：见大承气汤条。

《伤寒论》第 208 条：阳明病，潮热，大便微硬者，可与大承气汤，不硬者，不可与之。若不大便六七日，恐有燥屎，欲知之法，少与小承气汤。汤入腹中，转矢气者，此有燥屎也，乃可攻之；若不转矢气者，此但初头硬，后必溏，不可攻之，攻之，必胀满不能食也。欲饮水者，与水则哕。其后发热者，必大便复硬而少也，以小承气汤和之。不转矢气者，慎不可攻也。

注解：见大承气汤条。

《伤寒论》第 213 条：阳明病，其人多汗，以津液外出，胃中燥，大便必硬，硬则谵语，小承气汤主之。若一服谵语止者，更莫复服。

注解：多汗，则津液发越于外，胃中水分被夺，则胃中干燥，大便必硬，胃不和、大便硬，则必谵语，此宜小承气汤主之，若一服谵语止，即不需再服。

按：此只由于其人多汗，虽大便硬而谵语，但无潮热，故以小承气汤主之，而不用大承气汤。

《伤寒论》第 214 条：阳明病，谵语，发潮热，脉滑而疾者，小承气汤主之。因与承气汤一升，腹中转气者，更服一升，若不转气者，勿更与之，明日又不大便，脉反微涩者，里虚也，为难治，不可更与承气汤也。

注解：前于大承气汤有"阳明病，谵语，有潮热，反不能食者，胃中必有燥屎五六枚也。若能食者，但硬耳，宜大承气汤下之"和"脉数而滑者，实也，此有宿食，下之愈，宜大承气汤"二条论述，本条既有阳明病谵语、发潮热之证，又有滑而疾之脉，均宜大承气汤主之，而谓小承气汤主之实不可解，其中必有错简，故不释。

《伤寒论》第 250 条：太阳病，若吐、若下、若发汗后，微烦，小便数，大便因硬者，与小承气汤和之愈。

注解：吐、下、发汗则亡失津液，胃中干故烦，若更小便数，益使胃肠枯燥，因致大便硬结不通者，可与小承气汤缓下和其胃即愈。

按：此由太阳病误治而转属阳明病，但里热不甚，故只微烦，而大便硬结不通，亦不外津液亡失的结果，故不宜大承气汤之猛攻也。

《伤寒论》第251条：得病二三日，脉弱，无太阳、柴胡证，烦躁心下硬，至四五日，虽能食，以小承气汤少少与微和之，令小安。至六日，与承气汤一升，若不大便六七日，小便少者，虽不受食，但初头硬，后必溏，未定成硬，攻之必溏，须小便利，屎定硬，乃可攻之，宜大承气汤。

注解：见大承气汤条。

《金匮要略·呕吐哕下利病脉证治》第41条：下利谵语者，有燥屎也，宜小承气汤。

注解：下利谵语，为有燥屎之一候，以别无所苦，故宜小承气汤主之。

《金匮要略·呕吐哕下利病脉证治》附方（一）：《千金翼》小承气汤：治大便不通，哕数，谵语。

注解：气不得行于下而逆于上则哕，里有燥屎则谵语。

按：《金匮要略·呕吐哕下利病脉证治》第7条："伤寒，哕而腹满，视其前后，知何部不利，利之即愈。"此以里有燥屎，大便不通而致哕数，小承气汤下燥屎，谵语止，而哕亦已也。

【解读】本方证明确为阳明病。

三、调胃承气汤方证

【原方剂组成】大黄（清酒洗）四两，甘草（炙）二两，芒硝半升。

【原用法】上三味，以水三升，煮二物至一升，去滓，内芒硝，更上火微煮令沸，少温服之。

方解：此于大承气汤去消胀破结之厚朴、枳实，而加安中益气之甘草，既不足以治大实、大满，又大缓硝、黄之急下，虽亦祛实逐热，但其势缓和多矣，故谓为调胃承气汤。

【有关仲景书中的论治】

《伤寒论》第29条：伤寒脉浮，自汗出，小便数，心烦，微恶寒，脚挛急，反与桂枝，欲攻其表，此误也。得之便厥，咽中干，烦躁吐逆者，作甘草干姜汤与之，以复其阳；若厥愈、足温者，更作芍药甘草汤与之，其脚即伸；若胃气不和，谵语者，少与调胃承气汤；若重发汗，复加烧针者，四逆汤主之。

注解：见甘草干姜汤条。

《伤寒论》第70条：发汗后，恶寒者，虚故也。不恶寒，但热者，实也，当和胃气，与调胃承气汤。

注解：发汗损伤津液，发汗后而反恶寒者，精气虚而欲陷于阴证也。若不恶寒但热者，胃中干，转属阳明内实也，此当和其胃气，与调胃承气汤。

按：发汗不合法或误发汗，变证虽多，概言之不过虚、实二类，芍药甘草汤证和调胃承气汤证，即一般常见之例。

《伤寒论》第94条：太阳病未解，脉阴阳俱停，必先振栗，汗出而解；但阳脉微者，先汗出而解；但阴脉微者，下之而解。若欲下之，宜调胃承气汤。

注解：脉浮取以候卫，沉取以候荣，浮沉无所偏胜，为荣卫自调，谓为阴阳俱停。太阳病虽未解，阴阳自调者，当自战汗而解。若浮取则脉较微弱，为卫气不和于外，应责在表，故须先汗而解。若沉取脉较微弱，则为荣气不和于里，应责在里，故须下之而解，下之宜调胃承气汤。

按：太阳病未解，含有经过发汗治疗而太阳表证还未解之意，但阴阳自和者必自愈，不过病久或里虚者，常作战汗之瞑眩状态。微即缓之意，阳微者，即浮缓脉，阴微者，即沉缓脉，《金匮要略》里有卫缓则为中风，荣缓则为亡血之说明，与本条阳阴微之脉法相同，亡血由于胃中燥，调胃承气汤亦不外下热救阴也。

【解读】对脉阴阳俱停，后世注家谓"寸关尺三部脉俱隐伏不出，诊之不得"是不妥的。胡老师认为是浮沉无所偏胜，是符合病情的，停应是调停之意，并非止焉，汉字多义，应有所了解。

《伤寒论》第105条：伤寒十三日，过经谵语者，以有热也，当以汤下之。若小便利者，大便当硬，而反下利，脉调和者，知医以丸药下之，非其治也。若自下利者，脉当微厥，今反和者，此为内实也，调胃承气汤主之。

注解：伤寒十三日不解，传于里而发谵语，以热实于里，当以承气汤下之。小便利者，大便当硬，而今反下利，脉又调和，当是医者误以其他丸药下之所致。假如为太阴病之自下利，则脉当微厥，但今脉反和，其非自下利而为丸药所下甚明，下利而脉和、谵语，定是里实未去也，故以调胃承气汤主之。

《伤寒论》第 123 条：太阳病，过经十余日，心下温温欲吐，而胸中痛，大便反溏，腹微满，郁郁微烦，先此时自极吐下者，与调胃承气汤。若不尔者，不可与；但欲呕，胸中痛，微溏者，此非柴胡汤证，以呕，故知极吐下也。

注解： "温"与"愠"古通用，"温温"即烦恼之意。太阳病过经，谓太阳病表证已解之意。

太阳病表证已解十余日，心下温温欲吐，而胸中痛，颇似柴胡汤证，但胸胁不满，而腹微满，并大便反溏，故不足为凭。若其人先此时自服极吐极下之药，因致胃不和而内烦者，即可与调胃承气汤。若未经极吐下者，则不可与之。但欲呕、胸中痛、大便微溏者，虽似柴胡汤证，因其极吐下所使然，而非柴胡汤证，所以知其极吐下者，以心下温温欲吐故也。

按： 极吐下，谓剧烈之吐下，如巴豆之剂，胸中痛、心下温温欲吐、大便溏，皆"毒药"未尽，且胃因吐下而不和也，吐后病人以心下温温欲吐为常，与调胃承气汤即治。

《伤寒论》第 207 条：阳明病，不吐、不下、心烦者，可与调胃承气汤。

解： 不吐、不下而心烦者，谓未经吐下而心烦，为实烦也，可与调胃承气汤治之。

《伤寒论》第 248 条：太阳病三日，发汗不解，蒸蒸发热者，属胃也，调胃承气汤主之。

注解： 太阳病三日，虽发汗而不解，而反蒸蒸发热，是实热在胃之候，调胃承气汤主之。

按： 发汗不解，马上即蒸蒸发热，传变可谓迅疾，而不用大承气汤急下者，以无腹满痛故也（可参阅大承气汤条）。

《伤寒论》第 249 条：伤寒吐后，腹胀满者，与调胃承气汤。

注解： 吐后腹犹胀满，为里不和可知，与调胃承气汤和之即愈。

按： 吐后胃不和，多宜本方，须知。

三承气汤均属阳明里实之泄下剂，但调胃承气汤以无厚朴、枳实，则不治胀满，但硝、黄并用，其攻坚作用有似大承气汤，以有甘草泻下较缓为异耳；小承气汤消胀去满之作用类似大承气汤，但无芒硝则攻坚不足，故泻下作用不及彼二方也。此三方为治之不同大略也。

【解读】本方证属阳明病。

四、大黄甘草汤方证

【原方剂组成】大黄四两，甘草一两。

【原用法】上二味，以水三升，煮取一升，分温再服。

方解：此于调胃承气汤去芒硝，当亦有通便和胃作用，不过泻下力量较弱也。

【有关仲景书中的论治】

《金匮要略·呕吐哕下利病脉证治》第 **17** 条：食已即吐者，大黄甘草汤主之。

注解：大便不通，热壅于胃，故食已即吐，宜大黄甘草汤主之。

【解读】本方证属阳明病。

五、厚朴三物汤（厚朴大黄汤）方证

【原方剂组成】大黄四两，厚朴（炙）八两，枳实（炙）五枚。

【原用法】上三味，以水一斗二升，先煮二味，煮取五升，内大黄，煮取三升，温服一升，以利为度。

方解：此即小承气汤，增加厚朴、枳实的用量，故治小承气汤证而胀满甚者。

【有关仲景书中的论治】

《金匮要略·腹满寒疝宿食病脉证治》第 **11** 条：痛而闭者，厚朴三物汤主之。

注解：痛而闭者，谓腹满痛，而大便秘闭不通之意，此宜厚朴三物汤主之。

《金匮要略·痰饮咳嗽病脉证并治》第 26 条：支饮胸满者，厚朴大黄汤主之。

注解：支饮胸满，指胃中停饮上迫于胸而满也。厚朴大黄汤，即本方之别名。

按：由此条可知，本方不但能消食胀，亦能消水胀，可见厚朴、枳实有祛逐饮食积滞之作用。

【解读】本方证属阳明病。

六、厚朴七物汤方证

【原方剂组成】厚朴半斤，枳实五枚，大黄三两，桂枝二两，生姜五两，大枣十枚，甘草三两。

【原用法】上七味，以水一斗，煮取四升，温服八合，日三服。呕者加半夏五合，下利去大黄，寒多者加生姜至半斤。

方解：此即厚朴三物汤与桂枝去芍药汤合方，只药量有所变化，故治二方之合并证。

【有关仲景书中的论治】

《金匮要略·腹满寒疝宿食病脉证治》第 9 条：病腹满发热十日，脉浮而数，饮食如故，厚朴七物汤主之。

注解：脉浮而数，为病在表，腹满，为病在里，发热为表里共有之证，此亦太阳阳明并病之属，依证宜厚朴七物汤主之。

【解读】本方证属阳明病。

七、麻子仁丸方证

【原方剂组成】麻子仁二升，芍药半斤，枳实（炙）半斤，大黄（去皮）一斤，厚朴（炙，去皮）一尺，杏仁（去皮尖，熬，别作脂）一升。

【原用法】上六味，蜜和丸，如梧桐子大，饮服十丸，日三服，渐加，以知为度。

方解：此于小承气汤加润下之麻子仁、芍药、杏仁等味，和蜜为丸，安中缓下，使正无伤。习惯性或老年性便秘，以及虚人内有积滞者宜之。

【有关仲景书中的论治】

《伤寒论》第247条：跌阳脉浮而涩，浮则胃气强，涩则小便数，浮涩相搏，大便则硬，其脾为约，麻子仁丸主之。

注解：跌阳脉候胃，浮主热，故谓浮则胃气强；涩主津虚，小便数致津液亡失，故谓涩则小便数。浮涩相搏，谓胃既多热，小便又数，结合一起，因致大便硬，古人名此为脾约，宜麻子仁丸主之。

按：古人以为脾为胃运输津液，今胃中燥而脾无津液可输，故谓为约，此为不明生理之错误看法，不可不知。小便数而致津液亡失，胃肠枯燥，则大便秘结，即所谓不更衣十日无所苦也，此与热实于里而谵语发潮热者不同，故不宜承气汤之猛攻，而宜本方之缓下也。

【解读】本方证属阳明病。

第四节 桃核承气汤类方证

一、桃核承气汤方证

【原方剂组成】桃仁（去皮尖）五十个，大黄四两，桂枝（去皮）二两，甘草（炙）二两，芒硝二两。

【原用法】上五味，以水七升，煮取二升半，去滓，内芒硝，更上火，微沸下火，先食温服五合，日三服，当微利。

方解：于调胃承气汤加祛瘀血之桃仁和治气上冲之桂枝，故治调胃承气汤证气上冲而有瘀血者。

【有关仲景书中的论治】

《伤寒论》第106条：太阳病不解，热结膀胱，其人如狂，血自下，下者愈。其外不解者，尚未可攻，当先解其外。外解已，但少腹急结者，乃可攻之，宜桃核承气汤。

注解：热结膀胱，指邪热结于膀胱之部位，并不是说热结于膀胱之脏器也。其人如狂，谓血因热结而为瘀，瘀秽之气上冲头脑，故使其人如狂也。若其血自下，则热亦常因血下而解，故谓下者愈，假如血不自下，或虽下而证不解，势须以本方下之。不过太阳证不罢者，当不可攻，应先解其表，表解后，只小腹急结者，乃可攻其瘀血，宜桃核承气汤。

按：少腹急结，为少腹有里急的自觉证和他觉的结实证也，急为自觉的胀满感，结为有凝结痞块结于是处，按之不去也。少腹痞结为瘀血之腹证，其人如狂，即其外证。精神病由于瘀血者颇多，余以本方或桂枝茯苓丸与大柴胡汤合方，治愈者多矣。

【解读】从方剂组成分析，桃核承气汤含有桂枝甘草汤，由方证对应而论，其适应证应含有桂枝甘草汤方证，即当有表证，但条文中明明有"外解已"而还用桂枝甘草汤，是因有其人如狂的外证，桂枝不但和营卫固表，防其外证未解，更主要降冲逆、和血，故本方的组成是太阳阳明合病，而主要为阳明里实热夹瘀，故本方归类于阳明里证。

二、大黄牡丹皮汤方证

【原方剂组成】大黄四两，桃仁五十枚，牡丹皮一两，瓜子半升，芒硝三合。

【原用法】上五味，以水六升，煮取一升，去滓，内芒硝，再煎沸，顿服之。有脓当下，无脓当下血。

方解：大黄、芒硝伍以祛瘀血之桃仁、丹皮，复加治痈肿之冬瓜子，故本方为治瘀血或痈肿而热实在里者。

【有关仲景书中的论治】

《金匮要略·疮痈肠痈浸淫病脉证并治》第4条：肠痈者，少腹肿痞，按之即痛如淋，小便自调，时时发热，自汗出，复恶寒，其脉迟紧者，脓未成，可下之，当有血。脉洪数者，脓已成，不可下也。大黄牡丹汤主之。

注解：肠痈，即今所谓之急性阑尾炎，下腹部有肿块，以手按之即痛，其痛如淋疾状，放散于尿道部，但其小便自调，与淋疾不同。若其人时时发热、自汗出、复恶寒、脉迟紧者，为脓未成之候，则可以本方下之，而所下当有血。待脉洪数，则脓已成熟，不可再予本方下也。

按：据方后"有脓当下，如无脓当下血"观之，则本条所治脓未成，当指脓未成熟，而非无脓可知。后之脓已成指化脓已经成熟，亦即全部化脓之意，此时可用附子败酱散以排脓，而不可与本方下之矣。依余经验，急性阑尾炎以用本方与大柴胡汤合方机会较多，单用本方机会较少。此外，急性胆囊炎依证用上方治之，亦有速效，学者试之。

【解读】本方证属阳明病。

三、下瘀血汤方证

【原方剂组成】大黄三两，桃仁二十枚，䗪虫（熬，去足）二十枚。

【原用法】上三味，末之，炼蜜和为四丸，以酒一升煎一丸，取八合顿服之，新血下如猪肝。

按："新血"应改为"干血"，若新血如何能像豚肝？条文亦谓腹中有干血着脐下，可能传抄有误。

方解：䗪虫味咸，寒，《本经》谓治血积癥瘕，破坚下血闭，可见为一较有力之祛瘀药，并有治疗瘀血性腹痛之特长，今合桃仁、大黄为方，治桃核承气汤较陈固之瘀血证，不上冲而腹痛者。但炼蜜为丸，虽下不峻。

【有关仲景书中的论治】

《金匮要略·妇人产后病脉证治》第 5 条：**产妇腹痛，法当以枳实芍药散，假令不愈者，此为腹中有干血着脐下，宜下瘀血汤主之，亦主经水不利。**

注解：产妇腹痛，多属气血郁结所致，一般与枳实芍药散即治，若服枳实芍药散还不愈者，必是有干瘀血着于脐下不去而为患，宜以下瘀血汤主之，又本方亦主经闭不利。

按：本方治瘀血腹痛证，不必限于妇人，男子有是证亦可用之。本方所主腹痛在脐下，而又非常敏感，甚者手不可近也。

【解读】本方证属阳明病。

四、抵当汤方证

【原方剂组成】水蛭（熬）、虻虫（去翅足，熬）各三十个，桃仁（去皮尖）二十个，大黄（酒洗）三两。

【原用法】上四味，以水五升，煮取三升，去滓，温服一升，不下更服。

方解：水蛭、虻虫俱为有力之祛瘀药，合以桃仁、大黄，虽亦似桃核承气汤，治里实之瘀血证，但陈固久瘀之血，而桃核承气汤无能为力，则须配伍水蛭、虻虫如本方者，乃足以抵当之，此所以名为抵当汤也。

【有关仲景书中的论治】

《伤寒论》第 124 条：**太阳病六七日，表证仍在，脉微而沉，反不结胸，其人发狂者，以热在下焦，少腹当硬满，小便自利者，下血乃愈。所以然者，以太阳随经，瘀热在里故也，抵当汤主之。**

注解：表证仍在，指发热未已之意，脉微而沉，为病已离表入里之象。身热脉沉多属热结于里之结胸证，今反不结胸，其人发狂为瘀血下结之征候，故谓以热在下焦。瘀血在下，小腹当硬满，但小便不利，少腹亦满，今小便自利，故知为瘀血，下其瘀血，则以上诸证均得治也，宜抵当汤主之。"所以然者"以下十五字为衍文，当删去。

按：本方证与桃核承气汤证相较，则彼轻而此重，桃核承气汤证其人如狂，而本方证则其人发狂，桃核承气汤证少腹急结，而本方证则少腹硬满，桃核承气汤证或血自下，而本方证则血不自下。

《伤寒论》第 125 条：**太阳病，身黄、脉沉结、少腹硬、小便不利者，为无血也；小便自利、其人如狂者，血证谛也，抵当汤主之。**

注解：身黄、脉沉结、少腹硬、小便不利者，为谷疸；上证若小便自利、其人如狂者，为瘀血性之黄疸病，宜抵当汤主之。

按：由本条脉沉结，可知结代脉多有瘀血证，余曾以大柴胡汤与桃核承气汤合方治疗脉结代之实证，屡验。

《伤寒论》第 237 条：**阳明证，其人喜忘者，必有蓄血。所以然者，本有久瘀血，故喜忘，屎虽硬，大便反易，其色必黑者，宜抵当汤下之。**

注解：阳明证，指大便干而言，喜忘为有久瘀血之一征，热结于里，则大便硬，因有瘀血，故大便反易，而其色必黑也，宜抵当汤下其瘀血。

按：由本条可知，本方所治之瘀血，为比较陈固者。

《伤寒论》第 257 条：**病人无表里证，发热七八日，虽脉浮数者，可下之。假令已下，脉数不解，合热则消谷喜饥，至六七日不大便者，有瘀血，宜抵当汤。**

注解：无表里证，谓无表证和半表半里证也，此与无太阳柴胡证同义。发热七八日不解，里有热已甚明，虽脉浮数，亦可以承气汤下之。若下后脉数不解，又延至六七日不大便，并其人能食善饥，此为瘀血合热所使然，宜抵当汤下热逐瘀治之。

按：由本条可知嗜食证有用本方之机会。

【解读】无表里证，后世注家认为里证指"腹满、谵语、潮热等里证"，欠妥，因前二条已述其适应证有其人发狂、少腹当硬满、瘀热在里。胡老师认为指半表半里较为合理，宜注意。

《金匮要略·妇人杂病脉证并治》第 14 条：**妇人经水不利下，抵当汤主之。**

注解：妇人经闭，服其他通经药而仍不利下者，宜抵当汤主之。

【解读】本方证属阳明病。

五、抵当丸方证

【原方剂组成】大黄三两，虻虫（去翅足，熬）二十个，水蛭（熬）二十个，桃仁（去皮尖）二十五个。

【原用法】上四味，捣分四丸，以一升，煮一丸，取七合服之，（晬时）当下血，若不下者，更服。

方解：此与抵当汤药物相同，不过丸方用量较轻，当治抵当汤之轻证，或不宜猛攻者。

【有关仲景书中的论治】

《伤寒论》第126条：伤寒有热，少腹满，应小便不利，今反利者，为有血也，当下之，不可余药，宜抵当丸。

注解：伤寒有热，而小腹满，常由于蓄水所致，但蓄水应小便不利，今小便反利，可知热与腹满为有瘀血也，故宜抵当丸下之，不可余药，谓连淬服也。

按：此只少腹满而不硬，故不用汤而用丸。

【解读】本方证属阳明病。

六、大黄䗪虫丸方证

【原方剂组成】大黄（蒸）十分，黄芩二两，甘草三两，桃仁一升，杏仁一升，芍药四两，干地黄十两，干漆一两，虻虫一升，水蛭百枚，蛴螬一升，䗪虫半升。

【原用法】上十二味，末之，炼蜜和丸，小豆大，酒饮服五丸，日三服。

方解：大黄合四虫、干漆、桃仁以祛陈固之瘀血，合芍药、杏仁、甘草以调不和之胃气，重用生地黄滋液补虚，佐以黄芩解热除烦，炼蜜为丸，和诸药更兼补虚，扶虚去病，攻而不伤，此治干血劳之良方也。

【有关仲景书中的论治】

《金匮要略·血痹虚劳病脉证并治》第18条：五劳虚极羸瘦，腹满不能饮食，食伤、忧伤、饮伤、房室伤、饥伤、劳伤、经络荣卫气伤，内有干血，肌肤甲错，两目黯黑。缓中补虚，大黄䗪虫丸主之。

注解：此述干血致劳之证治。所谓五劳虚极诸病，多由于干血为患，羸瘦、腹满、不能食，即其证候，凡食伤、忧伤、饮伤、房室伤、饥伤、劳伤，均是使经络荣卫气伤，以致内有干血，肌肤甲错、两目黯黑是其征也。缓解其干血，即所以补虚，大黄䗪虫丸主之。

按： 肌肤甲错为本方应用的要征。余曾治一肝炎患者，身如蛇皮，每夜脱落碎屑很多，与服大黄䗪虫丸，不但肝炎速愈，连多年的肌肤甲错亦得彻底治疗，可谓奇验。

【解读】 本方证属阳明病。

七、鳖甲煎丸方证

【原方剂组成】 鳖甲（炙）十二分，乌扇（烧）三分，黄芩三分，柴胡六分，鼠妇（熬）三分，干姜三分，大黄三分，芍药五分，桂枝三分，葶苈（熬）一分，石韦（去毛）三分，厚朴三分，牡丹（去心）五分，瞿麦二分，紫葳三分，阿胶（炙）三分，蜂窠（炙）四分，赤硝十二分，蜣螂（熬）六分，桃仁二分，半夏一分，人参一分，䗪虫（熬）五分。

【原用法】 上二十三味，为末，取煅灶下灰一斗，清酒一斛五斗，浸灰，候酒尽一半，着鳖甲于中，煮令泛烂如胶漆，绞取汁，内诸药，煎为丸，如梧子大，空心服七丸，日三服。

方解： 本方集祛瘀、利湿、行气之品，即所以消脾脏肿大也，伍以柴胡之类者，由于脾大胁下胀满故也。

【解读】 本方含柴胡桂枝汤，只是去生姜加干姜不同，其功能为通津液，调荣卫，主治疟病，故其适应证为太阳少阳合病。余含桃核承气汤等祛瘀逐水、攻坚行气之品，以治癥瘕，与阳明里证有关。故本方证是三阳合病夹瘀证，六经归类当属少阳阳明病。

【有关仲景书中的论治】

《金匮要略·疟病脉证并治》第2条：病疟，以月一日发，当以十五日愈，设不差，当月尽解。如其不差，当云何？师曰：此结为癥瘕，名曰疟母，急治之，宜鳖甲煎丸。

注解： 疟病一般十五日可愈，若至十五日不愈，一月时必愈，若至一月仍未愈，此已结为癥瘕，名之为疟母，实即脾脏肿大也，宜以本方急治之。

按：余屡以本方用于肝炎脾大之证有验，此亦可见古方之妙也。

八、桂枝茯苓丸方证

【原方剂组成】桂枝、茯苓、丹皮（去心）、桃仁（去皮尖，熬）、芍药各等分。

【原用法】上五味，末之，炼蜜和丸，如兔屎大，每日食前一丸，不知，加至三丸。

方解：桂枝治气上冲，茯苓主心下悸，芍药治腹急痛，桃仁、丹皮祛瘀血，故本为治瘀血证而上冲、心悸、腹挛痛者，此和下方均不宜列于本篇，为便于说明故列与此。

【有关仲景书中的论治】

《金匮要略·妇女妊娠病脉证并治》第 2 条：妇人宿有癥病，经断未及三月，而得漏下不止，胎动在脐上者，为癥痼害。妊娠六月动者，前三月经水利时，胎下血者，后断三月，衃也。所以血不止者，其癥不去故也。当下其癥，桂枝茯苓丸主之。

注解：癥病，指瘀血结成的痞块而言，衃，谓宿积之恶血。妇人久有癥病，经断不到三月，而得下血不止，自觉胎动在脐上，肯定认为原有癥病为患。因为妊娠六月胎始动，今经断未及三月，而且动在脐上，故谓为癥痼害也。至于其人是否怀胎，可验之于三月前经水利否：如果三月前经来正常，即可断言怀胎；若前三月便不断下血，则后断三月，不外恶血蓄积成衃，绝非怀胎。无论怀胎与否，而所以下血不止者，只由于其癥不去故也，治法亦只有一条，当下其癥，桂枝茯苓丸主之。

按：本方不仅能治妇人癥病下血，无论男女因有瘀血而下血，或其他出血证，不宜桃核承气汤改下者，大多宜本方。

【解读】本方证属太阳阳明太阴合病。

九、土瓜根散方证

【原方剂组成】土瓜根、芍药、桂枝、䗪虫各三钱。

【原用法】上四味，杵为散，酒服方寸匕，日三服。阴癞肿亦主之。

方解：土瓜根为一寒性祛瘀利尿药，兼有消炎、消痈肿之作用，与䗪虫合用，对于祛瘀消炎当更有力，佐桂枝芍药以调气血并亦治痛，故本方为治瘀血有热而腹满挛急且痛者。阴癞，即阴囊肿大也，妇人阴肿而痛亦是阴癞之属，本方主之者，亦由于土瓜根、䗪虫之祛瘀消炎作用。

【解读】本方因含有桂枝、芍药，故其适应证当是太阳阳明合病者。

【有关仲景书中的论治】

《金匮要略·妇人杂病脉证并治》第10条：带下，经水不利，少腹满痛，经一月再见者，土瓜根散主之。

注解：妇人由于月经所致诸病，古人皆谓为带下。瘀血结于少腹，故少腹满且痛，妇人行经以月为常，今以瘀热，故一月再见，此宜土瓜根散主之。

第五节　陷胸汤类方证

一、大陷胸汤方证

【原方剂组成】大黄（去皮）六两，芒硝一升，甘遂一钱匕。

【原用法】上三味，以水六升，先煮大黄，取二升，去滓，内芒硝，煮一二沸，内甘遂末，温服一升，得快利，止后服。

方解： 甘遂苦寒为下水峻药，与硝、黄为伍，较大承气汤攻下更猛，但热实结胸者，又非此不治。

【有关仲景书中的论治】

《伤寒论》第134条：太阳病，脉浮而动数，浮则为风，数则为热，动则为痛，数则为虚。头痛发热，微盗汗出，而反恶寒者，表未解也。医反下之，动数变迟，膈内拒痛，胃中空虚，客气动膈，短气躁烦，心中懊憹，阳气内陷，心下因硬，则为结胸，大陷胸汤主之。若不结胸，但头汗出，余处无汗，剂颈而还，小便不利，身必发黄。

注解： 脉浮主风邪，脉数主热，脉动主痛，热盛伤津，故脉数亦主虚。今头痛、发热、微盗汗出，则脉证亦恰相应。但脉浮而盗汗出，有似转属阳明，阳明病不恶寒，而反恶寒者，为表证未解也，依法当先解外。医反下之，以致邪陷于里，变动数为迟，胃因误下而虚，客邪遂得进犯而动膈，邪正交争，则膈内拒痛，热邪充盛于胸膈，故短气躁烦，心中懊憹，复以阳气（即津液）内陷，与邪热相结，心下因硬，则为结胸矣，宜大陷胸汤主之。若不结胸，其人但头汗出，余处无汗，并小便不利，则湿热郁于里，必作黄疸也。

《伤寒论》第135条：伤寒六七日，结胸热实，脉沉而紧，心下痛，按之石硬者，大陷胸汤主之。

注解： 伤寒六七日，常为病传于里之期，脉沉而紧为热实在里之应，若心下痛，按之硬如石者，此为结胸，大陷胸汤主之。

按： 结胸证多由表证误下所致，但亦有自发者，本条所述即属其例。

《伤寒论》第136条：伤寒十余日，热结在里，复往来寒热者，与大柴胡汤；但结胸，无大热者，此为水结在胸胁也。但头微汗出者，大陷胸汤主之。

注解：伤寒十余日，虽已热结于里，已传阳明，不过阳明病只发热不恶寒，今复往来寒热，这是少阳阳明并病，故宜与大柴胡汤下之。如果不见往来寒热，但结胸无大热，是说无大承气汤证的身大热。但头微汗出，亦不似大承气汤证的蒸蒸自汗出，因知不只是热结在里，而是还有水相结在胸胁也，宜大陷胸汤主之。

按：上条则谓结胸热实，此又谓水结在胸胁，可见结胸是水和热结于心下，上迫胸膛，旁及两胁，剧者亦扩至全腹，心下痛，按之石硬者，即其主要特征也。

此述大陷胸汤证与大柴胡汤证和大承气汤证的鉴别法，甚关重要，学者宜细研之。

《伤寒论》第137条：太阳病，重发汗而复下之，不大便五六日，舌上燥而渴，日晡所小有潮热，从心下至少腹硬满而痛不可近者，大陷胸汤主之。

注解：太阳病既重发汗，又不详审表解与否，而复下之，因使邪热内陷。五六日不大便、舌上燥而渴，已有津枯燥结的证候。日晡所发潮热，为阳明里实，但只小有潮热，则里实当微，今患者出现从心下至少腹硬满不可触近，这不是纯热实于里的阳明证，而为水热相结的结胸证甚明，故以大陷胸汤主之。

《伤寒论》第149条：伤寒五六日，呕而发热者，柴胡汤证具，而以他药下之，柴胡证仍在者，复与柴胡汤。此虽已下之，不为逆，必蒸蒸而振，却发热汗出而解。若心下满而硬痛者，此为结胸也，大陷胸汤主之。但满而不痛者，此为痞，柴胡不中与之，宜半夏泻心汤。

注解：伤寒五六日，常为传入少阳病的时期，呕而发热，则小柴胡汤证已具备，而医误以他药下之，若柴胡证仍然存在，则可复与柴胡汤，虽经过误下，亦不为逆治，其人必蒸蒸然而振战，遂即发热汗出而愈，此即所谓服药中病之瞑眩状态。若下之后，邪热内陷，心下满而硬痛者，则为结胸，大陷胸汤主之。若但心下满而不痛者，则为痞，亦非柴胡汤所宜，而宜半夏泻心汤。

按：小柴胡汤证为胸胁苦满，而心下不满，大陷胸汤证为心下满而硬痛，半夏泻心汤证为心下满而不痛，此三者主要鉴别点，甚为重要，须熟记。

【解读】本方证属阳明病。

二、大陷胸丸方证

【原方剂组成】大黄半斤，芒硝半升，葶苈子（熬）半升，杏仁（去皮尖，熬黑）半升。

【原用法】上四味，捣筛二味，内杏仁、芒硝合研如脂，和散，取如弹丸一枚，别捣甘遂末一钱匕、白蜜二合、水二升，煮取一升，温顿服之，一宿乃下。如不下，更服，取下为效。禁如药法。

方解：此于大陷胸汤又加葶苈子、杏仁二味，逐水当更有力，但服量甚轻，且合蜜煎，则攻下大缓。

【有关仲景书中的论治】

《伤寒论》第131条：结胸者，项亦强，如柔痉状，下之则和，宜大陷胸丸。

注解：结胸的患者，不只心下满，而项亦强，如柔痉不得俯仰之状，宜以大陷胸丸下之。

按：结胸为水热相结之证，热多者宜大陷胸汤，水多者宜大陷胸丸，项强如柔痉状，即水毒郁结剧甚反映，以是则所谓龟胸龟背者，有可用本方的机会矣。

【解读】本方证属阳明病。

三、十枣汤方证

【原方剂组成】芫花（熬）、甘遂、大戟。

【原用法】上三味，等份，各别捣为散。以水一升半，先煮大枣肥者十枚，取八合，去滓，内药末，强人服一钱匕，羸人服半钱，温服之。平旦服。若下少，病不除者，明日更服，加半钱，得快下利后，糜粥自养。

方解：芫花、甘遂、大戟均为下水峻药，重用大枣制其猛峻，兼以安中，祛病不使正伤，此用毒攻病之良法。

【有关仲景书中的论治】

《伤寒论》第 152 条：太阳中风，下利，呕逆，表解者，乃可攻之。其人漐漐汗出，发作有时，头痛，心下痞硬满，引胁下痛，干呕，短气，汗出不恶寒者，此表解里未和也，十枣汤主之。

注解：太阳中风，而下利、呕逆，乃外邪里饮之为证，里饮实者，当可攻之，但应表解之后，乃可攻之。其人漐漐汗出、发作有时、头痛为风邪在表，心下痞、硬满、引胁下痛、干呕、短气为饮结在里，解表应与桂枝汤，若药后汗出而不恶寒者，则表证已解，但里有饮结而未和也，十枣汤主之。

按：有宿饮之人，外感风邪，往往激动内饮而为下利、呕逆，时汗出、头痛本桂枝汤证，与桂枝汤不但表证得解，即呕吐下利亦必治（参看表证篇桂枝汤条）。文中汗出不恶寒者，已明言服桂枝汤后汗出不恶寒也，余有心下痞、硬满、引胁下痛、干呕、短气不除，乃宿饮盘踞胸胁不去，即所谓里未和也，因以本方下之。

《金匮要略·痰饮咳嗽病脉证并治》第 21 条：脉沉而弦者，悬饮内痛。病悬饮者，十枣汤主之。

注解：《金匮要略·痰饮咳嗽病脉证并治》第 2 条曰："饮后水流在胁下，咳唾引痛，谓之悬饮。"脉沉而弦，为悬饮内痛之应，病悬饮者，十枣汤主之。

《金匮要略·痰饮咳嗽病脉证并治》第 33 条：夫有支饮家，咳烦，而胸中痛者，不卒死，至一百日，一岁，宜十枣汤。

注解：宿有支饮，咳烦胸中痛者，虽至百日或一岁，只若未死，宜十枣汤主之。

按：心下痞硬满，引胸胁痛，为应用本方之要征也，沉弦或弦为应用本方的主要脉应，故气管炎、肋膜炎、心脏病、肋间神经痛诸疾患，均有应用本方之机会，应注意。

【解读】本方证属阳明病。

四、甘遂半夏汤方证

【原方剂组成】甘遂大者三枚，半夏十二枚（以水一升，煮取半升，去滓），芍药五枚，甘草（炙）如指大一枚。

【原用法】上四味，以水二升，煮取半升，去滓，以蜜半斤和药汁煎，取八合，顿服之。

方解：甘遂、半夏下水逐饮，芍药、甘草缓急止痛，蜜煎解毒又安中以养正也。

【有关仲景书中的论治】

《金匮要略·痰饮咳嗽病脉证并治》第18条：**病者脉伏，其人欲自利，利反快，虽利，心下续坚满，此为留饮欲去故也，甘遂半夏汤主之。**

注解：脉伏主水饮，水充于里，利后一时舒畅，故反以利为快，此与一般病下利者有别，不过自然良能，究属有限，虽利，心下续坚满，此为留饮欲去而不能自去也，故以本方主之。

按：里有留饮而心下坚满者，为本方应用的主要证候，日人谓本条似述肝硬化腹水之证治。据我的经验，肝硬化腹水确多大便溏，并其人亦确有以利为快之情，但我以本方治愈此证只有一例，大多宜茯苓导水汤加减较妥，毒药对于肝病不利故也。

【解读】本方证属阳明病。

五、大黄甘遂汤方证

【原方剂组成】大黄四两，甘遂二两，阿胶二两。

【原用法】上三味，以水三升，煮取一升，顿服之，其血当下。

方解：大黄伍以甘遂、阿胶，故治血与水结于少腹者。

【有关仲景书中的论治】

《金匮要略·妇人杂病脉证并治》第13条：**妇人少腹满如敦状，小便微难而不渴，生后者，此为水与血俱结在血室也，大黄甘遂汤主之。**

注解：敦为祭祀时盛黍稷之器；生后，即产后。产后妇人少腹满如敦状，若小便不利，则当有水，若便自利，则当有血，今小便微难，故为水与血结于血室之征候，但有水则不渴，则非五苓散证，宜大黄甘遂汤主之。

按：此方虽谓治水与血结在血室证，然以下水为主，凡少腹满结，二便闭塞者，无论男女，均可用之。

【解读】本方证属阳明病。

六、己椒苈黄丸方证

【原方剂组成】防己、椒目、葶苈子（熬）、大黄各一两。

【原用法】上四味，末之，蜜丸如梧子大，先食饮服一丸，日三服，稍增。口中有津液，渴者，加芒硝半两。

方解：三物均属利水逐饮之药，合以大黄，故治腹中有水气，二便不利者。

【有关仲景书中的论治】

《金匮要略·痰饮咳嗽病脉证并治》第 29 条：腹满，口舌干燥，此肠间有水气，己椒苈黄丸主之。

注解：水气充于里则腹满，水停不化，津虚有热，故口舌干燥，此肠间有水气，宜己椒苈黄丸主之。

按：肝硬化腹水，二便不通，有宜本方者，但丸剂不如煎剂有捷效。曾以本方与大柴胡汤合方，速愈此证。

【解读】本方证属阳明病。

七、葶苈大枣泻肺汤方证

【原方剂组成】葶苈子熬令黄色，捣丸如弹丸大，大枣十二枚。

【原用法】上先以水三升，煮枣取二升，去枣，内葶苈，煮取一升，顿服。

方解：葶苈下肺饮，故治喘鸣迫塞，煎以枣汤，安中益虚，与十枣汤同法。

【有关仲景书中的论治】

《金匮要略·肺痿肺痈咳嗽上气病脉证治》第 10 条：肺痈，喘不得卧，葶苈大枣泻肺汤主之。

注解：肺痈为病名，痰饮迫塞于肺，因致喘不得卧者，宜葶苈大枣泻肺汤主之。

《金匮要略·肺痿肺痈咳嗽上气病脉证治》第 15 条：肺痈，胸满胀，一身面目浮肿，鼻塞清涕出，不闻香臭酸辛，咳逆上气，喘鸣迫塞者，葶苈大枣泻肺汤主之。

注解：本条虽冠以肺痈，但必是痈脓未成，痰涎壅盛之时，方可用本方治之。

按：《金匮要略》曰："寸口脉数，其人咳，口中反有浊唾涎沫者何？师曰：为肺痿之病。若口中辟辟燥，咳即胸中隐隐痛，脉反滑数，此为肺痈。"上二条之肺痈，即指口中辟辟燥，咳即胸中隐隐痛，脉滑数而言也。若已吐脓血，则非本方所宜，不可不知。

《金匮要略·痰饮咳嗽病脉证并治》第 27 条：支饮不得息，葶苈大枣泻肺汤主之。

注解：水饮逆迫于肺，故呼吸困难，宜葶苈大枣泻肺汤主之。

按：甘遂、大戟、芫花、葶苈，均为泻水峻药，其中以甘遂为最，大戟、芫花次之，葶苈则更次之。虽皆治胸痛喘满，但前三药以治疼痛为主，而葶苈以治咳喘为主，亦稍有不同。

【解读】本方证属阳明病。

第六节　大黄硝石汤类方证

一、大黄硝石汤方证

【原方剂组成】大黄、黄柏、硝石各四两，栀子十五枚。

【原用法】上四味，以水六升，煮取二升，去滓，内硝，更煮，取一升顿服。

方解：硝、黄伍以苦寒之栀、柏，为有力的泻热除烦剂，故治腹实满，大便不通，其人烦躁。由于栀、柏、黄俱能退黄，故亦治黄疸而里实烦者。

【有关仲景书中的论治】

《金匮要略·黄疸病脉证并治》第19条：黄疸，腹满，小便不利而赤，自汗出，此为表和里实，当下之，宜大黄硝石汤。

注解：腹满、溺赤，而自汗出，里有实热可知，故宜大黄硝石汤下其实热。

按：黄疸证，大实大满，大便不通者，可以本方攻之，但今之黄疸性肝炎，见本方证者较少。

【解读】本方证属阳明病。

二、茵陈蒿汤方证

【原方剂组成】茵陈蒿六两，栀子（擘）十四枚，大黄（去皮）二两。

【原用法】上三味，以水一斗，先煮茵陈，减六升，内二味，煮取三升，去滓，分温三服。小便当利，尿如皂荚汁状，色正赤，一宿腹减，黄从小便去也。

方解：茵称、栀子祛湿除热，均为治黄要药，佐以泻下之大黄，故治黄疸证而实热者。

【有关仲景书中的论治】

《伤寒论》第236条：阳明病，发热汗出者，此为热越，不能发黄也；但头汗出，身无汗，剂颈而还，小便不利，渴引水浆者，此为瘀热在里，身必发黄，茵陈蒿汤主之。

注解：阳明病，发热汗出者，则热与汗并越于外，故不能发黄。若只有头汗出，而身无汗，小便不利，又渴而多饮，则热与水相瘀于里，故必发黄，茵陈蒿汤祛湿除热，故主之。

《伤寒论》第 260 条：伤寒七八日，身黄如橘子色，小便不利，腹微满者，茵陈蒿汤主之。

注解：身黄如橘子色，谓其色黄鲜艳如橘，与其他发黄者有异，腹微满，谓不似大承气汤之大实满也。

按：上条是就原因说明本方证，而本条是就证候说明本方证。

《金匮要略·黄疸病脉证并治》第 13 条：谷疸之为病，寒热不食，食即头眩，心胸不安，久久发黄为谷疸，茵陈蒿汤主之。

注解：谷疸病初作，亦恶寒发热，由于里有湿热，故不欲食，食即头眩，心胸不安，久久则发黄，即所谓谷疸之为证，宜茵陈蒿汤主之。

按：本条颇似说明急性传染性黄疸型肝炎证治，但此病单用本方，反不如以本方和大柴胡汤合方应用机会为多，须注意。

【解读】本方证属阳明病。

三、栀子大黄汤方证

【原方剂组成】栀子（擘）十四个，大黄（如博棋子大）五六枚，枳实（炙）五枚，香豉（绵裹）一升。

【原用法】同枳实栀子豉汤。

方解：此于栀子豉汤加枳实、大黄，故治栀子豉汤证而胸腹满、大便难者。

【有关仲景书中的论治】

《伤寒论》第 393 条：大病差后，劳复者，枳实栀子豉汤主之。若有宿食者，内大黄。

注解：劳复，指大病新愈，由于过劳而病复发，伤于食亦是劳复之类，本条即是伤于食之劳复，以其人发烦热、胸满闷，故以枳实栀子豉汤主之，若有宿食、大便不通者，应更加大黄主之。

按：伤寒病愈后，不知戒慎饮食，往往复发热烦如上证，应注意。

156

《金匮要略·黄疸病脉证并治》第15条：酒黄疸，心中懊憹或热痛，栀子大黄汤主之。

注解：热痛指肝区或胆区灼热而痛也，黄疸若心中懊憹或肝胆热痛者，本方主之。

按：中医学将黄疸分为三类。伤于食者为谷疸，如前之茵陈蒿汤证；伤于饮者为酒疸，如本条所述者是也；另一种由于不慎房事，为女劳疸，大概是指血性黄疸而言。今之黄疸型急性肝炎，大都属于前两种，茵陈蒿汤和栀子大黄汤为治此病之良方，依余经验，单用此二方机会很少，而以大柴胡汤与此二方中的一方或二方合用机会较多。

【解读】本方证属阳明病。

四、大黄黄连泻心汤方证

【原方剂组成】大黄二两，黄连一两。

【原用法】上二味，以麻沸汤二升，渍之须臾，绞去滓，分温再服。

方解：黄连主热气，去心下痞，合于大黄故治心下痞而烦热者。

【有关仲景书中的论治】

《伤寒论》第154条：心下痞，按之濡，其脉关上浮者，大黄黄连泻心汤主之。

注解：心下痞，即胃部有满塞不通之感，按之濡，谓不似结胸证之按之石硬也。痞为气结，结胸为实结，关上脉亦应之浮而不沉，此宜大黄黄连泻心汤主之。

《伤寒论》第164条：伤寒大下后，复发汗，心下痞，恶寒者，表未解也。不可攻痞，当先解表，表解乃可攻痞。解表宜桂枝汤，攻痞宜大黄黄连泻

心汤。

注解：见桂枝汤条。

【解读】本方证属阳明病。

五、泻心汤方证

【原方剂组成】大黄二两，黄连、黄芩各一两。

【原用法】上三味，以水三升，煮取一升，顿服之。

方解：于大黄黄连泻心汤又加黄芩一味，故治大黄黄连泻心汤证而烦热尤剧，甚或迫血升腾而为吐血、衄血者。

按：原量大黄约六钱，黄连、黄芩约三钱，用时应依证之轻重虚实增减之。

【有关仲景书中的论治】

《金匮要略·惊悸吐衄下血胸满瘀血病脉证并治》第17条：**心气不足，吐血，衄血，泻心汤主之。**

注解：心气不足，即心中悸烦不安之意，《千金》作不定，可信。吐血、衄血，其人悸烦不安者，泻心汤主之。

按：本方治吐血、衄血如神，不过必须在热亢的情况下用之乃验，心中悸烦不安，甚则发惊发狂，均为热扰神明所使然，本条所谓心气不定者，即指此言，为应用本方之要征，不可等闲视之。至于心下痞、大便难，为本方的主要适应证，固不待言，他如颜面潮红、脉数、烦躁失眠等亦皆本方之常见证，不可不知。但本方所治并不限于血证，若高血压、癫痫、发狂，以及神经官能症诸病，亦多现本方证，依证用之，均有奇效。

【解读】本方证属阳明病。

六、附子泻心汤方证

【原方剂组成】大黄二两，黄连一两，黄芩一两，附子（炮，去皮，破八片）一枚，另煮取汁。

【原用法】上四味，切三味，以麻沸汤二升渍之，须臾，绞去滓，内附子汁，

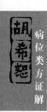

分温再服。

　　方解：此于泻心汤加附子，故治泻心汤证而半陷于阴证者。

【有关仲景书中的论治】

《**伤寒论**》**第155条：心下痞，而复恶寒汗出者，附子泻心汤主之。**

　　注解：无热恶寒汗出，为已陷于阴证之候，因以泻心汤治其心下痞，加附子以治恶寒汗出也。

　　【解读】本方证属阳明太阴合病。

第七节　走马汤类方证

一、走马汤方证

【原方剂组成】杏仁二枚，巴豆（去皮心，熬）。

【原用法】上二味，以绵缠捶令碎，热汤二合，捻取白汁饮之，当下。老小量之。通治飞尸鬼击病。

方解：巴豆为一温性峻下药，合以杏仁尤能开通闭塞，而得快下，此为卒病暴疾胀满闭塞之急救方。

【有关仲景书中的论治】

《金匮要略·腹满寒疝宿食病脉证治》附方（三）：《外台》走马汤：治中恶，心痛腹胀，大便不通。

注解：中恶、飞尸、鬼击，都不外是卒然发作而无来由之暴病名称。其实凡剧烈的心痛腹胀、大便不通者，即可以本方治之，不必眩惑于此等病名也。

【解读】本方是古代常用攻下剂，因是祛实，故胡老师归类于阳明。应当说明的是，巴豆为温性峻下药，下可祛实，是祛里实，从实而论可属阳明。但温可祛寒，里寒多属太阴，因此，中恶、心腹胀满、大便不通，当属寒闭，故本方更宜用于寒闭不通者，或称当救其里的太阴病。故本方六经归类治里寒当属太阴。

二、三物备急丸方证

【原方剂组成】大黄一两，干姜一两，巴豆（去皮心，熬，外研如脂）一两。

【原用法】上药各须精新，先捣大黄、干姜为末，研巴豆内中，合治一千杵，用为散，蜜合丸亦佳，密器中贮之，莫令泄气。

方解：大黄、巴豆合用攻下至猛，伍以干姜亦温下之剂。

按：《千金》云："张仲景三物备急丸，司空裴秀为散用亦可，先合成汁，乃倾口中，令从齿间得入，至良验。"

【有关仲景书中的论治】

《金匮要略·杂疗方》第3条：三物备急丸方：主心腹诸卒暴百病，若中恶客忤，心腹胀满，卒痛如锥刺，气急口噤，停尸卒死者，以暖水若酒服大豆许三四丸，或不下，捧头起，灌令下咽，须臾当差。如未差，更与三丸，当腹中鸣，即吐下便差。若口噤，亦须折齿灌之。

注解：凡突然发作之暴疾，若心腹胀满，骤然剧痛如锥刺，或呼吸迫促，或口噤不开，甚或一时假死者，均宜本方治之。

按：巴豆为吐下快药，为救治卒暴诸疾之良药，以上二方药物虽少有出入，但均以巴豆为主，故所治大致同。《千金》于走马汤方加入代赭石、赤石脂米糊为丸，名之紫圆，虽下之，不致虚人，亦一良法。

【解读】本方证属太阴病。

三、桔梗白散方证

【原方剂组成】桔梗、贝母各三分，巴豆（去皮心，熬黑，研如脂）一分。

【原用法】上二味，为散，内巴豆，更于臼中杵之，以白饮和服。强人半钱匕，羸者减之。病在膈上必吐，在膈下必利。不利，进热粥一杯；利不止，进冷粥一杯。

方解：桔梗、贝母祛痰排脓，合以巴豆，则大力驱逐胸咽中顽痰痈脓，故无论肺痈、白喉，或其他咽喉肿痛，以至呼吸困难，饮食不下者，均可主之。

【有关仲景书中的论治】

《伤寒论》第141条：寒实结胸，无热证者，与三物小陷胸汤，白散亦可服。

注解：寒实结胸，指水结胸言，无热证，谓无热实的证候反应，与三物小陷胸汤，白散亦可服者，谓治水饮内结，二方为治相同，但二方的选用，仍宜依证处之，自在言外。

《金匮要略·肺痿肺痈咳嗽上气病脉证治》附方（五）：《外台》桔梗白散：治咳而胸满，振寒脉数，咽干不渴，时出浊唾腥臭，久久吐脓如米粥者，为肺痈。

注解： 咳而胸满者，因咳逆而胸满也，振寒脉数为蕴脓之候，多咳唾故咽干，无大热故不渴，时出浊唾腥臭，以至吐脓如米粥者，为肺痈，宜以本方速祛痰脓为治。

按： 此与桔梗汤条同，不外证有虚实，此为实而宜攻，彼已虚则不宜攻也，临床应随证用之。

【解读】 本方证属太阴病。

以上三个方证，胡老皆列于阳明病，是因其治里寒实，符合"胃家实"。我们通过仲景书中有关方证分析，认为应归属太阴，这一结论依然是根据胡老对病位病机的论述。胡老在讲病位病机时说："中医所谓里证者，即机体欲借排便或涌吐的机转，自消化管道以解除疾病而尚未得解除的形象。"即治疗里证的主要原则是"借排便或涌吐的机转，自消化管道以解除疾病"，这里不但指阳明病，而且也指太阴病！临床上看，急性、烈性传染病，不但常见四逆汤证，更多见寒实的走马汤证、桔梗白散证、三物备急丸证。这类方证皆应归类于太阴病。

第八节 白虎汤类方证

一、白虎汤方证

【原方剂组成】知母六两，石膏（碎）一斤，甘草（炙）二两，粳米二合。

【原用法】上四味，以水一斗，煮米熟，汤成去滓，温服一升，日三服。

方解：知母、石膏清热下火，甘草、粳米安中益气，此治热用寒，为不为寒伤之要法也。

【有关仲景书中的论治】

《伤寒论》第176条：**伤寒，脉浮滑，此表有热，里有寒，白虎汤主之。**

注解：表有热、里有寒当是表有寒、里有热，另有"伤寒脉滑而厥者，里有热也"，可证其为后人传抄之误无疑。白虎汤清里热，故主之。

《伤寒论》第219条：**三阳合病，腹满，身重，难以转侧，口不仁，面垢，谵语遗尿。发汗则谵语，下之则额上生汗，手足逆冷，若自汗出者，白虎汤主之。**

注解：口不仁，即口干舌燥不知五味；面垢，即面失润泽，而色不华也。腹满、身重、难以转侧而谵语，此热结于里也，口不和而面垢，此热盛于半表半里也，遗尿、汗自出亦因热势壮实，津液难于自守也。谓为三阳合病者，言其上下表里无所不热也，热病不可发汗，汗之必致津竭燥甚，而益其谵语，热虽盛而里未实，则不可下，若误下之，则额上汗出，手足逆冷，只宜本方以清肃内外，汗下皆非所宜也。

按：此即所谓温热之属，以白虎汤为正治，汗下均当严禁，此可参阅表证篇温病条。

《伤寒论》第350条：**伤寒，脉滑而厥者，里有热，白虎汤主之。**

注解：脉滑主里热，伤寒脉滑而四肢厥冷者，为热盛于里之热厥，故以白虎汤主之。

【解读】本方证属阳明病。

二、白虎加人参汤方证

【原方剂组成】 知母六两，石膏（碎，绵裹）一斤，甘草（炙）二两，粳米六合，人参三两。

【原用法】 上五味，以水一斗，煮米熟汤成，去滓，温服一升，日三服。

方解： 热最伤津耗液，若白虎汤证，津液已虚而烦渴欲饮者，因加人参补中以养液也。

【有关仲景书中的论治】

《伤寒论》第26条：服桂枝汤，大汗出后，大烦渴不解，脉洪大者，白虎加人参汤主之。

注解： 服桂枝汤以微似汗出佳，若服之不得法，而使大汗出，病必不除，大汗亡失津液，热反内盛，故大烦渴不解，脉洪大者，即热盛津虚之应，因以白虎加人参汤主之。

《伤寒论》第168条：伤寒病，若吐若下后，七八日不解，热结在里，表里俱热，时时恶风，大渴，舌上干燥而烦，欲饮水数升者，白虎加人参汤主之。

注解：《脉经》《千金》《千金翼》中，"伤寒"后无"病"字，可从。

伤寒法宜发汗，误施吐下，津液重伤，邪热内陷，因致热结于里，故谓表里俱热，身热则恶风，大渴、舌上干燥而烦，为津伤热盛之候，欲饮水数升，为机体反应性自救之情，故以白虎加人参汤主之。

《伤寒论》第169条：伤寒无大热，口燥渴，心烦，背微恶寒者，白虎加人参汤主之。

注解： 无大热，指外无大热，但非无热之意，口燥渴、心烦为里热津燥之象，里热甚者，则背反微恶寒，宜白虎加人参汤主之。

按：《伤寒论》曰"咽喉干燥者，不可发汗"，口燥渴、心烦，尤不止于咽喉干燥可知。里有伏热之人，患伤寒或感冒，虽在初期，每现此候，均不可发汗，而宜白虎汤或白虎加人参汤。

《伤寒论》第 170 条：伤寒，脉浮，发热无汗，其表不解，不可与白虎汤。渴欲饮水，无表证者，白虎加人参汤主之。

注解：伤寒脉浮，发热无汗，为麻黄汤证，当然不可与白虎汤，尤其再加人参，更非所宜，自在言外。渴欲饮水，为本方应用之主证，但必须审其确无表证者，乃可与之。

《伤寒论》第 222 条：阳明病，脉浮而紧，咽燥口苦，腹满而喘，发热汗出，不恶寒，反恶热，身重，若发汗则躁，心愦愦，反谵语，若加温针，必怵惕，烦躁不得眠。若下之，则胃中空虚，客气动膈，心中懊憹，舌上胎者，栀子豉汤主之。若渴欲饮水，口干舌燥者，白虎加人参汤主之。若脉浮发热，渴欲饮水，小便不利者，猪苓汤主之。

注解：脉浮而紧为太阳伤寒脉，咽燥口苦为少阳证，发热汗出、不恶寒、反恶热、身重为阳明证，此亦三阳并病之属，乃白虎汤证。若误发其汗，则津液越出，而致胃中燥、大便硬，心愦愦而谵语，言外当与大承气汤。若误用烧针，则必致怵惕烦躁不得眠，即所谓太阳伤寒者，加温针必惊者是也，暗示可辨证与桂枝去芍药加蜀漆龙骨牡蛎汤或桂枝甘草龙骨牡蛎汤治之。若误下之，则胃中空虚，客热邪气必乘虚而动膈，若心中懊憹，舌上白苔者，此为虚烦，宜栀子豉汤主之。若渴欲饮水，口舌干燥者，此为热盛津伤，宜白虎加人参汤主之。若脉浮发热，渴欲饮水，小便不利者，此为水停于里，则热不解于外，宜猪苓汤主之。

按：栀子豉汤、白虎加人参汤、猪苓汤虽均主烦热，但栀子豉汤证以烦为主，以热为客，突出表现在心中懊憹，而不燥渴，与二方证较易区别。白虎加人参汤证和猪苓汤证，虽皆渴欲饮水，但白虎之渴，由于热盛津伤，故口舌干燥，而猪苓之渴，是由于水停不行，故小便不利，是亦不难区分。

《金匮要略·痓湿暍病脉证并治》第 26 条：太阳中热者，暍是也。汗出恶寒，身热而渴，白虎加人参汤主之。

注解：暍，即受暑热而发之病。因亦现有表热证候，故谓为太阳中热，身热汗自出，故其人洒然而恶寒，热蒸津越故渴，本方清热滋津，故主之。

按：诸家每以本方治渴，归其作用于石膏，后世本草亦多谓石膏治渴，此实误也。试观白虎汤各条无一渴证，而本方各条无一不渴者，可见治渴不在石膏而在人参。胃为水谷之海，荣卫之源，人参补中益气，乃津枯致渴之要药，至于石膏功在除热，口干舌燥即为主要之标的。故凡头痛、头晕、身热、汗出、逆气、惊喘、烦躁、肿痛诸证，而伴口舌干燥者，均可用之，《本经》谓为微寒，意即在此。不过石膏质重，非大量则不验。

【解读】本方证属阳明太阴合病。

第九节 瓜蒂散类方证

瓜蒂散方证

【原方剂组成】瓜蒂（熬黄）一分、赤小豆一分。

【原用法】上二味，个别捣筛，为散已，合治之。取一钱匕，以香豉一合，用热汤煮作稀糜，去滓，取汁和散，温顿服之。不吐者，少少加，得快吐乃止。诸亡血家，不可与瓜蒂散。

方解：瓜蒂苦寒，功能催吐下水，赤小豆下水排痈肿脓血，豆豉解毒除烦，三物合用，共成催吐祛毒之圣剂。

【有关仲景书中的论治】

《伤寒论》第166条：**病如桂枝证，头不痛，项不强，寸脉微浮，胸中痞硬，气上冲咽喉，不得息者，此为胸有寒也，当吐之，宜瓜蒂散。**

注解：病如桂枝证，即指脉微浮气上冲言，胸中痞硬，为病邪充实于心胸的结果，气上冲咽喉，不得息者，为病有自下上越的趋势，胸中有寒，谓胸中有寒水之毒，非是虚寒之寒，故宜以寒性之催吐药如本方主之。

《伤寒论》第355条：**病人手足厥冷，脉乍紧者，邪结在胸中，心下满而烦，饥不能食者，病在胸中，当须吐之，宜瓜蒂散。**

注解：病邪迫实于胸中，气血受到阻碍，故手足厥冷而脉乍紧，心下满而烦，饥不能食，亦胃有食水诸毒之应，故宜本方吐之。

《金匮要略·腹满寒疝宿食病脉证治》第24条：**宿食在上脘，当吐之，宜瓜蒂散。**

注解：宿食在上脘，指食滞于上脘之意，宜以本方吐之。

《伤寒论》第324条：**少阴病，饮食入口则吐，心中温温欲吐，复不能吐，始得之，手足寒，脉弦迟者，此胸中实，不可下也，当吐之。若膈上有寒饮，干呕者，不可吐也，当温之，宜四逆汤。**

注解：病实胸中，气机闭塞，故手足寒、脉弦迟，而现少阴病之外观。上实则拒纳，故饮食入口则吐，但心中温温欲吐，而复不能吐，此为胸中实，宜顺势以本方吐之。不可下也，谓不可误为热壅于里之大黄甘草汤证而下之。若上之手足寒、脉弦迟为证，其人止于干呕，既无饮食入口即吐，又无心中温温欲吐、复不能吐，乃里虚有寒饮也，则不可吐之，而宜以四逆汤急温之。

按：患病机体欲自口腔排出病邪以解疾病，但限于自然良能，只把病毒驱集在胸中，而往往不得吐出，其人或胸中痞硬，气上冲咽喉不得息者，或心中满而烦，饥不能食者，或心中温温欲吐，而复不能吐者，皆其候也，此时与本方以吐之，正适应了机体祛病之机制，故可收治效。本条最后提出干呕之四逆汤证，与本证颇相似，但虚实有分，寒热有别，错用杀人，临证必须细辨。

【解读】本方证属阳明病。

第十节　里阴证太阴病概论

里阴证，《伤寒论》谓为太阴病，今摘录有关论说，略加说明于下。

《伤寒论》第 273 条：太阴之为病，腹满而吐，食不下，自利益甚，时腹自痛，若下之，必胸下结硬。

注解：太阴之腹满为虚满，按之则空虚如无病，与阳明病之腹实满，按之硬且痛者有别；吐和食不下，为由于胃虚有寒，水谷不消之结果；自利益甚者，胃肠不但无力消化，而且不能收摄也；时腹自痛者，寒气下趋少腹，则腹自痛，否则亦有时自止也；若下之必胸下结硬者，里阴证宜温不宜下，若误下之，必胸下结硬，变为脏结之难治险证。

按：此述太阴病之特征，凡病见有以上征候者，即可确诊为太阴病。

《伤寒论》第 277 条：自利不渴者，属太阴，以其脏有寒故也，当温之，宜服四逆辈。

注解：凡自下利不渴者，则属太阴病之下利，之所以不渴，以其胃中有寒故也，治之宜服四逆汤一类温性药。

按：此述太阴病下利的治疗准则，和上条即为太阴病的证治总纲。至于有关辨证施治的细节，则详于以下诸方证，分述于下。

第十一节　干姜附子汤类方证

一、干姜附子汤方证

【原方剂组成】干姜一两，附子（生用，去皮，破八片）一枚。

【原用法】上二味，以水三升，煮取一升，去滓，顿服。

方解：干姜、附子均是辛温热药，祛寒逐湿二药作用相同，但干姜偏主寒水之上逆，附子偏主寒水之下迫，今二药合用，温彻上下，共成温中除寒之要剂。

【有关仲景书中的论治】

《伤寒论》第61条：下之后，复发汗，昼日烦躁不得眠，夜而安静，不呕不渴，无表证，脉沉微，身无大热者，干姜附子汤主之。

注解：下之虚其里，发汗虚其外，下之后复发汗，更属汗下倒置，如此非法治疗，未有不使其变为坏病者也，昼日烦躁、夜而安静，当然无关于瘀血证，不渴则非阳明证，不呕亦非少阳证，同时又无太阳表证，脉沉且微，虚寒在里可知，故此烦躁定为里阴证精气欲脱之虚烦也。只若其人身无大热者，即宜干姜附子汤主之。

按：阴证而烦躁不得眠者，多属精气欲脱之险候，若待至吐利、手足逆冷者，则必死也。本条所论正是防微杜渐之手段，所谓良工治未病者是也。瘀血和三阳证亦均有烦躁，一一观察，加以否定，示人辨证之要领，学者应细心研之。

【解读】本方证属太阴病。

二、四逆汤方证

【原方剂组成】甘草（炙）二两，干姜一两半，附子（生用，去皮，破八片）一枚。

【原用法】上三味，以水三升，煮取一升二合，去滓，分温再服。强人可大附子一枚，干姜三两。

方解：主用甘草补中益气，佐以姜、附温中逐寒，合力振兴胃气，促进沉衰之代谢机能。故凡里虚多寒，以至水谷不化，下利清谷，甚或荣卫不利，四肢厥冷者，非此不足以救治之。

【有关仲景书中的论治】

《伤寒论》第29条：伤寒脉浮，自汗出，小便数，心烦，微恶寒，脚挛急，反与桂枝，欲攻其表，此误也。得之便厥，咽中干，烦躁吐逆者，作甘草干姜汤与之，以复其阳；若厥愈、足温者，更作芍药甘草汤与之，其脚即伸；若胃气不和，谵语者，少与调胃承气汤；若重发汗，复加烧针者，四逆汤主之。

注解：见调胃承气汤条。

《伤寒论》第91条：伤寒，医下之，续得下利，清谷不止，身疼痛者，急当救里；后身疼痛，清便自调者，急当救表。救里宜四逆汤，救表宜桂枝汤。

注解：见桂枝汤条。

《伤寒论》第92条：病发热头痛，脉反沉，若不差，身体疼痛，当救其里，四逆汤方。

注解：病发热、头痛、脉反沉，为少阴病麻黄附子细辛汤证，若不差，谓服麻黄附子细辛汤后，脉沉未已，而身体疼痛亦未愈也，里气不振，表自难解，故当以本方救其里。

按：脉沉为虚寒在里之证，里气沉衰，则表气不畅，故少阴病始得之，反发热脉沉者，亦宜配伍附子、细辛等亢奋性之发表药，振其里而和其外，乃得汗解。倘若不发热而脉沉，虽始得之，亦宜急温之，即麻黄附子细辛汤亦不可用。今所谓若不差，明明服过麻黄附子细辛汤而病未愈，不过发热、头痛已解，只脉沉未解，而身犹疼痛也，但此身疼乃沉寒在里，血气瘀滞于外，已不得看作表证，故谓当救其里，宜本方。

《伤寒论》第225条：脉浮而迟，表热里寒，下利清谷者，四逆汤主之。

注解：脉浮应表热，脉迟应里寒，下利清谷，里之虚寒俱甚，虽有表热，亦宜以本方先救其里。

《伤寒论》第323条：少阴病，脉沉者，急温之，宜四逆汤。

注解：脉沉为里有寒，少阴病见此脉者，故急宜以本方温之，缓则并于太阴，则吐利厥逆险恶证候作矣。

按：少阴病始得之，反发热脉沉者，可以麻黄附子细辛汤先发其汗，若发汗后不差者，或无热脉沉者，均宜以本方急温之。若下利清谷，虽脉浮有热，亦宜以本方先救其里。

《伤寒论》第324条：少阴病，饮食入口则吐，心中温温欲吐，复不能吐，始得之，手足寒，脉弦迟者，此胸中实，不可下也，当吐之。若膈上有寒饮，干呕者，不可吐也，当温之，宜四逆汤。

注解：见瓜蒂散条。

《伤寒论》第353条：大汗出，热不去，内拘急，四肢疼，又下利，厥逆而恶寒者，四逆汤主之。

注解：大汗出，津液亡于外，热不去，邪反留于内，腹内拘急，津虚并亦有寒，四肢疼痛，外邪亦兼血郁，中气沉衰，因又下利，阳去入阴，故厥逆而恶寒，宜四逆汤主之。

按：大汗而又下利，厥逆、恶寒，已有阴寒虚脱形象，虽有表候，亦急宜救里，若误与桂枝汤以攻表，祸当立至。

《伤寒论》第354条：大汗，若大下利而厥冷者，四逆汤主之。

注解：大汗则亡津液于外，大下利则亡津液于内，体液大量亡失，气血不充于四末，故四肢厥冷，四逆汤主之。

按：此亦中虚因致汗下欲脱之证。

《伤寒论》第372条：下利腹胀满，身体疼痛者，先温其里，乃攻其表，温里宜四逆汤，攻表宜桂枝汤。

注解：见桂枝汤条。

《伤寒论》第377条：呕而脉弱，小便复利，身有微热，见厥者难治，四逆汤主之。

注解：脉弱主虚，呕而小便复利者，中气大虚，不能统摄上下也，身有微热见厥者，阴寒极于里，虚阳浮于外也，故知难治，亦只宜四逆汤主之。

按： 以上所述，乍看似无关于生死之大证，其关键只在"身有微热，见厥"六字之上，此为阴寒虚极之一候，以是可证呕而小便复利，亦非一般痰饮水气为患，而是上越下脱之险恶征象，此时虽有以本方温中救里一策，振奋一分胃气，便有一分生机，舍此别无良法。

《伤寒论》第388条： 吐利、汗出、发热、恶寒、四肢拘急、手足厥冷者，四逆汤主之。

注解： 既吐且利而又汗出，津液亡失至速，组织枯燥，故四肢拘急。阳去阴生，故手足厥冷，虽发汗恶寒，亦宜舍表而救里，四逆汤主之。

《伤寒论》第389条： 既吐且利，小便复利，而大汗出，下利清谷，内寒外热，脉微欲绝者，四逆汤主之。

注解： 既吐且利，小便复利，又大汗出，则体液亡失于上下内外，胃气极度沉衰，故下利清谷，津虚血少，故脉微欲绝。内寒外热，外亦有微热之谓也，四逆汤主之。

按： 以上二条，均述霍乱津液虚脱之阴寒重证，乘其生机未至断灭，急以本方温中逐寒，胃气一振，则谷气布，津血充矣。

【解读】 本方证属太阴病。

三、通脉四逆汤方证

【原方剂组成】 甘草（炙）二两，附子（生用，去皮，破八片）大者一枚，干姜三两（强人可四两）。

【原用法】 上三味，以水三升，煮取一升二合，去滓，分温再服，其脉即出者，愈。

方解： 此于四逆汤增加姜、附用量，故治四逆汤证虚脱更甚，以至心力衰竭，脉微欲绝或脉不出者。

【有关仲景书中的论治】

《伤寒论》第317条：少阴病，下利清谷，里寒外热，手足厥逆，脉微欲绝，身反不恶寒。其人面色赤，或腹痛，或干呕，或咽痛，或利止脉不出者，通脉四逆汤主之。

注解：此亦少阴太阴的并病，下利清谷，手足厥逆，证属里寒，身反不恶寒，面色赤，证属外热，脉微欲绝，为极虚欲脱之应，可知里寒为真寒，外热为虚热，即此所谓无根之虚火上泛者是也，或以下均为兼见客证，不问其有无，均宜通脉四逆汤主之。

《伤寒论》第370条：**下利清谷，里寒外热，汗出而厥者，通脉四逆汤主之。**

注解：汗出而厥，则为脱汗也，其亦必脉微欲绝可知，谓为里寒外热，亦即身有微热之意。

按：由以上所论，则本方所主不但下利清谷而厥，并见虚热浮越，大有瞬间欲脱形象，较四逆汤证虚寒更甚，尤其脉微欲绝或脉不出，为本方应用的主要标的，因名之为通脉四逆汤也。

【解读】本方证属太阴病。

四、通脉四逆加猪胆汁汤方证

【原方剂组成】甘草（炙）二两，干姜三两（强人可四两），附子（生用，去皮，破八片）大者一枚，猪胆汁半合。

【原用法】上四味，以水三升，煮取一升二合，去滓，内猪胆汁，分温再服，其脉即来。无猪胆以羊胆代之。

方解：猪胆为苦寒亢奋药，而有止呕除烦作用，加于通脉四逆汤中，故治原方证，虚脱急剧，呕而烦躁者。

【有关仲景书中的论治】

《伤寒论》第390条：**吐已下断，汗出而厥，四肢拘急不解，脉微欲绝者，通脉四逆加猪胆汁汤主之。**

注解：此承前条"吐利汗出，发热恶寒，四肢拘急，手足厥冷者，四逆汤主之"而言，服四逆汤后，虽吐利均止，但汗出而厥，四肢拘急不解，并脉微有欲绝之势，因以本方主之。

按：古文词句简练，论中凡有不解字样，大都为服过药后而并仍不解之意，服四逆汤后仍汗出而厥、四肢拘急不解，由于更见脉微欲绝，续在虚脱，恶化甚明，故以本方治之。

【解读】本方证属太阴阳明合病。

五、四逆加人参汤方证

【原方剂组成】甘草（炙）二两，干姜一两半，附子（生用，去皮，破八片）一枚，人参一两。

【原用法】上四味，以水三升，煮取一升二合，去滓，分温再服。

方解： 人参味甘微寒，而有补中益气作用，四逆汤加入此味，故治四逆汤证，阴寒较缓，胃气较虚，而津血不足者。

【有关仲景书中的论治】

《伤寒论》第385条：恶寒，脉微而复利，利止，亡血也，四逆加人参汤主之。

注解： 恶寒，脉微属少阴；而又下利，则传里太阴也；利止，指先病霍乱时的吐利言；亡血也，谓霍乱吐泻期中，津液耗损太多，吐利虽止，胃气未复，津血大虚也，故仍恶寒脉微，而又下利，因以四逆加人参汤主之。

按： 本条是述吐利止后，而恶寒，脉微并又下利，这是由于霍乱吐利，虚人至烈，吐利虽止，胃气未复，津血亡失过甚，因而发作此证，即《伤寒论》所谓本是霍乱，今是伤寒者也。本方证以亡津液、亡津血为主，不厥，亦不下利清谷则寒较缓，故以四逆加人参汤主之。《医宗金鉴》谓"利止亡血，为何用大热补药，利止当是利不止，亡血当是亡阴"，这不但未识透文意，而且不知救中滋液之理，试看前之四逆汤和通脉四逆汤所述证治，亦多属胃气沉衰，津血欲竭重证，舍大热补药如四逆或通脉四逆者，又何足以振兴其沉衰而生津血？亡阳即是亡津血、亡血液，后世把阳都看作阳热亦错，对此已屡做说明，故不复赘。

【解读】本方证属太阴病。

六、茯苓四逆汤方证

【原方剂组成】茯苓四两，人参一两，附子（生用，去皮，破八片）一枚，甘草（炙）二两，干姜一两半。

【原用法】上五味，以水五升，煮取三升，去滓，温服七合，日二服。

方解：此于四逆加人参汤又入茯苓一味，故治四逆加人参汤证，心悸烦而小便不利者，不过四逆加入人参汤用量甚轻，其亦治虚寒的轻证甚明。

【有关仲景书中的论治】

《伤寒论》第69条：发汗若下之，病仍不解，烦躁者，茯苓四逆汤主之。

注解：里有停水，小便不利，虽有表证，若不利尿则病必不解，发汗若下之，均属误治，故病不愈，并由于误治，而陷于阴证，故其人烦躁不宁也，宜茯苓四逆汤主之。

按：发汗若下之病仍不解，其为汗下误施甚明，由于本方以茯苓为主药，而烦躁半属阴证，亦半属茯苓证也。

【解读】本方证属太阴病。

七、白通汤方证

【原方剂组成】葱白四茎，干姜一两，附子（生，去皮，破八片）一枚。

【原用法】上三味，以水三升，煮取一升，去滓，分温再服。

方解：葱白辛甘而温，为一亢奋发汗药，而有止利作用，佐以姜、附，亦和麻黄附子细辛汤、麻黄附子甘草汤等同属少阴病之发表剂。由于本方有作用于下利，故少阴病下利，宜本方，而不用彼二方也。

【有关仲景书中的论治】

《伤寒论》第314条：少阴病，下利，白通汤主之。

注解：既有少阴病外证，同时而又下利者，此亦表里合病之属，宜白通汤主之。

按：表里合病之下利，现太阳病者，宜葛根汤；现少阴病者，宜白通汤，其理同，可互参。

【解读】胡老师明确说了，白通汤治表里即少阴太阴合病之下利，以解少阴表为主，但为了便于解说，尤其有关白通加猪胆汁汤说明，而放于太阴里证。

八、白通加猪胆汁汤方证

【原方剂组成】葱四茎，干姜一两，附子（生，去皮，破八片）一枚，人尿五合，猪胆汁一合。

【原用法】上五味以水三升，煮取一升，去滓，内胆汁、人尿，和令相得，分温再服。若无胆，亦可用。

方解： 人尿咸寒，有解热降逆、止血等作用，于白通汤加胆汁、人尿，当治白通汤证，呕而烦逆者。

【有关仲景书中的论治】

《伤寒论》第315条：**少阴病，下利，脉微者，与白通汤。利不止，厥逆无脉，干呕烦者，白通加猪胆汁汤主之。服汤脉暴出者死，微续者生。**

注解： "白通加猪胆汁汤主之"，当是"通脉四逆加猪胆汁汤主之"之误（详见按语）。少阴病下利虽宜白通汤主之，但少阴病脉微者，不可发汗，今下利而脉微，故不可与白通汤，若误下之，不但利不止，而且必致厥逆无脉、干呕而烦的虚脱恶变，此时应以通脉四逆加猪胆汁汤主之，服药后若脉暴而出者，乃烛欲熄焰反高之凶兆，故主死。若脉微续而出者，为生气之渐复，故主生。

按： 历来诸家多以为不是白通汤药有所误，认为阴寒盛极，初投热药，反而拒格，以是则利不止、厥逆无脉、干呕而烦，宜热因寒用之法，乃以白通加猪胆汁汤主之。余初读是书亦信其说，但经过长时间体验研究，乃知其非，今就所见述之于下，以供参考。

首先讨论一下白通汤究竟主治什么证？葱白为一辛温发汗药，乃众所周知的常识，佐以辛温的姜、附，当更能发汗，它与麻黄附子甘草汤、麻黄附子细辛汤配伍之意大同，虽主治有所出入，但均属少阴病之发汗剂，这是可以肯定的。诸家为了附会原文，或谓葱白通阳，或谓能升下陷之阳气，而避言其发汗作用，因言白通汤温中逐寒之力强于四逆汤、通脉四逆汤等，真成笑话。温中逐寒、振兴沉衰，须倚姜、附之大力，通脉四逆汤之所以治四逆汤证虚寒更剧者，即由于增量姜、附。白通汤姜、附用量远不及四逆汤，更不可比通脉四逆汤。何况主用发汗之葱白，虚寒盛极于里，依法势在必禁，试看下利清谷、四肢厥冷、脉微欲绝等多条阴寒重证，均用无葱白之四逆汤和通脉四逆汤，而不用有葱白之本方者，就是这个道理。葱白通阳，原无可议，但通阳是谓通津液以致汗也，名之为白通汤，义即在此。上条之"少阴病下利，白通汤主之"，为下利而同时有少阴病外证者，即所谓表里合病之一类，用白通汤温中使微汗，则表里均治，此和太阳阳明合病，而下利者，用葛根汤以发汗是同样的治疗手段。

白通汤的主治既明，再探讨本条与白通汤的结果，是否药有所误？少阴病下利似与上条为证相同，但明明提出"脉微者"三字，岂可看作无关紧要之浮词，论中原有"少阴病，脉微者，不可发汗"之文，白通汤是一发汗剂，少阴病，下利，白通汤主之，当是脉不微者，今少阴病，下利而脉微，则不可与白通汤，若强与之，则不但利不止，而且由于误汗，更必致厥逆无脉、干呕而烦之虚脱危证。诸家只看到姜、附的温中，而忽视了葱白的发汗，并又把前后为证看成一致，因而说不是药有所误，是因证极阴寒，初服热药反而拒格云云，此实大错。

基于以上说明，则与白通汤后利不止，厥逆无脉、干呕烦者，明明是误与白通汤所成坏病，最后更有脉暴出者死，脉微续者生之说，可见此乃何等严重之虚脱险证。猪胆汁苦寒，虽有去呕烦而有些许亢奋作用，但加于白通汤之发汗剂，而施于此证，势必益其虚脱，而速其死亡，厥逆脉绝只有通脉四逆之一法，加猪胆汁亦只能加于通脉四逆，始觉合理，故谓"白通加猪胆汁汤主之"，当是"通脉四逆加猪胆汁汤主之"之误。

【解读】本方证属少阴太阴阳明合病。

第十二节　甘草干姜汤类方证

一、甘草干姜汤方证

【原方剂组成】甘草（炙）四两，干姜二两。

【原用法】上二味，以水三升，煮取一升五合，去滓，分温再服。

方解：甘草补中益气而缓急迫，干姜温中逐寒而治呕逆，此为胃虚有寒而呕逆急迫之治方。

【有关仲景书中的论治】

《伤寒论》第 **29** 条：伤寒，脉浮，自汗出，小便数，心烦，微恶寒，脚挛急，反与桂枝汤以攻其表，此误也。得之便厥，咽中干，烦躁吐逆者，作甘草干姜汤与之，以复其阳；若厥愈足温者，更作芍药甘草汤与之，其脚即伸；若胃气不和谵语者，少与调胃承气汤；若重发汗，复加烧针者，四逆汤主之。

注解：脉浮、自汗出、心烦、微恶寒，虽形同桂枝汤证，但小便数为里有水气，脚挛急为津液虚衰。若反与桂枝汤攻其表，则津液益虚，故四肢厥而咽中干，激动里饮，更必烦躁而吐逆也，因与甘草干姜汤温中逐饮，以治烦逆。以复其阳者，谓复其胃气，以滋津液也。若厥愈足温而脚挛急不除者，则与芍药甘草汤缓其拘挛，其脚即伸也。若由于津液亡失，胃不和而谵语者，可少与调胃气汤，微和其胃气。假如重发其汗，而复加烧针者，势必变作阴寒重证，则非本方所能治疗，而宜四逆汤主之。

按：小便不利和小便数均属里有水饮之证候，而小便数者多虚，小便不利多实。即使水气病须发汗者，但渴而下利，小便数者皆不可发汗，因其亡失津液故也，今又脚挛急，津液虚衰已明，故不可与桂枝汤，以攻表也，至于治法应于真武、附子汤等求之。

《金匮要略·肺痿肺痈咳嗽上气病脉证治》第 **5** 条：肺痿，吐涎沫，而不咳者，其人不渴，必遗尿，小便数，所以然者，以上虚不能制下故也，此为肺中冷，必眩，多涎唾，甘草干姜汤以温之，若服汤已，渴者，属消渴。

注解：《金匮要略》曰："寸口脉数，其人咳，口中反浊唾涎沫者何？师曰：

为肺痿之病。"若形似肺痿之吐涎沫，而不咳者，此为肺中冷，而非有热之肺痿也。里有寒饮，故其人不渴，遗尿、小便数常为胃虚留饮之候，因谓上虚不能制下也。头眩、多涎唾为水饮上冲之自然结果，亦即肺中冷之所由来也，故宜甘草干姜汤温中逐饮。若服药后，其人渴者，此又转化为消渴，当于消渴门中求之，则非本方所能治。

【解读】本方证属太阴病。

二、理中汤或丸方证

【原方剂组成】人参、炙甘草、白术、干姜各三两。

【原用法】上四味，捣筛，蜜和为丸，如鸡子黄许大。以沸汤数合，和一丸，研碎，温服之，日三四，夜二服。腹中未热，益至三四丸，然不及汤。汤法：以四物依两数切，用水八升，煮取三升，去滓，温服一升，日三服。

方解：人参、甘草补胃气之虚，干姜除胃中之寒，白术逐胃中之湿，此治胃虚寒而有停湿停饮之治剂。

【有关仲景书中的论治】

《伤寒论》第159条：**伤寒服汤药，下利不止，心下痞硬，服泻心汤已，复以他药下之，利不止；医以理中与之，利益甚；理中者，理中焦，此利在下焦，赤石脂禹余粮汤主之；复不止者，当利其小便。**

注解：伤寒证而误与汤药下之，因致下利不止、心下痞硬，服泻心汤已，谓服半夏泻心汤，则上之下利、心下痞硬之证已止，但又误以他药下之，遂使利不止。医因与服理中汤，不仅无功，而利反益甚。盖理中汤本为温中焦之胃，今之利不止，乃由于反复误下，而使下焦之肠虚滑而失摄，故宜以收摄止利之赤石脂禹余粮汤主之。若服此药后利还不止，则肾系亦有所障碍，因致水谷不别，故当再利其小便，则必治矣。

《伤寒论》第386条：**霍乱，头痛，发热，身疼痛，热多欲饮水者，五苓散主之，寒多不欲饮者，理中丸主之。**

注解：上吐下利之霍乱病，若伴有头痛、发热、身疼痛之表证，为其多热，则必渴而欲饮水，宜以五苓散两解其表里；如其多寒，则必不渴而不欲饮，宜理中丸舍表而救里。

《伤寒论》第396条：大病差后，喜唾，久不了了者，胸上有寒，当以丸药温之，宜理中丸。

注解： 大病差后，谓患伤寒病已愈之后也，唾即口液，寒指寒饮。伤寒大病愈后，其人喜唾，久久而不已，这是胃中有寒饮，当以理中丸缓缓温之。

按： 喜唾为胃虚有饮之候，此证多有，并不限于大病差后，故宜本方主之，应注意。

《金匮要略·胸痹心痛短气病脉证治》第5条：胸痹心中痞气，气结在胸，胁下逆抢心，枳实薤白桂枝汤主之；人参汤亦主之。

注解： 心中痞气，谓心中痞塞而气闷也；气结在胸，谓气结在胸中，而胸亦胀满也；胁下逆抢心，谓患者自觉气自胁下而逆抢于心胸也，枳实薤白桂枝汤，降逆行气以消胀满，故主之。而人参汤（即本方）亦主之者，以中气大虚，寒自下迫，亦可有气结胸满等类似证候，但虚实不同，临证必须细辨。

【解读】本方证属太阴病。

三、苓姜术甘汤方证

【原方剂组成】甘草二两，白术二两，干姜四两，茯苓四两。

【原用法】上四味，以水五升，煮取三升，分温三服，腰中即温。

方解： 此于甘草干姜汤加利水之苓、术，故治甘草干姜汤证，而小便不利或利者。

【有关仲景书中的论治】

《金匮要略·五脏风寒积聚病脉证并治》第16条：肾着之病，其人身体重，腰中冷，如坐水中，形如水状，反不渴，小便自利，饮食如故，病属下焦，身劳汗出，衣里冷湿，久久得之，腰以下冷痛，腹重如带五千钱，甘姜苓术汤主之。

注解： 腰为肾之部位，寒湿着于此体部，古人名之为"肾着"。湿着于腰部，故身体重、腰中冷、如坐水中，虽亦形如水肿状，但水气病则多渴、小便不利，今其人反不渴而小便自利，故似为水而实为湿，病属下焦，不关乎中焦之胃，故饮食如故。此病大都由于身劳汗出，衣里冷湿，久久湿着不去，遂得之，以是则腰以下冷痛，腰重如带五千钱也，宜以本方主之。

按：本方以治腰以下冷为目的，而用于腰痛、脚弱、遗尿、小便数等疾患，均有良效，不只治肾着之为病也。

【解读】本方证属太阴病。

四、大建中汤方证

【原方剂组成】蜀椒（炒，去汗）二合，干姜四两，人参二两，胶饴一升。

【原用法】上三味，以水四升，煮取二升，去滓，内胶饴一升，微火煎取一升半，分温再服，如一炊顷，可饮粥二升，后更服，当一日食糜，温覆之。

方解：干姜、蜀椒除寒止呕，人参、胶饴补中缓痛，故治胸腹中大寒痛，而呕不能饮食者。

【有关仲景书中的论治】

《金匮要略·腹满寒疝宿食病脉证治》第14条：心胸中大寒痛，呕不能饮食，腹中寒，上冲皮起，出见有头足，上下痛而不可触近者，大建中汤主之。

注解：寒逆迫于上，故心胸中大寒痛、呕不能饮食，此寒在腹中，故谓腹中寒，肠被寒邪刺激蠕动不已，上冲于腹皮起伏无常，有如头足出没于腹之上下，寒甚则痛剧，以至不可触近者，大建中汤主之。

按：凡寒自下迫，冲逆心胸，呕而腹痛剧甚者，本方即可用之。由于蜀椒杀虫，故虫积而心腹痛剧者，用之亦有验。

【解读】本方证属太阴病。

五、吴茱萸汤方证

【原方剂组成】吴茱萸（洗）一升，人参三两，生姜（切）六两，大枣（擘）十二枚。

【原用法】上四味，以水七升，煮取二升，去滓，温服七合，日三服。

方解：吴茱萸辛温，有温中下气止痛之作用，今用为本方主药，佐以大量生姜，更能温中降饮以止呕逆，复用补中益气之人参、大枣，故为胃虚有寒饮冲逆之治剂甚明。

按：本方无干姜不应列此，以所治相近，故附此。

【解读】胡老师这里的按语，主要是说吴茱萸汤不属甘草干姜类方证，吴茱萸汤温中祛寒，当属太阴证类方证。

【有关仲景书中的论治】

《伤寒论》第243条：食谷欲呕，属阳明也，吴茱萸汤主之；得汤反剧者，属上焦也。

注解：属阳明，即属于阳明胃之意，不是说属于阳明病。胃虚有寒饮，则食谷欲呕，宜以吴茱萸汤主之，若服药后呕反增剧者，是误把上焦因热之欲呕，而以本方治之也。

按：得汤反剧者，属上焦也，是暗示小柴胡汤证和本方证，对于食谷欲吐之证候很相似，临证注意细辨。

《金匮要略·呕吐哕下利病脉证治》第8条：呕而胸满者，茱萸汤主之。

注解：寒饮自里，逆迫于上，故呕而胸满，吴茱萸汤主之。

按：本方证之呕，是由于寒饮自里以上迫，故不及于两胁，而只见胸满；小柴胡汤证之呕，是由于邪热自外以迫内，则必及于两胁，则不但胸满而胁亦满，以是则不难区分二方所主呕逆之不同也。

《伤寒论》第309条：少阴病，吐利，手足逆冷，烦躁欲死者，吴茱萸汤主之。

注解：少阴病内传太阴而吐利，若手足逆冷、烦躁欲死者，为里寒饮迫之证，吴茱萸汤主之。

按：前四逆汤条"下利清谷，手足厥冷，烦躁欲死者，四逆汤主之"，与本条所述亦颇相似，不过彼以下利为重，而此以呕吐为主也。

《伤寒论》第378条：干呕，吐涎沫，头痛者，吴茱萸汤主之。

注解：干呕不吐食物，只吐涎沫，而头痛者，此胃虚饮逆之为候，吴茱萸汤主之。

按：本方为温中降逆逐饮的要药，凡胃虚寒伴有水饮冲逆而呕者，均可治之。若上之食谷欲呕者、呕而胸满者、吐利手足厥冷烦躁欲死者、干呕吐涎沫头痛者，皆其为候之著者。若扩充而活用于胃肠及头脑诸病，均有意外良效，今略述数则以供参考。

诸头痛、头晕而呕恶较甚者，大都属于本方证，用之有奇效；胃痛、呕吐、恶心、腹鸣、大便溏者，可与半夏泻心汤加吴茱萸（不异本方与半夏泻心汤合方），胃肠炎或胃溃疡常见此证，用之均验；曾以本方与当归芍药散、柴胡桂姜汤合方，治愈剧痛之青光眼。

【解读】本方证属太阴病。

第十三节　附子汤类方证

一、附子汤方证

【原方剂组成】附子（炮，去皮，破八片）二枚，茯苓三两，人参二两，白术四两，芍药三两。

【原用法】上五味，以水八升，煮取三升，去滓，温服一升，日三服。

方解：附子温经，合以苓、术祛寒饮并解湿痹，复以人参补胃气之虚，芍药缓拘挛之痛，故此为里虚寒而有水饮或湿痹之治剂。

【有关仲景书中的论治】

《伤寒论》第 304 条：少阴病，得之一二日，口中和，其背恶寒者，当灸之，附子汤主之。

注解：少阴病得之一二日，以不传里为常，但口中和而背恶寒，为里虚有寒饮的明征，故当灸之，更宜本方主之。

按：里虚有寒饮未有不呕吐下利者，口中和、背恶寒即其确候，本方温补利水，可止之于未萌，此亦防微杜渐之治疗手段。又背恶寒为阴阳共有之见证，口舌干燥或口中和为二者主要的鉴别法，对于辨证甚关重要，应记。

《伤寒论》第 305 条：少阴病，身体痛，手足寒，骨节痛，脉沉者，附子汤主之。

注解：手足寒而脉沉，阴寒在里甚明，则身体痛、骨节痛，当是湿痹而非风邪，故以附子汤主之。

按：本条所述为附子汤之正证，寒湿痹痛而脉沉者，多属本方证，尤其下肢拘急痛、屈伸不利而脉沉者，更有捷效。

【解读】本方证属太阴病。

二、真武汤方证

【原方剂组成】茯苓、芍药、生姜（切）各三两，白术二两，附子（炮，去皮，破八片）一枚。

【原用法】上五味，以水八升，煮取三升，去滓，温服七合，日三服。

方解：此与附子汤只生姜、人参一味之差，故主治亦略同，不过附子用量较少，且无人参，故治虚寒的力量较弱，但有生姜则能治呕，并由于水饮上逆，当见眩、悸、身瞤、振战诸证。

【有关仲景书中的论治】

《伤寒论》第82条：太阳病发汗，汗出不解，其人仍发热，心下悸，头眩，身瞤动，振振欲擗地者，真武汤主之。

注解：身瞤动，即筋惕肉瞤之意；振振欲擗地谓身体振战而要倒地也。

太阳病本宜发汗，但里有停水，虽发汗汗出，而病仍不解，故其人仍发热，并由于激动里水，逆于心下则心下悸，攻冲头脑则头眩，动及筋脉，且陷于阴证，则身瞤动，振振欲擗地也，因以真武汤主之。

按：此与桂枝去芍药加茯苓白术汤（原文桂枝去桂加茯苓白术汤），同是误发里有停水之病，不过前者未转陷阴证，故以桂枝去芍药加茯苓白术汤治之；而此已陷于阴证，故以配伍附子之本方治之。又此与苓桂术甘汤之主证很相似，不过苓桂术甘汤证，亦只身为阵阵摇而已，并不似本方证身瞤动、阵阵欲擗地之为候虚衰也，阴阳虚实有分，不可不知。

《伤寒论》第316条：少阴病，二三日不已，至四五日，腹痛，小便不利，四肢沉重疼痛，自下利者，此为有水气，其人或咳，或小便利，或下利，或呕者，真武汤主之。

注解：少阴病二三日，虽服过麻黄附子甘草汤而病不已，至四五日又并发腹痛、自下利之太阴里证，由于小便不利，四肢沉重、疼痛，皆为水气之确证，以是可知前与麻黄附子甘草汤之所以病不已，和今之自下利，都不外是里有蓄水之关系。水气逆于上则或咳，或呕，水气迫于下则或小便利，或下利，均宜真武汤主之。

按：此和上条均由于里有水气，虽发汗而病不解，以后变证虽有不同，但均属水气陷于阴证者，可见真武汤为治阴证而里有水气之主方，以上二条所述，即其为证之著者。

【解读】胡老师认为，真武汤为治阴证而里有水气的主方，故列于太阴类。

我们反复读老师有关外邪内饮的论述，综合分析《伤寒论》第 28 条、174 条等原文，认为桂枝去桂加茯苓白术汤、桂枝附子去桂加白术汤、真武汤都是治外邪内饮证者，其用生姜解表的作用不可忽视，而真武汤属少阴太阴合病，用生姜、附子解少阴表是与白通汤中的葱白、附子解表属同类。故真武汤列于里证太阴或表证少阴皆可，但必明确是少阴太阴合病证。

三、附子粳米汤方证

【原方剂组成】 附子（炮），粳米半升，半夏半升，甘草一两，大枣十枚。

【原用法】 上五味，以水八升，煮米熟汤成，去滓，温服一升，日三服。

方解： 附子、半夏祛寒逐饮，粳米、甘草、大枣安中止痛，此亦寒饮在里，逆满腹痛之治剂。

【有关仲景书中的论治】

《金匮要略·腹满寒疝宿食病脉证治》第 10 条：腹中寒气，雷鸣切痛，胸胁逆满，呕吐，附子粳米汤主之。

注解： 腹中寒气谓腹中有寒和水气之意，雷鸣谓水声如雷，言其声之大也，切痛谓腹痛如切，言其痛之甚也，寒气自下上迫，故胸胁逆满且呕吐，宜附子粳米汤主之。

按： 本方证与半夏泻心汤证颇相似，不过半夏泻心汤治阳证而心下痞，故必伴有热证，而本方治阴证而胸胁逆满，故必伴有寒证，以是则不难鉴别。

【解读】 本方证属太阴病。

四、赤丸方证

【原方剂组成】 茯苓四两，半夏（洗，一方用桂）四两，乌头（炮）二两，细辛一两。

【原用法】 上四味，末之，内真朱为色，炼蜜丸如麻子大，先食酒饮下三丸，日再夜一服，不知稍增之，以知为度。

方解： 此亦治寒疝腹痛方，由药物组成推之，当治附子粳米汤证寒气更甚，而腹痛亦较剧也。

【有关仲景书中的论治】

《金匮要略·腹满寒疝宿食病脉证治》第 16 条：寒气厥逆，赤丸主之。

注解：本条述证简略，但由寒气二字，当和附子粳米汤条中的"寒气"意同，自然亦有胸胁逆满、雷鸣腹痛，且手足厥冷也。

【解读】本方证属太阴病。

五、大乌头煎方证

【原方剂组成】乌头（熬，去皮，不㕮咀）大者五枚。

【原用法】上以水三升，煮取一升，去滓，内蜜二升，煎令水气尽，取二升，强人服七合，弱人服五合，不差，明日更服，不可日再服。

方解：乌头治同附子，而力更猛峻，合成蜜煎，缓中止痛，并兼解毒，此治寒疝腹痛剧甚之治方也。

【有关仲景书中的论治】

《金匮要略·腹满寒疝宿食病脉证治》第 17 条：腹痛，脉弦而紧，弦则卫气不行，即恶寒，紧则不欲食，邪正相搏，即为寒疝。寒疝绕脐痛，若发则白汗出，手足厥冷，其脉沉紧者，大乌头煎主之。

注解：寒盛于里，则卫气不行于外，故恶寒，脉亦应之弦，胃虚则宿食不消，故不欲食，脉亦应之紧，寒邪盛而胃气虚，因而为寒疝。若寒疝绕脐痛，发作则冷汗出，手足厥冷，而脉沉紧者，则宜大乌头煎主之。

按：小肠疝气、肠梗阻多见本方证，大便虽秘结，不可用下药，用本方反能通其大便，而止剧痛。

【解读】本方证属太阴病。

六、大黄附子汤方证

【原方剂组成】大黄三两，附子（炮）三枚，细辛二两。

【原用法】上三味，以水五升，煮取二升，分温三服。若强人煮取二升半，分温三服，服后如人行四五里，进一服。

方解：大黄伍以附子、细辛，即所谓温下的治剂，故治寒实而宜攻者。

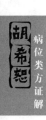

188

【有关仲景书中的论治】

《金匮要略·腹满寒疝宿食病脉证治》第 15 条：胁下偏痛，发热，其脉紧弦，此寒也，以温药下之，宜大黄附子汤。

注解： 胁下偏痛，谓偏一侧胁下痛，紧弦为寒实之应，今虽发热，而脉紧弦，故知其为寒实，宜以温药下其寒，大黄附子汤主之。

按： 本方不仅能治胁下偏痛，凡偏痛在一侧无论何处，多属于久寒聚结，用之多有奇效。寒疝腹剧痛，恶寒而大便不通者，本方亦验。

【解读】 本方证属太阴阳明合病。

第十四节 赤石脂禹余粮汤类方证

一、赤石脂禹余粮汤方证

【原方剂组成】赤石脂（碎）一斤，禹余粮（碎）一斤。

【原用法】上二味，以水六升，煮取三升，去滓，分温三服。

方解：二药均为收敛性止血利药，故治下利不止而虚脱者。

【有关仲景书中的论治】

《伤寒论》第159条：伤寒服汤药，下利不止，心下痞硬，服泻心汤已，复以他药下之，利不止；医以理中与之，利益甚；理中者，理中焦，此利在下焦，赤石脂禹余粮汤主之；复不止者，当利其小便。

注解：见理中汤条。

二、桃花汤方证

【原方剂组成】赤石脂一斤（一半全用，一半筛末），干姜一两，粳米一升。

【原用法】上三味，以水七升，煮米令熟，去滓，温服七合，内赤石脂末方寸匕，日三服。若一服愈，余勿服。

方解：赤石脂止血止利，佐以干姜、粳米温中止痛，故治虚寒下利而便脓血者。

【有关仲景书中的论治】

《伤寒论》第306条：少阴病，下利便脓血者，桃花汤主之。

注解：少阴病，并于太阴而下利便脓血者，则宜桃花汤主之。

《伤寒论》第307条：少阴病二三日，至四五日，腹痛小便不利，下利不止，便脓血者，桃花汤主之。

注解：少阴病二三日至四五日的时期，常传里而为并发腹痛下利之太阴病。

水谷不别，故小便不利，而下利不止，由于肠黏膜糜烂，故腹痛而便脓血，宜桃花汤主之。

按： 以上均指脉微细、但欲寐之少阴病，而并发便脓血之下利，即所谓虚寒阴证，故以本方温中固脱，不过一般便脓血之痢疾，多为里急后重之实热证，应早期辨证攻下之，本方应用机会反少，应注意。

【解读】 以上是胡老师关于里证类方的论述，值得注意的是，在论述表证时未分开太阳与少阴，即表阳证类方与表阴证类合在一起论述，半表半里证亦是如此，只有里证分成阳明和太阴论述，其初衷我们不十分清楚，但里证易分阴阳，其治疗方证易明确分类是主要原因。

以上 56 个方证，可明确反映里证特点和治疗里证的治疗大法，也反映了里证的常见基本方证。但仔细分析《伤寒杂病论》全书的方证，有一些方证并未归类其中，如太阴病合并血虚的当归芍药散、温经汤等方证等，阳明病的猪苓汤、百合知母汤等方证，有的多归类于半表半里病证。这说明胡老师探明了《伤寒杂病论》的治疗体系，是据症状反应先辨明六经，继辨方证来治病的，而各方证的具体分类及从病位分类、六经分类仍在探讨中。

第四章

半表半里证类方证

第一节　半表半里概论

半表半里和表、里一样，于同一病位上，而有阴阳两类不同的为证反应，其阳证，《伤寒论》谓之少阳病，其阴证，《伤寒论》谓之厥阴病。今就有关论说，介绍于下。

《伤寒论》第 263 条：少阳之为病，口苦、咽干、目眩也。

注解：阳热之邪充斥于半表半里，势循孔道以上迫，口苦、咽干、目眩，乃属必然的证候反应，故特提出为少阳病的概括特征。

《伤寒论》第 264 条：少阳中风，两耳无所闻，目赤，胸中满而烦者，不可吐下，吐下则悸而惊。

注解：少阳中风，即指太阳中风，而转属少阳之病。两耳无所闻、目赤，亦如口苦、咽干、目眩一样，均由于胸腹腔间热邪上迫头脑所致；胸中满而烦，即热邪郁集于此体部的反应。少阳病不可吐下，若误吐下之，徒伤其正，其结果必使人悸而惊。

《伤寒论》第 265 条：伤寒，脉弦细，头痛发热者，属少阳，少阳不可发汗，发汗则谵语，此属胃，胃和则愈，胃不和则烦而悸。

注解：太阳伤寒之为脉浮紧，弦细为少阳脉，今脉不浮紧而弦细，虽头痛发热，则已转属少阳病了。少阳病不可发汗，若误发其汗，则亡津液，胃中燥必谵语，此宜调胃承气汤，使其胃和即愈，若不和其胃，则更必烦而悸。

按：基于以上的说明，则所谓少阳病者，为邪热郁集于胸腹腔间，火性上炎，故胸满而烦；上迫头脑则口苦、咽干、目眩，有时亦可使耳聋、目赤、头痛；亦或外迫于表而使发热。由于病不在表，故脉不浮，病不在里，故脉不沉，病在表里之间，故脉亦应之而弦细。治宜和解，汗、吐、下均当禁用。

《伤寒论》第 326 条：厥阴之为病，消渴，气上撞心，心中疼热，饥而不欲食，食则吐蛔，下之利不止。

注解：厥阴病本虚，虚则引饮自救，故消渴；上虚则寒自下乘，故气上撞心；热因寒格，故心中疼热；上热下寒，故饥而不欲食；蛔迫于下寒而上于膈，故食则吐蛔。病在半表半里不可下，而阴证更不宜下，若误下之，则下利不止。

按：半表半里为诸脏腑所在之地，病邪郁集于此，往往诱致某一脏器或某些脏器发病，证情复杂多变，若阳热证还具有口苦、咽干、目眩的共性反映，但作为少阳病的特征，还不免失之空泛。例如热结于里的白虎汤证，亦常有口苦、咽干、目眩的症状，尤其一般无热或少热的阳性证，并不见有口苦、咽干、目眩。至于阴证，就更难提出简明的概括特征了。以厥阴病所述，亦只是对照少阳病柴胡汤证所言，虽可说明厥阴病某些病情，但作为辨证的特征，还是不够的，至于辨之之道，前于总论已详述之，今依方分类，列述其具体证治于下。

【解读】本按语是胡老师对半表半里的理解，即半表半里为诸脏腑所在之地，其证情复杂多变，故其治疗方药也就很多，这可能是把不少里证方剂（我们认为）归类于此的原因吧？

值得注意的是，赵开美以前的版本，多见可发汗、可下、可吐，不可汗、不可下、不可吐章节，而不见"和解"内容。这说明在汉以前，中医认识疾病只限于表里（浅深），即认为人患病不在表即在里，在表用汗法，在里用吐下法。这种认识在当时指导临床治疗，积累了一定经验和教训，这也反映在《伤寒论》中有很多批判误汗、误吐、误下的记载，同时也积累、补充了新的认识和治疗经验。新认识即人体患病后，症状不但可见于表和里，而且还见于半表半里，其治疗也就增加了和解方法（参见赵开美本《伤寒论》第148条）。据杨绍伊的研究显示，张仲景提出了这一治法和方药，但未来得及写入《伤寒论》中，是其弟子补入并进行了论广。又由于《伤寒论》版本很多，不少版仍凸显可汗、下、吐否内容。因此，对半表半里病位的认识，对半表半里方证的认识不十分清楚，未取得共识。例如著名经方家曹颖甫，仍认为小柴胡汤是发汗剂（《伤寒论》第265条明明提出"少阳不可发汗"）。因此，古今对治疗半表半里的方剂归类研究，尤以八纲归类研究并不多，胡希恕老师的归类亦是进行的初步探讨。

第二节 柴胡汤类方证

一、小柴胡汤方证

【原方剂组成】柴胡半斤，黄芩三两，人参三两，半夏（洗）半升，甘草（炙）三两，生姜（切）三两，大枣（擘）十二枚。

【原用法】上七味，以水一斗二升，煮取六升，去滓，再煎取三升，温服一升，日三服。

方解： 柴胡苦平，《本经》谓"治心腹肠胃中结气，饮食积聚，寒热邪气，推陈致新"，可见其为一疏泄性的解热药；半夏、生姜逐饮止呕；复以人参、大枣、甘草补胃气以滋津液。病之所以内传少阳，主要因胃气内虚，精气外怯所致，补中滋液，实为此时祛邪之要着。徐灵胎谓"小柴胡汤之妙在人参"，确是见道之语。而李东垣脾胃论，尚未识透本方要旨。

【有关仲景书中的论治】

《伤寒论》第37条：太阳病，十日以去，脉浮细而嗜卧者，外已解也，设胸满胁痛者，与小柴胡汤；脉但浮者，与麻黄汤。

注解： 见麻黄汤条。

按： 由本条胸胁满痛的主治，可知胸膜炎、肋间神经痛，以及肝脾诸病，有应用本方的机会。

《伤寒论》第96条：伤寒五六日，中风，往来寒热，胸胁苦满，默默不欲饮食，心烦喜呕，或胸中烦，而不呕，或渴，或腹中痛，或胁下痞硬，或心下悸，小便不利，或不渴，身有微热，或咳者，小柴胡汤主之。

注解： 太阳伤寒或中风，常于五六日时，传入半表半里而为少阳病。往来寒热，即寒往则热来，热往则寒来，恶寒与发热交替出没之意。胸胁苦满，谓胸胁满闷，以是使人苦恼。默默不欲饮食，谓精神郁闷，常默默然而不欲饮食。心烦喜呕，谓心中烦躁，而屡欲呕吐，或邪热较轻，胃无停饮，则只胸中烦而心不烦，并亦不呕；或涉及胃则渴；或涉及肠，则腹中痛；或涉及肝脾，则胁下痞硬；或涉及心肾，则心下悸、小便不利；或邪不内犯而外迫，则其人不渴，而身微热；或涉及肺则咳，宜以小柴胡汤主之。

按： 往来寒热、胸胁苦满、默默不欲饮食、心烦喜呕四者，为小柴胡汤主证，或然见证均属不定之客证，只要主证存在，不问客证为何，均宜小柴胡汤主之。

《伤寒论》第 97 条： 血弱气尽，腠理开，邪气因入，与正气相搏，结于胁下。正邪分争，往来寒热，休作有时，默默不欲饮食，脏腑相连，其痛必下，邪高痛下，故使呕也，小柴胡汤主之。服柴胡汤已，渴者，属阳明也，以法治之。

注解： 伤寒初作，则邪气交争于骨肉，即太阳病在表的一段病理过程。气即精气（详见桂枝汤方解），若精气已不足拒邪于外，则退而卫于内，以是体表之血弱而气尽，腠理遂不密而开，邪乃乘虚而入于半表半里与正气相搏，结于胁下，因而胸胁苦满，进入少阳病病理阶段。正邪分争，即正邪相拒之意，正进邪退，病近于表则恶寒，邪进正退，病近于里则恶热，故寒热往来，分争时则寒热作，分争止则寒热亦暂息，故休作有时。邪热郁集于胸胁，故默默不欲饮食，胸胁之处上有心肺，旁及肝脾，下接胃肠，故谓脏腑相连，邪热鼓动胃肠中的水气即腹痛，邪高于胸胁之上，而痛又在胃肠之下，故使其人欲呕，此宜小柴胡汤主之。服后上证解，若渴者，则又转属阳明病，应依治阳明病的方法，随证治之。

按： 此承上条，进一步阐明病之所以传入少阳，及所以发作柴胡汤四大主证之理，以是可见小柴胡汤为病始传少阳的主治方。

【解读】 按杨绍伊研究观点，本条及第 148 条在《汤液经法》尚无，是张仲景弟子加入。可说明《汤液经法》无半表半里病位概念，是张仲景及子弟加入了半表半里概念。

《伤寒论》第 99 条： 伤寒四五日，身热恶风，头项强，胁下满，手足温而渴者，小柴胡汤主之。

注解： 伤寒四五日，常为病传少阳的时期，身热恶风，为太阳病证还未罢，脖子两侧为颈，后则为项，颈强为少阳证，项强为太阳证，胁下满为少阳证，手足温而渴为阳明证，此乃三阳并病，宜小柴胡汤主之。

按： 少阳病不可发汗、吐、下，故三阳并病，治取少阳，此亦定法。感冒、流感此证多有，不过口舌干而渴者，以小柴胡汤加石膏为宜，屡试皆验。但无汗而恶寒者，则宜与葛根汤合方治之，不可不知。

《伤寒论》第100条：伤寒，阳脉涩，阴脉弦，法当腹中急痛者，先与小建中汤，不差者，与小柴胡汤主之。

注解：见小建中汤条。

《伤寒论》第101条：伤寒、中风，有柴胡证，但见一证便是，不必悉具。

注解：无论是伤寒或中风，若已见有柴胡汤主证中的一证，即可与小柴胡汤，而不必证证俱备。

按：所谓一证，即指往来寒热、胸胁苦满、默默不欲饮食、心烦喜呕四证中的一证，不仅有此一证，还需参照其他脉证，而确认为柴胡证时，乃可与之，不必悉具，即不必四证同时俱备的意思，详参以下各条，其义自明。

《伤寒论》第101条（续）：凡柴胡汤病证而下之，若柴胡证不罢者，复与柴胡汤，必蒸蒸而振，却发热汗出而解。

注解：蒸蒸而振，即蒸蒸发热，而又振战恶寒之意。凡小柴胡汤证，而误下之，若小柴胡汤证未因误下罢除，则还可与小柴胡汤，其人必蒸蒸而振，然后发热汗出而解。

按：蒸蒸而振，却发热汗出，即服药后的瞑眩状态，久病或误治后，其人已虚，药如中病，往往发作瞑眩。

《伤寒论》第103条：太阳病，过经十余日，反二三下之，后四五日，柴胡证仍在者，先与小柴胡汤。呕不止，心下急，郁郁微烦者，为未解也，与大柴胡汤下之则愈。

注解：太阳病已经十余日，已内传少阳而现柴胡汤证，医不知用小柴胡汤，而反二三连续下之。若后四五日，柴胡证还未因误下而罢者，则先可与小柴胡汤。但呕不止，心下急结，而郁郁微烦者，此由于病已并于里，乃未全解，再以大柴胡汤下之，则必愈。

按：太阳病四五日、五六日为传入少阳病的时期，十余日为传入阳明病的时期，但虽已传里，而柴胡证不罢者，则仍宜与小柴胡汤，而不可下，本条所述二三下之，即于此时下之也。

《伤寒论》第104条《全书》：**伤寒十三日不解，胸胁满而呕，日晡所发潮热，已而微利，此本柴胡证，下之而不得利。今反利者，知医以丸药下之，此非其治也。潮热者，实也，先宜小柴胡汤以解外，后以柴胡加芒硝汤主之。**

注解： 伤寒十三日不解，病已去表，传入半表半里及里，故胸胁满而呕，日晡所发潮热，但其人又微利，殊为怪事，此本柴胡证，即使不先与小柴胡汤，而与大柴胡汤下之，亦不会遗有下利。今反利者，当是误以其他丸药下之所致，今潮热属里实，以柴胡证仍未罢，故先与小柴胡汤以解外，而后再与柴胡加芒硝汤兼攻其里。

按： 此亦是少阳阳明并病，半表半里在里之外，故言小柴胡汤以解外，是指半表半里的少阳证，不要错认为解表。

《伤寒论》第144条：**妇人中风，七八日，续得寒热，发作有时，经水适断者，此为热入血室，其血必结，故使如疟状，发作有时，小柴胡汤主之。**

注解： 妇人患太阳中风证，于七八日时，续得寒热往来，发作有时，而来潮之经水，亦于此时而中断，此为邪热乘经来之虚，而内入血室，血因热结而中断，故使寒热如疟状，而发作有时，此宜小柴胡汤主之。

按： 热入血室，为证不一，若本条之如疟状，发作有时，为小柴胡汤证，故与小柴胡汤为治，但不要认为小柴胡汤能治热入血室，一见热入血室即用之，大误。

《伤寒论》第148条：**伤寒五六日，头汗出，微恶寒，手足冷，心下满，口不欲食，大便硬，脉细者，此为阳微结，必有表，复有里也。脉沉亦在里也。汗出为阳微。假令纯阴结，不得复有外证，悉入在里，此为半在里半在外也。脉虽沉紧，不得为少阴病。所以然者，阴不得有汗，今头汗出，故知非少阴也。可与小柴胡汤，设不了了者，得屎而解。**

注解： 本条即为解释上条"微结"一词。根据本条文意，"脉虽沉紧"应改为"脉虽沉细"。伤寒五六日，头汗出，微恶寒，为表证未罢，胃虚津液不达四末而手足冷。心下满、口不欲食为柴胡证，大便硬为里有所结，微结于里则脉沉，结而不出则脉细，此为阳微结，即阳明的微结。但微恶寒，手足冷，大便硬又当与寒实结胸相鉴别。阳微结证，既有表证，又有里证，其汗出，则因于表未解而气上冲，是阳微结的特征之一，若阴寒内结则不会有汗出这一外证，而病皆在里。脉沉细，类似少阴病之"脉微细"，但少阴病不会有汗，今头汗出，为热象，故知不是少阴病。口不欲食同样出现在阳明病中，阳明病能食，若内里结甚，则不能食，但阳明病法多汗，不会仅仅头汗出，故排除阳明病可能。故阳微结仍是半表半里证，可与小柴胡汤，后文仍将提到。小柴胡汤有通行大便之功，功在疏泄胸胁，推陈致新，而汤中加入大黄或少少与调胃承气汤，得大便通则解。

【解读】 本条是解读《伤寒论》六经实质的关键一条。仔细读本条可看出，仲景在临床实践中认识到，人体患病后的症状反应，不但见表和里，还见于半表半里，论述半表半里证不同于表证和里证，以及所形成的原因，这里更可看出，是张仲景（及其弟子）在论广《汤液经法》时，加入半表半里病位概念，才使六经辨证致臻于完善。这一实质内容业已存在于《伤寒论》中，是胡希恕老师反复读该条及有关方证，终于悟道，从而明确指出其病位的存在及实质。

《伤寒论》第149条：伤寒五六日，呕而发热者，柴胡汤证具，而以他药下之，柴胡证仍在者，复与柴胡汤，此虽已下之不为逆，必蒸蒸而振，却发热汗出而解。若心下满而硬痛者，此为结胸也，大陷胸汤主之。但满而不痛者，此为痞，柴胡不中与之，宜半夏泻心汤。

注解： 见大陷胸汤方证条。

《伤寒论》第229条《全书》：阳明病，发潮热，大便溏，小便自可，胸胁满不去者，与小柴胡汤。

注解： 阳明病虽发潮热，但大便溏，而小便自可，则里还未成实，尤其胸胁满不去，则柴胡汤证仍在，故宜以小柴胡汤主之。

按： 本条所述亦是少阳阳明并病之属，日人汤本氏于其所著《皇汉医学》一书中言："然以余之实验，则本方不特限于此病，凡一般之急性、亚急性、慢性胃肠炎，尤以小儿之疫痢、消化不良证等，最有奇效。若效力微弱时，宜加芍药；有不消化之便，或黏液、黏血便时，宜加大黄；有口舌干燥、发热、烦渴等证时，当更加石膏。盖余根据本条，及下条之呕而发热者，小柴胡汤主之，及黄芩汤、黄芩加半夏生姜汤、白虎汤证条，潜心精思，综合玩索而得之也。"以上所说甚佳，颇能发挥古方之用，宜细玩味之。小女六岁时患毒性痢，高烧四十度，与大柴胡汤加石膏得以速治；并曾以小柴胡加石膏汤治一重症噤口痢，十余日未易一药而愈，并附此以供参考。

《伤寒论》第230条：阳明病，胁下硬满，不大便而呕，舌上白胎者，可与小柴胡汤，上焦得通，津液得下，胃气因和，身濈然汗出而解。

注解：虽不大便，但舌苔不黄而白，里虽有热而未实，胁下硬满而呕，则更是柴胡汤的主证，此乃少阳阳明的并病，故可与小柴胡汤，以除上焦的热结，则胸膈通畅，津液得下，胃气因和，里和气运，身当濈然汗出，则病自解。

《伤寒论》第231条：阳明中风，脉弦浮大，而短气，腹都满，胁下及心痛，久按之气不通，鼻干不得汗，嗜卧，一身及面目悉黄，小便难，有潮热，时时哕，耳前后肿，刺之小差，外不解，病过十日，脉续浮者，与小柴胡汤。脉但浮，无余证者，与麻黄汤，若不尿，腹满加哕者，不治。

注解：弦为少阳脉，浮为太阳脉，大为阳明脉，短气腹都满，属阳明证，胁下及心痛、久按之气不通属少阳证，鼻干不得汗属太阳证，嗜卧属少阳证，一身及面目悉黄、小便难为黄疸病，有潮热属阳明证，时时哕、耳前后肿属少阳证，概括以上脉证，显系三阳并病，而又并发黄疸病者。刺之小差，谓经针刺，耳前后肿略为减轻，但其他外证不解，病过十日而脉浮者，可与小柴胡汤。若脉但浮，已无余证者，则可与麻黄汤。若上之黄疸病，虽与利小便之药，而仍不得尿，并发腹水则腹满，更加胃气大败而见哕逆，故谓不治。

按：本条所述为黄疸病而现三阳并病之重症，治从少阳而用小柴胡汤，当可理解，但麻黄汤之用，实在费解，其中必有错简，故于麻黄汤证未列此条。实践证明，黄疸型肝炎并发腹水者，确多预后不良，谓不治，并非虚言。

《伤寒论》第266条：本太阳病不解，转入少阳者，胁下硬满，干呕不能食，往来寒热，尚未吐下，脉沉紧者，与小柴胡汤。若已吐、下、发汗、温针，谵语，柴胡汤证罢，此为坏病，知犯何逆，以法治之。

注解：本是太阳病不解，而转入少阳者，则一般常现胸胁下硬满、干呕不能食、往来寒热的小柴胡汤证。若还未经吐下等误治，而脉沉紧者，即与小柴胡汤；若已经吐、下、发汗、温针等误治，因而发谵语，柴胡证罢者，此已成为误治的坏病，宜详审所犯何逆，以适当的方法治之。

按： 此重申小柴胡汤为太阳病转入少阳的主治方，其不从太阳转入者，当然不一定出现小柴胡汤证。

《伤寒论》第 379 条：呕而发热者，小柴胡汤主之。

注解： 凡呕而同时发热者，则宜小柴胡汤主之。

《伤寒论》第 394 条：伤寒差已后，更发热者，小柴胡汤主之。脉浮者，以汗解之。脉沉实者，以下解之。

注解： 患伤寒病愈后，而以劳复又发热者，小柴胡汤主之；但脉浮者，为感冒风寒，则宜以汗解之；脉沉实者，为有宿食，则宜下以解之。

《金匮要略·黄疸病脉证并治》第 21 条：诸黄，腹痛而呕者，小柴胡汤主之。

注解： 诸黄疸病，若腹痛而呕者，小柴胡汤主之。

《金匮要略·妇人产后病脉证治》第 1 条：问曰：新产妇人有三病，一者病痉，二者病郁冒，三者大便难，何谓也？师曰：新产血虚，多汗出，喜中风，故令病痉；亡血、复汗、寒多，故令郁冒；亡津液，胃燥，故大便难。产妇郁冒，其脉微弱，呕而不能食，大便反坚，但头汗出，血虚而厥，厥而必冒，冒家欲解，必大汗出，以血虚下厥，孤阳上出，故头汗出，所以产妇喜汗出者，亡阴血虚，阳气独盛，故当汗出，阴阳乃复。大便坚，呕不能食，小柴胡汤主之。病解能食，七八日发热者，此为胃实，大承气汤主之。

注解： 痉、郁冒、大便难，为新产妇人所常见的三种病证，这是由于新产血虚，多汗出，而易感冒，津虚血少，再有邪热，故令病痉。新产亡血、复汗，再多寒饮，故令郁冒。胃中燥，故大便难。

郁冒，即昏冒不省，俗谓"新产血晕"，实即今所谓脑贫血的证候。其脉微弱，为血虚之应。寒饮上逆，故呕不能食。津液不下，大便反坚，而但头汗出，血虚饮逆，则四肢厥冷，故厥冷者，亦必昏冒、大便坚、呕不能食，为柴胡汤证，故以小柴胡汤主之。冒家欲解，必大汗出，暗示此冒本虚，服小柴胡汤后，势必战汗而解也。

服小柴胡汤后，病即解而能食，若七八日又发热者，此为里实之阳明病了，宜大承气汤主之。

按：新产妇人，由于亡血、多汗、易感冒，往往有痉、郁冒、大便难三证同时发作。首段即就此三证所以同时出现而做说明，二段看似专论郁冒的证治，而用小柴胡汤，其实是承首段概括三证的治法，只以三证中的郁冒为主，因特着重说明其发病原因，以及服药必致瞑眩战汗而解的道理。文中虽未明言痉，但痉即与郁冒同时发作，不可不知。

《金匮要略·妇人产后病脉证治》附方（一）:《千金》三物黄芩汤：治妇人在草蓐，自发露得风，四肢苦烦热，头痛者，与小柴胡汤。头不痛，但烦者，三物黄芩汤主之。

注解：妇人于临产时，以身露受风，因致四肢苦烦热，而头痛者，可以小柴胡汤，若头不痛，而但烦热者，三物黄芩汤主之。

◉ 附：常用之加味方及合方 ◉

小柴胡加石膏汤：于小柴胡汤加生石膏45～120克。煎服法同原方。

此为日常屡用之良方，无论感冒流感，发汗后烧不退，其人恶心不欲食，胸胁满，口舌干，或口鼻如冒火，头痛剧不可忍，或晕眩者，用之则立验。我以本方屡愈小儿肺炎，即使不满周岁的小儿，用奶瓶频频与之，亦得奇效。他如腮腺炎、淋巴腺炎、乳腺炎，以及睾丸炎等，多属本方证，自汗、盗汗亦多本方证，用之均有捷效。总之，凡小柴胡汤证，而口舌干燥，舌白胎者，均可用之，具体细节实难一一细举。

小柴胡加桔梗汤：于小柴胡汤加桔梗9克。煎服法同原方。

治小柴胡汤证，而咽痛，或排痰困难，或有痈脓之变者。若口舌干燥，宜更加石膏。

小柴胡加橘皮汤：于小柴胡汤加橘皮12～24克。煎服法同原方。

治小柴胡汤哕逆不已，或干嗽者，再增量大枣，治小儿百日嗽有验。

小柴胡加吴茱萸汤：于小柴胡汤加吴茱萸9克。煎服法同原方。

治小柴胡汤证，而头痛、头晕、呕吐剧烈者，若口干舌燥，宜更加石膏。

小柴胡加芍药汤：于小柴胡汤加芍药9～18克。煎服法同原方。

治小柴胡汤证，而腹中挛痛或满痛者。大实痛者，宜更加大黄，口舌干燥者，宜更加石膏。胃肠炎、痢疾多见本方证。

小柴胡加丹参茵陈汤：于小柴胡汤加丹参15～30克，茵陈18克。煎服法同原方。

治小柴胡汤证，胁下结痛，小便黄赤，腿酸软无力者，肝炎常见本方证，小儿尤多。

小柴胡汤与葛根汤合方：水煎温服。

治小柴胡汤与葛根汤的合并证，剧甚的外感，于初发病即现本方证者亦多有，宜注意，口舌干燥者，宜更加石膏。

小柴胡汤小陷胸汤合方：水煎温服。

治小柴胡汤与小陷胸汤的合并证，肺结核常现本方证，咳血者，更宜合用泻心汤，骨蒸劳热，宜兼用黄连解毒丸。

小柴胡汤当归芍药散合方：水煎温服。

治小柴胡汤与当归芍药散的合并证，妇人经血不调，多现本方证。后世之逍遥散、补中益气汤等的适应证，大多宜本方，或本方去半夏加栝楼根。

二、柴胡加芒硝汤方证

【原方剂组成】柴胡二两十六铢，黄芩一两，人参一两，半夏（本云五枚，洗）二十铢，甘草（炙）一两，生姜（切）一两，大枣（擘）四枚，芒硝二两。

【原用法】上八味，以水四升，煮取二升，去滓，内芒硝，更煮微沸，分温再服，不解更作。

方解：于小柴胡汤加去热通便的芒硝，故治小柴胡证，里有热而大便难者。

【有关仲景书中的论治】

《伤寒论》第104条：伤寒十三日不解，胸胁满而呕，日晡所发潮热，已而

微利，此本柴胡证，下之而不得利。今反利者，知医以丸药下之，非其治也。潮热者，实也，先宜小柴胡汤以解外，后以柴胡加芒硝汤主之。

注解：见小柴胡汤方证条。

【解读】本方证属少阳阳明合病。

三、柴胡去半夏加栝楼汤方证

【原方剂组成】柴胡八两，人参三两，黄芩三两，生姜二两，甘草三两，栝楼根四两，大枣十二枚。

【原用法】上七味，水煎温服。

方解：此于小柴胡汤去逐饮止呕之半夏，而加润燥解渴之栝楼根，故治小柴胡汤证，不呕而渴者。

【有关仲景书中的论治】

《金匮要略·疟病脉证并治》附方（二）：**柴胡去半夏加栝楼汤：治疟病发渴者，亦治劳疟。**

注解：疟病，津液枯燥而发渴者，宜柴胡去半夏加栝楼根汤主之。劳疟，指疟久不愈，其人乏困无力，有似虚劳者，本方亦治之。

按：栝楼根所主之渴，为由津液枯燥所致，即所谓虚热证，故常伴有疲乏少力，与石膏所主之烦渴不同。又凡小柴胡汤证，不呕而渴，或疲困乏力者，本方均可用，不限于治疟。

【解读】本方证属少阳阳明合病。

四、柴胡桂枝干姜汤方证

【原方剂组成】柴胡半斤，桂枝（去皮）三两，干姜二两，栝楼根四两，黄芩三两，牡蛎（熬）二两，甘草（炙）二两。

【原用法】上七味，以水一斗二升，煮取六升，去滓，再煎取三升，温服一升，日三服，初服微烦，复服汗出便愈。

方解：此亦柴胡去半夏加瓜蒌汤的变制，去人参、大枣而加桂枝、牡蛎，并以干姜易生姜，故含有柴胡去半夏加瓜蒌汤、瓜蒌牡蛎散、桂枝甘草汤、甘草干姜汤等诸方意，若参照以上诸方的主治而运用之，当可无误。

【有关仲景书中的论治】

《伤寒论》第147条：伤寒五六日，已发汗，而复下之，胸胁满，微结，小便不利，渴而不呕，但头汗出，往来寒热，心烦者，此为未解也，柴胡桂枝干姜汤主之。

注解： 伤寒虽已发汗，若外未解，还宜桂枝汤汗以解之，医不详查，而复下之。正值五六日，为病传少阳时期，由于误下，更加速其传变，故不但胸胁苦满，而且微有所结，津液结于上，而不通于下，故小便不利，津虚有热，故渴，胃无饮，故不呕，虚热上亢，故但头汗出，往来寒热，心烦，为柴胡证的确候，因以柴胡桂枝干姜汤主之。

按： 此微结乃对应大陷胸汤证而论，此微结结在胁下，而不在心下，并所结程度轻微，不似大陷胸汤证，结如石硬也。

【解读】 对于本方证的理解，可参考多家注解，如《刘渡舟伤寒临证指要》记有："当年刘渡舟老师与经方名家陈慎吾先生请教本方的运用时，陈老指出：柴胡桂枝干姜汤治疗少阳病而又兼见阴证机转者，用之最恰。"又如张路玉指出："小柴胡汤本阴阳二停之方，可随疟之进退，加桂枝、干姜，则进而从阳，若加瓜蒌、石膏，则进而从阴。"阴证机转是什么？从阴从阳是什么？未曾说明。实际从本条可知：伤寒五六日，为表病常传少阳之期，因已发汗而复下之，使津液大伤，使半表半里的阳证变为半表半里的阴证。可知小柴胡汤从阴，是适应治疗半表半里阳证，从阳则适应治疗半表半里阴证。也可知，阴证机转是指病位在半表半里由阳证转为阴证。这就明确了小柴胡汤治疗半表半里阳证，而柴胡桂枝干姜汤治疗半表半里阴证，也即厥阴病。

《金匮要略·疟病脉证并治》附方（三）：柴胡桂姜汤方：治疟寒多，微有热，或但寒不热，服一剂如神效。

注解： 当疟病发作时，若多寒微有热，或但寒不热者，宜以本方治之。

按： 病欲自表解，故恶寒微有热，或但寒而不热，与无热恶寒之阴证大异。本方含有桂枝甘草汤，有致汗解外作用，方后有初服微烦，复服汗出便愈，可证前说。同学张秋水于江西时，对于疟疾主用本方随证加减治之，无不应手取效，曾谓服一剂如神之说，确可征信。通过实践，一般慢性病，多见本方证，曾以本方与当归芍药散合方辨证运用于慢性肾炎、慢性关节炎、红斑狼疮，以及贫血等病，均有良效。并更加王不留行、丹参、茵陈等味，已屡愈慢性肝炎，并用上之合方，加吴茱萸治一青光眼重证，不但剧痛得已，即使长期失明之目，亦得恢复，而收意外治效。久病身倦乏力，见柴胡证，不呕而渴者，以本方随证加减或合方，而收满意效验者，实不胜举，以上则只略举二三例，以供参考。

【解读】本方证属厥阴病。

五、柴胡桂枝汤方证

【原方剂组成】柴胡四两，半夏（洗）二合半，黄芩一两半，人参一两半，桂枝一两，芍药一两半，生姜（切）一两半，大枣（擘）六枚，甘草（炙）一两。

【原用法】上九味，以水七升，煮取三升，去滓，温服一升。

方解：此即小柴胡与桂枝各半汤，故治二方合并证。

【有关仲景书中的论治】

《伤寒论》第146条：伤寒六七日，发热微恶寒，支节烦疼，微呕，心下支结，外证未去者，柴胡桂枝汤主之。

注解：支节烦疼，即四肢关节发剧痛，心下支结，支为侧之义，即心下两侧有结滞不快感，为胸胁苦满之轻微者。

伤寒六七日以传少阳柴胡证为常，发热微恶寒，支节烦疼，此太阳之外证未罢，微呕、心下支结，则柴胡证已显，此为太阳少阳的并病，因以柴胡桂枝汤主之。

按：由本条支节烦疼之治，则本方有用于急性风湿性关节炎的机会甚明。

《伤寒论》：发汗多，亡阳谵语者，不可下，与柴胡桂枝汤，和其荣卫，以通津液后自愈。

注解：发汗太过，因使体液大量亡失，胃中干而谵语，此虽热结，但不可下，宜与柴胡桂枝汤，和其荣卫，以通津液后，则胃自和，谵语亦自愈。

按：桂枝汤以和荣卫，小柴胡汤以通津液。

【解读】本条经文，是胡老师引自《唐本伤寒论·太阳病用柴胡法第四》，强调发汗多伤津液，出现谵语，很似阳明内实热引起的谵语，这里强调不可下，是阐明无阳明里实证，故用柴胡桂枝汤和其荣卫，以通津液。柴胡桂枝汤治疗谵语，其他版本中皆无，特从唐本中引得，可知《唐本伤寒论》亦足珍贵。

206

《金匮要略·腹满寒疝宿食病脉证治》附方（二）:《外台》柴胡桂枝汤方: 治心腹卒中痛者。

注解： 心腹卒中痛，即指心下及腹部突然疼痛，宜以柴胡桂枝汤治之。

【解读】 本方证属少阳太阳合病。

六、大柴胡汤方证

【原方剂组成】 柴胡半斤，黄芩三两，芍药三两，半夏（洗）半升，生姜五两，枳实（炙）四枚，大枣（擘）十二枚，大黄二两。

【原用法】 上七味，以水一斗二升，煮取六升，去滓，再煎，温服一升，日三服。

方解： 病初传少阳，势须以人参、甘草补中益气，一则助正以祛邪，再则防其更侵其里，但已并于里而成里实，则须芍药、枳实、大黄攻里以逐实，人参、甘草补益之类，反非所宜。此大小柴胡汤之所以用药不同，而立法各异也。

【解读】 胡老师在这里已指明，大柴胡汤由小柴胡汤变来，因由少阳证并于里成里实，显然其病位不单纯属半表半里，而是少阳阳明并病合病。

【有关仲景书中的论治】

《伤寒论》第 **103** 条：太阳病，过经十余日，反二三下之，后四五日，柴胡证仍在者，先与小柴胡汤。呕不止，心下急，郁郁微烦者，为未解也，与大柴胡汤下之则愈。

注解： 见小柴胡汤方证条。

《伤寒论》第 **165** 条：伤寒，发热，汗出不解，心下痞硬，呕吐而下利者，大柴胡汤主之。

注解： 伤寒发热，虽发汗汗出，而热势不解，若其人心下痞硬，呕吐而下利者，大柴胡汤主之。

按： 心下痞硬，即心下急之剧甚者，为里实之候，由本条呕吐下利之治，则可知本方有用于胃肠炎和痢疾的机会。

《伤寒论》第 136 条：伤寒十余日，热结在里，复往来寒热者，与大柴胡汤。但结胸无大热者，此为水结在胸胁也，大陷胸汤主之。

注解： 见大陷胸汤方证条。

《金匮要略·腹满寒疝宿食病脉证治》第 12 条：按之心下满痛者，此为实也，当下之，宜大柴胡汤。

注解： 按之心下满痛者，此为里实，宜大柴胡汤下之。

按： 心下痞硬，按之心下满痛，皆心下急之一类，为应用本方之要征，需注意。又由于大柴胡汤是最常应用的良方，因此把日常的加减方和合方，略附于下，以供参考。

大柴胡加石膏汤： 即于大柴胡汤更加生石膏 45～120 克。煎服法同原方。

此治大柴胡汤证而口干舌燥者，外感表解而烧不退，大便干、舌苔黄、头痛、呕恶，柴胡证具，此非小柴胡加石膏汤所能治，本方有捷效。曾治一患者，住在医院高烧五十余日，西医用尽退烧办法，而烧不减，请专家会诊，多疑有癌变，最后邀余诊治，其人头痛晕眩，呕逆不能食，心下痞塞，舌苔黄，口干苦，脉弦有力，与本方一剂，即烧退能食，三剂痊愈出院。

大柴胡加芒硝汤： 即于大柴胡汤加芒硝 10 克（分冲化）。水煎服。

治大柴胡汤证发潮热，而谵语者。

大柴胡汤葛根汤合方： 麻黄先煎一二沸，去上沫，内余药再煎，温服。

治大柴胡汤与葛根汤的合并证，哮喘见本方证者甚多，口舌干、痰黏难出，更宜加石膏。

大柴胡汤桃核承气汤合方： 水煎温服。

治大柴胡汤与桃核承气汤的合并证。

大柴胡汤桂枝茯苓丸合方： 水煎温服。

治大柴胡汤与桂枝茯苓丸的合并证。

按：以上二方为最常用之良方，应用机会极多，若精神病之实证、心血管病，依证选用其一，则有百发百中之验。哮喘不属于风寒诱发者，大多属于大柴胡汤与桂枝茯苓丸合方证，他如脑震荡、高血压、癫痫、脑血栓等亦均有用以上二方之机会，若口舌干燥，均宜再加石膏。肝炎肝区痛剧，或转氨酶特高而有里实之候，依证选用二方治之有奇效。总之，此二方应用机会很多，实难一一细数。

曾治刘文举一例颇奇，略述之，以供研讨。其人头痛如裂，左半身不遂，尤其下肢为甚，并发喷射性呕吐，虽赖强烈麻醉药，可使头痛稍缓，某医院初诊为小桥脑病变，主张手术，刘氏不肯，因来我院门诊治疗，与大柴胡汤、桂枝茯苓丸合方加石膏，未及一月即愈。后因工作紧张，证又稍复，仍与上方，未久全治，照常工作已十余年，未再发作。

大柴胡汤大黄牡丹皮汤合方：水煎温服。

治大柴胡汤、大黄牡丹皮汤二方的合并证。急性阑尾炎和胆囊炎多现本方证，屡试皆验。胆结石剧痛者，增量芍药，加石膏亦验。

【解读】本方证属少阳阳明合病。

七、柴胡加龙骨牡蛎汤方证

【原方剂组成】柴胡四两，龙骨、黄芩、生姜、铅丹、人参、桂枝、茯苓各一两半，半夏（洗）二合半，大黄二两，牡蛎（熬）一两半，大枣（擘）六枚。

【原用法】上十二味，以水八升，煮取四升，内大黄，切如棋子，更煮一两二沸，去滓，温服一升。本云：柴胡汤，今加龙骨等。

方解：此于小柴胡汤去甘草，而加治冲气之桂枝、利尿之茯苓、泻下之大黄及镇静逐痰止惊悸之龙骨、牡蛎、铅丹，故治小柴胡汤证，气冲心悸，二便不利，烦惊等。

【有关仲景书中的论治】

《伤寒论》第107条：伤寒八九日，下之，胸满烦惊，小便不利，谵语，一身尽重，不可转侧者，柴胡加龙骨牡蛎汤主之。

注解：伤寒八九日，病已传少阳，医不详察而误下之，今胸满知柴胡证还未罢，水热伴冲气而上犯，故烦且惊，水不行于下，故小便不利，胃不和则谵语，湿郁于外，则一身尽重、不可转侧，宜柴胡加龙骨牡蛎汤主之。

按：论中有"少阳病不可吐下，吐下则悸而惊"之说，由本条烦惊观之，可知是少阳病误下所致，下使邪热半陷于里，因致少阳阳明并病。

【解读】本方证属太阳少阳阳明太阴合病。

八、四逆散方证

【原方剂组成】柴胡、芍药、枳实（破，水渍，炙干）、甘草（炙）。

【原用法】上四味，各十分，捣筛，白饮和服方寸匕，日三服。

方解：此为芍药甘草汤与枳实芍药散合方，更加柴胡而成，故治芍药甘草汤与枳实芍药散合并证而有柴胡证者。

【有关仲景书中的论治】

《伤寒论》第318条：少阴病，四逆，其人或咳，或悸，或小便不利，或腹中痛，或泻利下重者，四逆散主之。

注解：邪热内迫胸胁，心下痞塞，血气被阻，因致四逆。脉微细，形似少阴，因谓为少阴病四逆，其实此为热厥而非寒厥，亦非真少阴病，其人或咳以下，亦同小柴胡汤或然客证，四逆散主之。

按：据实践证明，则本方证之四逆很少见，形似大柴胡汤证，胸胁烦满、心下痞塞、不呕而不宜下者，大都属于本方证。由于本条的腹中痛或泻利下重的证治，则本方有用于肠炎或痢疾之机会甚明。

◉ 附：常用的加味方和合方 ◉

四逆散加龙骨牡蛎汤：即原四逆散药各取9~12克，更加龙骨、牡蛎各15克。水煎温服。

治四逆散证而有龙骨牡蛎证者，增量芍药，治阳痿甚验。

四逆散当归芍药散合方：宜作煎剂。

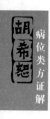

治四逆散与当归芍药散的合并证，后世疏肝散之适应证，大都宜本方。慢性肝炎常见本方证，加大薏苡仁用量治慢性阑尾炎不宜下者，甚验。

四逆散桂枝茯苓丸合方： 宜作煎剂。

治四逆散、桂枝茯苓丸的合并证，后世血府逐瘀汤之适应证，大都宜本方，心血管病不可下者，多宜本方，但胸痛剧者，更宜合用半夏瓜蒌薤白汤，或桂枝枳实生姜汤。

【解读】本方证属少阳病。

第三节　半夏汤类方证

一、小半夏汤方证

【原方剂组成】半夏一升，生姜半斤。

【原用法】上二味，以水七升，煮取一升半，分温再服。

方解：半夏下气逐饮，生姜降逆温中，故治胃中有水饮而呕逆者。

【有关仲景书中的论治】

《金匮要略·痰饮咳嗽病脉证并治》第 28 条：**呕家本渴，渴者为欲解，今反不渴，心下有支饮故也，小半夏汤主之。**

注解：呕吐则丧失胃液，故呕家本应渴，但渴为饮去胃中干，故渴时则呕当止，今其人呕反不渴，则饮有边呕边聚之势，定为胃有支饮，因以小半夏汤主之。

《金匮要略·黄疸病脉证并治》第 20 条：**黄疸病，小便色不变，欲自利，腹满而喘，不可除热，除热必哕，哕者，小半夏汤主之。**

注解：黄疸病，小便色不变，其不热可知，欲自利，其无实亦可知，腹满而喘，正是里虚多饮的为候，慎勿误为实热，以苦寒下以除其热，除热则必使胃虚饮逆而哕，哕者宜以小半夏汤主之。

《金匮要略·呕吐哕下利病脉证治》第 12 条：**诸呕吐，谷不得下者，小半夏汤主之。**

注解：凡呕吐，而饮食不得下咽者，皆水饮之为害，小半夏汤主之。

按：本方治呕，乃众所周知者，不过本方所治以饮逆为主，呕而不渴，饮食不得下咽，皆胃中有水饮之征候，即本方应用之标的，本方治哕，亦限于饮逆为证。眉棱骨痛不可忍，后世谓为痰厥者，其实即水气逆迫所使然，故本方亦效。

【解读】半夏和生姜皆是温中化饮作用，合为方当是治太阴之剂，故本方应归类于里证太阴为是。

二、生姜半夏汤方证

【原方剂组成】半夏半升，生姜汁一升。

【原用法】上二味，以水三升，煮半夏，取二升，内生姜汁，煮取一升半，小冷，分四服，日三服，夜一服，呕哕一服得止者，停后服。

方解：此于小半夏汤去生姜而易大量生姜汁，增强了散寒安胃的作用，故治小半夏汤证，胃中寒而呕恶愦乱者。

【有关仲景书中的论治】

《金匮要略·呕吐哕下利病脉证治》第21条：病人胸中似喘不喘，似呕不呕，似哕不哕，彻心中愦愦然无奈者，生姜半夏汤主之。

注解：似喘不喘、似呕不呕、似哕不哕，是述极其恶心、欲吐之情状，以至其人心中愦乱无可奈何者，生姜半夏汤主之。

按：本方与小半夏汤，不过增量生姜而主治不同如此，若不是通过实践总结，凭借主观设想，不可能有此境界。

【解读】本方证亦归类于里太阴。

三、小半夏加茯苓汤方证

【原方剂组成】半夏一升，生姜半斤，茯苓三两。

【原用法】上三味，以水七升，煮取一升五合，去滓，分温再服。

方解：此于小半夏汤加茯苓，故治小半夏汤而有茯苓证者。

【有关仲景书中的论治】

《金匮要略·痰饮咳嗽病脉证并治》第30条：卒呕吐，心下痞，肠间有水，眩悸者，半夏加茯苓汤主之。

注解：卒呕吐，即突然呕吐，心下痞，为胃有停所致，故谓肠间有水，头眩心悸，亦皆水饮为候，因以小半夏治呕吐，加茯苓以治眩悸。

《金匮要略·痰饮咳嗽病脉证并治》第41条：先渴后呕，为水停心下，此属饮家，小半夏加茯苓汤主之。

注解：先渴而后呕吐者，为水停胃中不消所致，此属饮家常见之证，宜小半夏加茯苓汤主之。

按：此先渴后呕，颇似五苓散之水逆证，但五苓散证属消渴，其渴殊甚，水逆，即水入则吐，其吐亦急，而本方证渴较轻，而吐亦缓也。

【解读】三药温中降逆化痰，归类于太阴里。

四、半夏干姜散方证

【原方剂组成】半夏、干姜各等分。

【原用法】上二味，杵为散，取方寸匕，浆水一升半，煎取七合，顿服之。

方解：此于小半夏汤，以干姜易生姜，虽亦治呕，但偏于胃寒者。

【有关仲景书中的论治】

《金匮要略·呕吐哕下利病脉证治》第20条：干呕吐逆，吐涎沫，半夏干姜散主之。

注解：干呕吐逆，吐涎沫，此胃中有寒，宜以半夏干姜散主之。

【解读】本方祛里寒、温中降逆化痰，归类于太阴里。

五、大半夏汤方证

【原方剂组成】半夏（洗）二升，人参三升，白蜜一升。

【原用法】上三味，以水一斗二升，和蜜扬之二百四十遍，煮药，取二升半，温服一升，余分再服。搅匀，内二味，煎取一杯，顿服。

方解：半夏下气止呕，人参、白蜜健胃安中，此治胃虚，不能消谷而呕吐者。

【有关仲景书中的论治】

《金匮要略·呕吐哕下利病脉证治》第16条：胃反，呕吐者，大半夏汤主之。

注解：《金匮要略》谓："朝食暮吐，暮食朝吐，宿谷不化，名曰胃反。"若上之胃反呕吐者，宜大半夏汤主之。

【解读】本方温中降逆化痰，归类于太阴里。

六、干姜半夏人参丸方证

【原方剂组成】干姜一两，人参一两，半夏二两。

【原用法】上三味，末之，以生姜汁糊为丸，如梧子大，饮服十丸，日三服。

方解：本方含有小半夏汤和半夏干姜散，以有人参更含有大半夏汤义，故用时可参照以上三方主治，当可无误。

【有关仲景书中的论治】

《金匮要略·妇人妊娠病脉证并治》第6条：妊娠，呕吐不止，干姜半夏人参丸主之。

注解：妇人妊娠呕吐，服其他治呕药，而呕吐不止者，干姜半夏丸主之。

按：后世方书多谓半夏害胎，干姜热药，产前更当应禁用，但余以本方治此证多矣，并无一失。本方并不限于妊娠恶阻，若呕吐不止，男人亦可用之。

【解读】本方补中健胃、温下祛寒，归类于太阴里。

七、厚朴生姜半夏甘草人参汤方证

【原方剂组成】厚朴（炙，去皮）半斤，生姜（切）半斤，半夏（洗）半升，甘草（炙）二两，人参一两。

【原用法】上五味，以水一斗，煮取三升，去滓，温服一升，日三服。

方解：此于生姜半夏汤加大量厚朴以消胀满，合甘草、人参以补中虚，故治生姜半夏汤证，腹胀满而胃气虚者。

【有关仲景书中的论治】

《伤寒论》第66条：发汗后，腹胀满者，厚朴生姜半夏甘草人参汤主之。

注解：发汗太过，亦可伤及中气，而腹胀满者，厚朴生姜半夏甘草人参汤主之。

按：本方治虚胀确有效，不限于发汗后，即吐泻后而腹胀满者亦验。1972年夏，曾治一人，体肥，腹胀大，似有腹水状，当时西医李莫群同志正在我院实习，经检视谓无水，诊脉沉细，腹胀大，不能食，已多年不愈，乃与此方减生姜12

克，服 3 剂，腰带即减三格，连服十余剂痊愈，为效之捷，实出意料，因附此以供参考。

【解读】本方建中补虚，宜归类于太阴里。

八、半夏厚朴汤方证

【原方剂组成】半夏一升，厚朴三两，茯苓四两，生姜五两，干苏叶二两。

【原用法】上五味，以水七升，煮取四升，分温四服，日三夜一服。

方解：此于小半夏加茯苓汤，加厚朴苏叶以行气，故治饮逆气结而咽喉不利者。

【有关仲景书中的论治】

《金匮要略·妇人杂病脉证并治》第 5 条：妇人咽中如有炙脔，半夏厚朴汤主之。

注解：妇人咽中如有炙脔，谓咽中如有炙肉黏着，咯之不出，咽之不下，其实不外乎是自觉的一种神经症，此以痰气郁结所致，故以半夏厚朴汤主之。

按：此证不限于妇人，男人亦有，而本方的应用亦不限此证。若以咽中不利和胸腹满闷为目的，可活用于不定之神经症，均有良效。曾治一老年妇人，经常发作冒眩不能起，胸咽痞满，不进饮食，口舌干，与本方加石膏得速效。又本方有开胃进食、消胀止呕作用，他如伤风咳嗽，随证加桑白皮、瓜蒌、橘皮、杏仁之属，亦有捷效。

【解读】本方温中降逆化痰，很显然应归类于太阴里。

九、旋覆代赭汤方证

【原方剂组成】旋覆花三两，人参二两，生姜五两，代赭石一两，甘草（炙）三两，半夏（洗）半升，大枣（擘）十二枚。

【原用法】上七味，以水一斗，煮取六升，去滓，再煎取三升，温服一升，日三服。

方解：旋覆花温中健胃而下结气，代赭石沉降镇逆，半夏、生姜降逆逐饮，人参、甘草、大枣安中养正，诸药协力，以治心下痞硬而噫气不除者。

【有关仲景书中的论治】

《伤寒论》第161条：伤寒，发汗，若吐若下，解后，心下痞硬，噫气不除者，旋覆代赭汤主之。

注解：噫气即嗳气。伤寒证，经过发汗，或吐或下等治疗，伤寒证虽解，但早有之心下痞硬、噫气还未除，宜以旋覆代赭汤主之。

按：本方证的心下痞硬、噫气，与生姜泻心汤证很相似，但泻心汤治心下痞硬、噫气而下利者，而本方治心下痞硬、噫气、不下利且反以便秘为常，胃反、噎膈，以及其他胃和食道诸疾患现本证者屡见，宜注意。以本方加乌贼骨，治十二指肠溃疡，心下痞硬、疼痛、噫气而大便秘者，有良效，读者试之。

【解读】本方温中降逆化痰，很显然应归类于太阴里。

十、泽漆汤方证

【原方剂组成】半夏半升，紫参（一作紫菀）五两，泽漆三斤（以东流水五斗煮取一斗五升），生姜五两，白前五两，甘草、黄芩、桂枝、人参各三两。

【原用法】上九味，㕮咀，内泽漆中，煮取五升，温服五合，至夜尽。

方解：泽漆味苦微寒，为利尿解热药，本方用为主药，祛水于下，复以小半夏汤逐饮于上，使顽痰宿饮不得复留，另以参、草安中，黄芩除热，紫菀、白前散结止咳，此为痰饮致咳的治剂。

【有关仲景书中的论治】

《金匮要略·肺痿肺痈咳嗽上气病脉证治》第8条：咳而脉浮者，厚朴麻黄汤主之，脉沉者，泽漆汤主之。

注解：见厚朴麻黄汤方证条。

按：痰饮咳喘，兼有外邪者，宜依证选用厚朴麻黄汤、射干麻黄汤、小青龙汤等治之。若无外邪，寒多者，则宜苓甘五味姜夏等；若不寒有热者，宜本方。

【解读】本方为柴胡桂枝汤去柴胡、芍药、大枣，加泽漆、紫参、白前而成。泽漆又名猫儿眼睛草、马虎眼、乳草、五凤灵枝等，味苦，微寒，主皮肤热，大腹水气，四肢面目浮肿。本方用其利水于下，复以半夏、生姜逐饮于上，使顽痰宿饮不得复留。另以参、草安中，黄芩除热，紫参、白前散结止咳，桂枝镇气冲，故此治痰饮在半表半里而咳逆者。因此，本方证当属太阳少阳阳明太阴合病证。

十一、苦酒汤方证

【原方剂组成】半夏（洗，破如枣核）十四枚，鸡子（去黄，内上苦酒，着鸡子壳中）一枚。

【原用法】上二味，内半夏着苦酒中，以鸡子壳置刀环中，安火上，令三沸，去滓。少少含咽之，不差，更做三剂。

方解：半夏除痰涎，并主咽喉肿痛，复以苦酒之酸，以敛疮疡，蛋清之润，以利音声，少少咽之，不但易下，而且使溃患处，实治咽中生疮之妙法。

【有关仲景书中的论治】

《伤寒论》第 312 条：少阴病，咽中伤生疮，不能语言，声不出者，苦酒汤主之。

注解：咽中伤生疮，以至不能语言，声不出者，苦酒汤主之。

按：此非真少阴病，而所以冒之以少阴病者，与半夏散及汤条之取意同，可互参。

【解读】本方亦宜归类于少阳病。

以上以半夏组方的十一方，皆为温中建胃化饮为治，除苦酒汤证、泽漆汤证外，其余九方证当归属里病位。

第四节　橘皮汤类方证

一、橘皮汤方证

【原方剂组成】橘皮四两，生姜半斤。

【原用法】上二味，以水七升，煮取三升，温服一升，下咽即愈。

方解：橘皮主逆气，利水谷，止呕咳，与生姜为伍，故治呕哕上逆。

【有关仲景书中的论治】

《金匮要略·呕吐哕下利病脉证治》第 22 条：干呕哕，若手足厥者，橘皮汤主之。

注解：有声无物为干呕。哕，即呃逆。干呕哕甚，气逆而不下，因致手足厥冷者，橘皮汤主之。

【解读】本方温中降逆化痰，应归类于太阴里。

二、橘皮枳实生姜汤方证

【原方剂组成】橘皮一斤，枳实三两，生姜半斤。

【原用法】上三味，以水五升，煮取二升，分温再服。《肘后》《千金》云：治胸痹、胸中愊愊如满、噎塞习习如痒、喉中涩唾燥沫。

方解：于橘皮汤增量橘皮，更加消胀破结之枳实，故治橘皮汤证，逆满剧烈，而心胸痞塞者。

【有关仲景书中的论治】

《金匮要略·胸痹心痛短气病脉证治》第 6 条：胸痹，胸中气塞，短气，茯苓杏仁甘草汤主之，橘枳姜汤亦主之。

注解：胸痹为病名，《金匮》谓："夫脉当取太过不及，阳微阴弦，即胸痹而痛，所以然者，责其极虚也，今阳虚，知在上焦，所以胸痹心痛者，以其阴弦故也。"上焦气虚，则寒自下逆，因故胸痹心痛，故脉亦应之寸微而尺弦。

胸痹之病，若其人胸中气塞，呼吸困难而短气者，此为气壅饮逆之证候，茯苓杏仁甘草汤主之，橘枳姜汤亦主之。

按： 短气属饮，宜茯苓杏仁甘草汤，气塞属气，宜橘枳姜汤，临证宜评审其主客，择一而用之。

【解读】本方温中化饮，宜归类于太阴里。

三、橘皮竹茹汤方证

【原方剂组成】橘皮二斤，竹茹二升，大枣三十枚，甘草五两，人参一两，生姜半斤。

【原用法】上六味，以水一斗，煮取三升，温服一升，日三服。

方解： 于橘皮汤重用橘皮，复佐以治咳逆上气之竹茹，另用甘草、大枣、人参安中缓急，故治橘皮汤证，呕哕甚而急迫者。

【有关仲景书中的论治】

《金匮要略·呕吐哕下利病脉证治》第23条：哕逆者，橘皮竹茹汤主之。

注解： 胃虚寒乘于下则哕，哕逆者，橘皮竹茹汤主之。

按： 本方加半夏治呕、哕诸逆尤妙，百日嗽而哕逆者，用之亦验。

【解读】本方治胃虚寒，故应归类于太阴里。

四、外台茯苓饮方证

【原方剂组成】茯苓、人参、白术各三两，枳实二两，橘皮二两半，生姜四两。

【原用法】上六味，水六升，煮取一升八合，分温三服，如人行八九里进之。

方解： 此于橘枳姜汤加健胃之人参，利水之苓、术，故治橘枳姜汤证，胃虚有停饮者。

【有关仲景书中的论治】

《金匮要略·痰饮咳嗽病脉证并治》附方：《外台》茯苓饮，治心胸中停痰宿水，自吐出水后，心胸间虚，气满不能食，消痰气，令能食。

注解： 心胸中有停痰宿水，即胃中有水饮。胃中有宿饮，因常自吐水，但吐

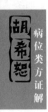

出水后，胸自心下仍有气胀满，而不能食，本方有祛水饮、消胀、进食之作用，故治之。

按： 本方加半夏则效尤捷，不问其吐水与否，若以心胸满、不能食为目的，可用于胃炎、胃下垂，以及溃疡诸病，均有验。此与旋覆代赭汤均属常用治胃良方，本方证亦常噫气，但患者以噫气为快，与旋覆代赭汤证苦于噫气不除者显异，心胸满者，可酌增橘、枳用量，胃疼剧可加延胡索。

【解读】 以上四方，显是温中为主，当归类于里病位。

第五节　黄芩黄连汤类方证

一、黄芩汤方证

【原方剂组成】黄芩三两，甘草（炙）二两，芍药二两，大枣（擘）十二枚。

【原用法】上四味，以水一升，煮取三升，去滓，温服一升，日再夜一服。

方解： 黄芩、芍药苦以除热，甘草、大枣以安中，此为邪热内干肠胃，而后腹痛下利之治剂。

【有关仲景书中的论治】

《伤寒论》第172条：太阳与少阳合病，自下利者，与黄芩汤，若呕者，黄芩加半夏生姜汤主之。

注解： 太阳病之恶寒，与少阳病之口苦、咽干同时发作，故谓太阳少阳合病。若此合病自下利者，则宜黄芩汤主之；若更呕者，则宜黄芩加半夏生姜汤主之。

按： 此所谓太阳少阳合病，是指表和半表半里俱热之证，并由于本条可知本方有用于痢疾之机会。呕者，更加半夏、生姜，里急后重者，更宜加大黄。

【解读】从仲景原论来看，本方的适应证为少阳为主的太阳少阳合病，故应归类于半表半里。

二、黄芩加半夏生姜汤方证

【原方剂组成】黄芩三两，甘草（炙）二两，芍药二两，大枣（擘）十二枚，半夏（洗）半升，生姜（切）一两半（一方三两）。

【原用法】上六味，以水一斗，煮取三升，去滓，温服一升，日再一服。

方解： 于黄芩汤加半夏、生姜，即成为黄芩汤与小半夏汤合方，故治二方之合并证。

【有关仲景书中的论治】

《伤寒论》第172条：太阳与少阳合病，自下利者，与黄芩汤，若呕者，黄芩加半夏生姜汤主之。

注解：见黄芩汤条。

《金匮要略·呕吐哕下利病脉证治》第 11 条：干呕而下利者，黄芩加半夏生姜汤主之。

注解：有声无物为干呕，若干呕而下利者，黄芩加半夏生姜汤主之。

【解读】本方很近似小柴胡汤组方，故应归类于少阳。

三、六物黄芩汤方证

【原方剂组成】黄芩三两，人参三两，干姜三两，大枣十二枚，桂枝一两，半夏半升。

【原用法】上六味，以水七升，煮取三升，温分三服。

方解：此即黄芩加半夏生姜汤的变制，不过以干姜易生姜，去芍药加人参，故主治大致相同，但有人参则治心下痞硬，无芍药则不治腹挛痛，是其主要区分。

【有关仲景书中的论治】

《金匮要略·呕吐哕下利病脉证治》附方（二）:《外台》黄芩汤治干呕下利。

注解：本方治干呕下利之作用，虽与黄芩加半夏、生姜同，但用时须详审余证，选一用之。

【解读】以上黄芩汤及加半夏生姜汤，为治半表半里阳证者。本方与黄芩加半夏生姜汤的变化，胡老师指出了干姜易生姜，并加人参，我们以此认识到，本方与前方明显不同在于加强祛寒。这即说明，半表半里本是寒热错杂，但上热明显者为少阳，下寒明显者为厥阴，故本方为治半表半里阴证厥阴证者。

四、三物黄芩汤方证

【原方剂组成】黄芩一两，苦参二两，干地黄四两。

【原用法】上三味，以水六升，煮取二升，温服一升，多吐下虫。

方解：三物均有解热除烦作用，生地黄用量独多，故尤宜于有关血证之发烦热者，苦参杀虫，故服后多吐下虫。

【有关仲景书中的论治】

《金匮要略·妇人产后病脉证治》附方（一）:《千金》三物黄芩汤，治妇人在草蓐自发露得风，四肢苦烦热，头痛者，与小柴胡汤，头不痛但烦者，与三物黄芩汤。

注解：见小柴胡汤条。

【解读】本方组成苦寒清里热为主，其适应证里热甚而烦明显者，故本方应归类于阳明里证。

五、黄连汤方证

【原方剂组成】黄连三两，甘草（炙）二两，干姜三两，桂枝三两，人参二两，半夏（洗）半升，大枣（擘）十二枚。

【原用法】上七味，以水一斗，煮取六升，去滓，再煮取三升，温服一升，日三服。

方解：此于六物黄芩汤以黄连易黄芩，而加甘草，故主治即略同。但黄连尤长于治悸烦而腹中痛者。

【有关仲景书中的论治】

《伤寒论》第173条：伤寒，胸中有热，胃中有邪气，腹中痛，欲呕吐者，黄连汤主之。

注解：胸中有热，指胸中发烦热言；胃中有邪气，指胃中有热和水气言；胃肠被热和水刺激，故腹中痛，欲呕吐，宜黄连汤主之。

按：本条虽未言下利，但就药物而言，则呕而下利，当亦必主之。

【解读】胡老师指出，本方与六物黄芩汤主治略同，也即上热下寒者，故本方证应归类于厥阴。

六、黄连阿胶汤方证

【原方剂组成】黄连四两，黄芩二两，芍药二两，阿胶三两，一云三挺，鸡子黄二枚。

【原用法】上五味，以水六升，先煮三物，取二升，去滓，内胶烊尽，小冷，内鸡子黄，搅令相得，温服七合，日三服。

方解： 黄连、黄芩解热除烦，芍药、阿胶、鸡子黄和血补气，故治虚热心烦不能卧者。

【有关仲景书中的论治】

《伤寒论》第303条：少阴病，得之二三日以上，心中烦不得卧，黄连阿胶汤主之。

注解： 少阴病二三日以上，即常自表传里或半表半里，今心中烦不得卧，为半表半里虚热之候，因以黄连阿胶汤主之。

按： 以虚热烦躁为目的，本方可活用于诸失血证和久痢便脓血者。

【解读】 对本条的注解，胡老师认为，心中烦不得卧，为半表半里虚热之候，当然把本方归类于半表半里的少阳。我们从药物组成分析，本方药皆是苦寒、甘寒，清热、养血、滋阴者，可知其适应证里热伤津血已很明显，尤以心中烦突出，当属阳明里热为主，故本方证宜归类于阳明里证，妥否，望共讨之。

七、白头翁汤方证

【原方剂组成】 白头翁二两，黄连三两，黄柏三两，秦皮三两。

【原用法】 上四味，以水七升，煮取二升，去滓，温服一升，不愈，更服一升。

方解： 四物均为苦寒收敛药，而又除热解烦，止下利等作用，尤其白头翁逐血止痛，更有作用于便脓血，故此治热痢下重，心烦悸而腹中痛者。

【有关仲景书中的论治】

《伤寒论》第371条：热利下重者，白头翁汤主之。

注解： 热利而里急后重者，白头翁汤主之。

《伤寒论》373条：下利欲饮水者，以有热故也，白头翁汤主之。

注解： 里有热则渴欲饮，下利而欲水者，故知为热利也，白头翁汤主之。

按： 由以上讲述，则急性肠炎或痢疾均有用本方之机会甚明，不过必须审其为热利，乃可用之。若里急后重，渴欲饮水，均属其候；若后重甚明，宜更加大黄，须知。

【解读】胡老师在注解中指出，本方是里有热，故本方证宜归类于阳明里证。

八、白头翁加甘草阿胶汤方证

【原方剂组成】白头翁、甘草、阿胶各二两，黄连、黄柏、秦皮各三两。

【原用法】上六味，以水七升，煮取二升半，内胶令消尽，分温三服。

方解：甘草益气，阿胶止血，于白头翁汤加此二味，故治白头翁汤证，或血便，或黏血便，而虚乏少气者。

【有关仲景书中的论治】

《金匮要略·妇人产后病脉证治》第10条：产后，下利虚极，白头翁加甘草阿胶汤主之。

注解：虚极，即疲乏少气之意。妇人产后而又病利，因使其人疲乏少气者，宜以白头翁加甘草阿胶汤主之。

按：凡白头翁汤证，若所下为血便，或黏血便，而虚乏少气者，即宜本方主之，并不限于产后虚极。

【解读】白头翁汤中加入甘草、阿胶，更利于清阳明里热，故本方证亦归类于阳明里证。

九、干姜黄连黄芩人参汤方证

【原方剂组成】干姜、黄连、黄芩、人参各三两。

【原用法】上四味，以水六升，煮取二升，去滓，分温再服。

方解：干姜、人参理中焦之虚寒，黄连、黄芩解上亢之烦热，故此治上热下寒，呕吐下利而心下痞硬者。

【有关仲景书中的论治】

《伤寒论》第359条：伤寒本自寒下，医复吐下之，寒格，更逆吐下，若食入口即吐者，干姜黄芩黄连人参汤主之。

注解：本自寒下，谓其人本有自下利之寒证，伤寒在表不可吐下；其人本自寒下，尤其不可吐下，医者无知而复吐下之。寒格指上热下寒之为证言，伤寒则上有热，本自寒下则下有寒，再逆之以吐下，邪热内陷，则上愈热，伤其中气，则下愈寒。若食入口即吐者，宜干姜黄连黄芩人参汤主之。

按： 依余经验，以本方治胸中烦热，吐逆不受食，而下利者，确有验。以是可见，本自寒下句，当指其人本有旧微溏一类寒证甚明。

【解读】由本方的组成及适应证可知，黄连、黄芩、干姜是治半表半里、上热下寒的代表组合，以其寒重，故为半表半里阴证厥阴证，由此可探厥阴证方证规律。

十、半夏泻心汤方证

【原方剂组成】半夏（洗）半升，黄芩、干姜、甘草（炙）、人参各三两，黄连一两，大枣（擘）十二枚。

【原用法】上七味，以水一斗，煮取六升，去滓，再煎取三升，温服一升，日三服。

方解： 半夏、干姜祛饮止呕，黄芩、黄连解痞止利，饮留邪聚，均由于胃气不振，故补之以人参，和之以甘草、大枣，此为呕而肠鸣、心下痞硬之主治方。

【有关仲景书中的论治】

《伤寒论》第149条：伤寒五六日，呕而发热者，柴胡证具，而以他药下之，柴胡证仍在者，复与柴胡汤，此虽已下之，不为逆，必蒸蒸而振，却发热汗出而解。若心下满而硬痛者，此为结胸也，大陷胸汤主之。但满而不痛者，此为痞，柴胡不中与之，宜半夏泻心汤。

注解： 见大陷胸汤条。

《金匮要略·呕吐哕下利病脉证治》第10条：呕而肠鸣，心下痞者，半夏泻心汤主之。

注解： 水因热激，故呕而肠鸣，胃虚邪凑，故心下痞硬，半夏泻心汤主之。

【解读】以上二条经文，说明了半夏泻心汤由小柴胡汤变化而来及主要症状反应。即原是半表半里阳证小柴胡汤证，由于误下使津液大伤，由阳证陷于阴证，出现心下痞满、呕而肠鸣等，这种半表半里阴证宜半夏泻心汤治之。

十一、甘草泻心汤方证

【原方剂组成】甘草（炙）四两，人参三两，黄芩三两，干姜三两，半夏（洗）半升，黄连一两，大枣（擘）十二枚。

【原用法】上七味，以水一斗，煮取六升，去滓，再煎取三升，温服一升，日三服。

方解：此于半夏泻心汤，增量缓急安中之甘草，故治半夏泻心汤证，中气较虚而急迫者。

【有关仲景书中的论治】

《伤寒论》第158条：伤寒，中风，医反下之，其人下利，日数十行，谷不化，腹中雷鸣，心下痞硬，干呕心烦不得安，医见心下痞硬，谓病不尽，复下之，其痞益甚，此非热结，但以胃中虚，客气上逆，故使硬也，甘草泻心汤主之。

注解：伤寒或中风，均当汗以解之，而医反下之，虚其里则邪热内陷，因使下利，日数十行，以至食物不得消化；水被热激，走于肠中，则腹中雷鸣；胃虚邪凑，则心下痞硬；水热壅逆，则干呕心烦不得安；医见心下痞硬，又误为病去未尽，而复下之，遂使痞硬益甚。因此心下痞硬，并非里实之热结，而是胃中虚，客气上逆所致，愈下愈虚，痞即愈甚，宜以甘草泻心汤主之。

【解读】前条半夏泻心汤证，是述原是半表半里阳证，由于下伤津液而转化为半表半里阴证，本条是论原是太阳表证，下伤津液而直接转变为半表半里阴证，因腹中雷鸣、心下痞硬、干呕心烦不得安等症，宜以甘草泻心汤治之。

《金匮要略·百合狐惑阴阳毒病脉证并治》第10条：狐惑之为病，状如伤寒，默默欲眠，目不得闭，卧起不安，蚀于喉为惑，蚀于阴为狐，不欲饮食，恶闻食臭，其面目乍赤、乍黑、乍白。蚀于上部则声喝，甘草泻心汤主之。

注解：形色善变，精神不安，有如神灵所作，因谓为狐惑病，此病即常见烦热、状为伤寒、默默欲眠、目不得闭、卧起不安，为虚烦有热；不欲饮食、恶闻食臭为胃虚多湿；其有蚀疮在喉者，即称之为惑，其有蚀疮在阴者，即称之为狐，蚀于喉之上部，而语声沙哑者，宜以甘草泻心汤主之。

按：《金匮要略》关于狐惑病的论治除本条外，有言"蚀于下部则咽干，苦参汤洗之"，又说"蚀于肛者，雄黄熏之"，又云"病者脉数，发热微寒，默默但欲卧，汗出，初得之三四日，目赤为鸠眼，七八日目四眦黑，若能食者，脓已成也，赤小豆当归散主之"。基于以上一系列之说明，则古人所谓的狐惑病，颇似今之白塞综合征。实践证明，甘草泻心汤对于口腔溃疡确有意外捷效，完好如常，即久久不愈之顽固重症，以本方加石膏或更加生地黄，无不应手取效，并以此法治愈确诊为白塞综合征者一例。1970年夏，余方从河南归来，吕院长诉，有一解放军女同志曾几次来院，言其数年前曾患白塞综合征，经余治愈，近日于意大利病又复发，特回国找余诊治。对于此病本无所知，乍听之下，不禁愕然，未久患者果然前来，但事隔多年，余已不复记忆，经过一番问答，乃知数年前，曾以口腔溃疡来门诊治疗，近在意大利经西医确诊为白塞综合征，口腔及前阴具有蚀疮，与服甘草泻心汤加石膏，另与苦参汤，嘱其熏洗下阴，不久均治。

十二、生姜泻心汤方证

【原方剂组成】生姜（切）四两，甘草（炙）三两，人参三两，干姜一两，黄芩三两，半夏（洗）半升，黄连一两，大枣（擘）十二枚。

【原用法】上八味，以水一斗，煮取六升，去滓，再煎取三升，温服一升，日三服。附子泻心汤，本云加附子。半夏泻心汤，甘草泻心汤，同体别名耳。生姜泻心汤，本云理中人参黄芩汤，去桂枝、术，加黄连并泻肝法。

方解：此于半夏泻心汤，减干姜量，而加量生姜，故治半夏泻心汤证、寒饮较重、呕逆下利较甚者。

【有关仲景书中的论治】

《伤寒论》第157条：**伤寒汗出，解之后，胃中不和，心下痞硬，干噫食臭，胁下有水气，腹中雷鸣下利者，生姜泻心汤主之。**

注解：伤寒经过发汗汗出，伤寒证已解之后，但又发作胃中不和之候。噫气，即嗳气。食臭，即伤食之酸臭味，干噫食臭，即所谓消化不良、吞酸嘈杂之意。胁下有水气，即胃中有水气。心下痞硬、腹中雷鸣、下利，与前甘草泻心汤为证相同，此宜生姜泻心汤主之。

按：人有宿痰，常以新病而诱使发作，本条所述胃中不和，并不是药有所误，而是早有之宿痰，因新感后又复发作也。又由于本条干噫食臭、胁下有水气之说明，则本方有用于胃下垂、胃扩张，以及胃酸过多等疾患之机会甚明。并由于腹中雷鸣下利，更可知亦有应用于胃肠炎之机会。总之，一般胃肠疾病现以上三方证者很多，依证选用之，均有良效。

【解读】由六物黄芩汤、黄连汤、干姜黄连黄芩汤、半夏泻心汤、甘草泻心汤、生姜泻心汤等方剂组成可看到，方药组成皆有以黄连、黄芩清热，以干姜，或半夏，或人参，或桂枝温中，即清上热，温下寒为法。再看仲景书中已论述：半夏泻心汤证由小柴胡汤证误下、甘草泻心汤证由太阳误下而致，共同的特点是由于津伤陷于半表半里的阴证，即呈寒热错杂、上热下寒的厥阴病。由此六方证可得到明确启示：判定厥阴证以上热下寒为主，其下寒比少阳证明显。判定治厥阴方药以清上热（芩连之属）、温下寒（干姜、桂枝、附子等之属）为主。

第六节　栀子汤类方证

一、栀子豉汤方证

【原方剂组成】栀子（擘）十四个，香豉（绵裹）四合。

【原用法】上二味，以水四升，先煮栀子，得二升半，内豉，煮取一升半，去滓，分温二服。

方解：二物均属苦寒除热药，并均有解烦之特能，合以为方，故治烦热不得眠或心中懊恼者。

【有关仲景书中的论治】

《伤寒论》第76条：发汗吐下后，虚烦不得眠，若剧者，必反覆颠倒，心中懊恼，栀子豉汤主之。若少气者，栀子甘草豉汤主之；若呕者，栀子生姜豉汤主之。

注解：心中懊恼，谓心中烦闷不可名状，实即心烦剧烈之意。经过汗、吐、下治疗后，实邪虽去，但遗热未除，故冲头脑，因使虚烦不得眠，证之剧者，则更辗转反侧，而心中懊恼，宜以栀子豉汤主之。若上证而其人有虚怯少气之自觉证者，则宜栀子甘草豉汤主之。若上证而加呕者，则宜栀子生姜豉汤主之。

按：此所谓虚烦，是对实烦而言，不要以为本方能治虚证。本条所述，即炎证或充血，而脑受刺激之剧烈证候。

《伤寒论》第77条：发汗，若下之，而烦热，胸中窒者，栀子豉汤主之。

注解：胸中窒，即指胸部正中有窒塞感，实即食道狭窄之自觉证。发汗或下之，其人仍烦热，并胸中有窒塞感者，栀子豉汤主之。

按：此证多有，但不定见于发汗或下之后，即烦热亦不甚明显，患者主诉胸中窒塞而烦闷者即是，此与咽中如有炙脔之半夏厚朴汤证，常由于患者主述不清，而易混淆，故问证必须精细。昔时邻居老工人尹某，一日来告，谓经过透视，食道有憩室，请求治疗。因笑答曰，憩室我无治法，请告所苦。据述只觉食道阻塞，心烦不宁，因与栀子豉汤，三服后，证大减，但食时当觉不适，续服二十余剂，证全消失，后再透视已无憩室形象。此案较奇，故附此以供参考。

《伤寒论》第78条：伤寒五六日，大下之后，身热不去，心中结痛者，未欲解也，栀子豉汤主之。

注解：伤寒五六日，常为病传少阳，而现柴胡汤证的时期。病不在里，故虽大下之后，而身热不去，心中结痛，即胃上口处有结滞疼痛者，此亦由于误下，邪热内陷，因使该体部发炎，宜栀子豉汤主之。

《伤寒论》第81条：凡用栀子汤，病人旧微溏者，不可与服之。

注解：栀子消炎除热，而不宜于虚寒证，病人久有大便溏，乃中虚多寒，故不可与栀子剂。

《伤寒论》第221条：阳明病，脉浮而紧，咽燥口苦，腹满而喘，发热汗出，不恶寒反恶热，身重。若发汗则躁，心愦愦反谵语。若加烧针，必怵惕烦躁不得眠。若下之，则胃中空虚，客气动膈，心中懊恼，舌上胎者，栀子豉汤主之。若渴欲饮水，口干舌燥者，白虎加人参汤主之。若脉浮发热，渴欲饮水，小便不利者，猪苓汤主之。

注解：见白虎加人参汤条。

《伤寒论》第228条：阳明病，下之，其外有热，手足温，不结胸，心中懊恼，饥不能食，但头汗出者，栀子豉汤主之。

注解：阳明病，表证未罢而即下之，必使邪热内陷，若其外有热，手足温，则热未结实于里，故不结胸。热自内以上迫，故心中懊恼，饥不能食，而但头汗出，宜栀子豉汤主之。

按：心中懊恼，但头汗出，为大陷胸汤和栀子豉汤的共有证。但结胸则热结于里，而外无大热，栀子豉汤证则外有热，手足温，此二方证不同之鉴别点。

《伤寒论》第375条：下利后，更烦，按之心下濡者，为虚烦也，宜栀子豉汤。

注解： 下利时烦，利止则烦已解，但未久复烦，按其心下濡软无实，知为虚烦，因以栀子豉汤主之。

按： 至此乃出示栀子豉汤之腹证，由于胃中空虚，故按之濡，以是可知本方所主虚烦之意义。

【解读】 方解中指出，栀子、豉二物均属苦寒除热药，多处条文论述其适应证为阳明里热未实者，第375条又论述该方腹证，故该方证不属半表半里而为阳明里热证。

二、栀子甘草豉汤方证

【原方剂组成】 栀子（擘）十四个，香豉（绵裹）四合，甘草（炙）二两。

【原用法】 上三味，以水四升，先煮栀子、甘草，取二升半，内豉，煮取一升半，去滓，分为二服，温进一服。得吐者，止后服。

方解： 此于栀子豉汤加安中益气之甘草，故治栀子豉汤证而虚怯少气者。

【有关仲景书中的论治】

《伤寒论》第76条：发汗吐下后，虚烦不得眠，若剧者，必反复颠倒，心中懊憹，栀子豉汤主之；若少气者，栀子甘草豉汤主之；若呕者，栀子生姜豉汤主之。

注解： 见栀子豉汤条。

【解读】 本方证属阳明太阴合病证。

三、栀子生姜豉汤方证

【原方剂组成】 栀子（擘）十四个，香豉（绵裹）四合，生姜五两。

【原用法】 上三味，以水四升，先煮栀子、生姜，取二升半，内豉，煮取一升半，去滓，分温二服。

方解： 于栀子豉汤加治呕逆之生姜，故治栀子豉汤证而呕逆者。

【有关仲景书中的论治】

《伤寒论》第76条：发汗吐下后，虚烦不得眠，若剧者，必反复颠倒，心中懊憹，栀子豉汤主之；若少气者，栀子甘草豉汤主之；若呕者，栀子生姜豉汤主之。

注解：见栀子豉汤条。

【解读】本方证属阳明太阴合病证。

四、枳实栀子豉汤方证

【原方剂组成】枳实（炙）三枚，栀子（擘）十四个，香豉（绵裹）一升。

【原用法】上三味，以清浆水七升，空煮取四升，内枳实、栀子，煮取二升，下豉，更煮五六沸，去滓，温分再服，覆令微似汗。

方解：此于栀子豉汤加消胀之枳实，故治栀子豉汤证，而心下胀满者。

【有关仲景书中的论治】

《伤寒论》第393条：大病差后，劳复者，枳实栀子豉汤主之。若有宿食者，内大黄如博棋子五六枚，服之愈。

注解：大病，即指伤寒病愈以后；劳复，谓不善摄生因使病复，但本条所指是由饮食无节所致，外无寒热，而只心中懊憹，心下胀满者，当可以本方主之。若有宿食，大便不通者，更宜加大黄，服之即愈。

按：若有宿食以下一段，原是方后语，本条为文，过于简略，有此一段，乃可理解为食复所致病，故并为一条解之。

【解读】本方证属阳明里证。

五、栀子厚朴汤方证

【原方剂组成】栀子（擘）十四个，厚朴（炙，去皮）四两，枳实（水浸，炙令黄）四枚。

【原用法】上三味，以水三升半，煮取一升半，去滓，分二服。

方解：栀子解烦热，厚朴、枳实消胀满，故治心烦热而腹胀满者。

【有关仲景书中的论治】

《伤寒论》第79条：伤寒下后，心烦热，腹满，卧起不安者，栀子厚朴汤主之。

注解：太阳伤寒证，本宜汗而不宜下，今以误下后，则邪热内陷，因故心烦热，腹胀满，卧起不安者，栀子厚朴汤主之。

按：此腹满即属虚满，但与太阳病之腹满有寒热之别，由于心烦热和腹胀满，故使其人卧起不安，此证亦多有，宜注意。

【解读】本方证属阳明里证。

六、栀子柏皮汤方证

【原方剂组成】肥栀子（擘）十五个，甘草（炙）一两，黄柏三两。

【原用法】上三味，以水四升，煮取一升半，去滓，分温再服。

方解：栀子、黄柏解热止烦，并均有祛黄特能，甘草缓急迫，故治黄疸证，烦热而急迫者。

【有关仲景书中的论治】

《伤寒论》第261条：伤寒，身黄发热，栀子柏皮汤主之。

注解：形似太阳伤寒，发热而身黄者，栀子柏皮汤主之。

按：黄疸病发烦热而不可下者，宜本方。

【解读】本方证属阳明太阴合病证。

七、栀子干姜汤方证

【原方剂组成】栀子（擘）十四个，干姜二两。

【原用法】上二味，以水三升半，煮取一升半，去滓，分温二服。

方解：栀子豉汤不用豆豉，而伍以温中之干姜，故治栀子豉汤证，烦热较轻，而有呕逆或下利者。

【有关仲景书中的论治】

《伤寒论》第80条：伤寒，医以丸药大下之，身热不去，微烦者，栀子干姜汤主之。

注解：太阳伤寒，医误以丸药大下之，徒伤中气，而身热不去，并其人微烦者，则宜栀子干姜汤主之。

【解读】以上七方，皆为苦寒清里实热为主，其适应证当属里实热。但栀子甘草豉汤方证、栀子生姜豉汤方证、栀子柏皮汤方证、栀子干姜汤方证四方证合用甘草、生姜、干姜温中建胃，属寒热并用，其适应证为上热下寒者，与半表半里证近似，但为里证的上热下寒，故四方证当属阳明太阴合病证。

第七节 甘草汤类方证

一、甘草汤方证

【原方剂组成】甘草二两。

【原用法】上一味，以水三升，煮取一升半，去滓，温服七合，日再服。

方解：甘草有缓急、安中、止痛、解毒等作用，本方主治，当亦不外与此。

【有关仲景书中的论治】

《伤寒论》第311条：**少阴病，二三日，咽痛者，可与甘草汤；不差者，与桔梗汤。**

注解：咽痛之轻症，则可与甘草汤；若服后而痛不止，则宜与桔梗汤治之。

按：此当是论述扁桃体发炎之证治，红肿轻者，则痛轻，与甘草汤即治；红肿重者，则痛重，须更加桔梗治之。至于少阴病云云，已解于半夏散及汤条，可互参。

【解读】甘草调和诸药，六经病中皆常用，只就一物归类何病位是较困难，但就其方证而论，即从本条而论，应归类于半表半里少阳。

这里首先要明了，少阴病是指表阴证，少阴本虚二三日易传半表半里，因津伤易现咽痛，即呈少阳证之咽痛。治疗少阳病咽痛者，有不少的方药，仲景在此特意提出甘草，可知甘草一味治疗少阳病。

二、桔梗汤方证

【原方剂组成】桔梗一两，甘草二两。

【原用法】上二味，以水三升，煮取一升，去滓，分温再服。

方解：桔梗味辛微温，而有排痰、排脓作用，并有治胸胁痛之特能，于甘草汤加入此味，故治甘草汤证而有上述桔梗证者。

【有关仲景书中的论治】

《伤寒论》第311条：**少阴病，二三日，咽痛者，可与甘草汤；不差者，与**

桔梗汤。

注解：见甘草汤条。

《金匮要略·肺痿肺痈咳嗽上气病脉证治》第12条：咳而胸满，振寒脉数，咽干不渴，时出浊唾腥臭，久久吐脓为米粥者，此为肺痈，桔梗汤主之。

注解：咳而胸满，即因咳而致胸满之意，振寒脉数，为有痈脓之候，多咳唾，故咽干，里无热，故不渴，时出浊唾腥臭，以至吐脓为米粥者，此为肺痈的明证，宜以桔梗汤主之。

按：肺痈用桔梗，不只为排脓，并亦治胸胁痛。余于肝炎患者，若肝区痛剧，则常于选方加桔梗，确有验。本经谓桔梗"治胸胁痛如刀刺"，可信。

【解读】甘草汤归类于少阳，加桔梗，结合方证而论，应归类于半表半里少阳。

三、芍药甘草汤方证

【原方剂组成】芍药、甘草（炙）各四两。

【原用法】上二味，以水三升，煮取一升五合，去滓，分温再服。

方解：此于甘草汤加芍药，故治甘草汤证腹挛痛，或其他体部挛急者。

【有关仲景书中的论治】

《伤寒论》第29条：伤寒脉浮，自汗出，小便数，微恶寒，脚挛急，反与桂枝汤欲攻其表，此误也。得之便厥，咽中干，烦躁吐逆者，作甘草干姜汤与之，以复其阳；若厥愈足温者，更作芍药甘草汤与之，其脚即伸；若胃气不和，谵语者，少与调胃承气汤；若重发汗，复加烧针者，四逆汤主之。

注解：见甘草干姜汤条。

按：本方不只治脚挛急，脚弱无力，行步困难者，用之亦验，古人名为去杖汤，即由于此。

【解读】脚挛急是因津血虚，症见足温是其有热，证在里，治以甘草补中益气，芍药养血生津，即有温里和清上热作用，故本方证属太阴阳明合病。

四、芍药甘草附子汤方证

【原方剂组成】芍药、甘草（炙）各三两，附子（炮，去皮，破八片）一枚。

【原用法】上三味，以水五升，煮取一升五合，去滓，分温三服。

方解：此于芍药甘草汤更加附子，故治芍药甘草汤证，而陷于阴证者。

【有关仲景书中的论治】

《伤寒论》第68条：发汗，病不解，反恶寒者，虚故也，芍药甘草附子汤主之。

注解：发汗表解，则不恶寒，今反恶寒者，是由发汗不合法，亡失津液，使其陷于阴证，芍药甘草附子汤主之。

按：本宜桂枝汤以解肌，而反与麻黄汤以发汗，或本宜小发汗，而反大发其汗等，均属发汗不合法，因使津液大量亡失，而陷于阴证，现芍药甘草汤证而更恶寒者，宜本方主之，论中只言反恶寒，亦简文，不可不知。

【解读】胡老师在这里明确了陷于阴证，是说比芍药甘草汤证更虚寒，故本方证属太阴阳明合病。

五、甘草小麦大枣汤方证

【原方剂组成】甘草三两，小麦一升，大枣十枚。

【原用法】上三味，以水六升，煮取三升，温分三服。

方解：三药皆味甘缓急之品，故治精神失常而急迫者。

【有关仲景书中的论治】

《金匮要略·妇人杂病脉证并治》第6条：妇人脏躁，喜悲伤，欲哭，象如神灵所作，数欠伸，甘草小麦大枣汤主之。

注解：喜悲伤欲哭，即有悲伤欲哭之意；象如神灵所作，谓其言行动作像有神灵凭依的样子；欠伸，即呵欠，数欠伸，谓呵欠频频也，此宜甘草小麦大枣汤主之。

按：脏躁所指不明，但通过实践，凡无故哭笑，情难自已的精神病，本方不论男女用之多验。

【解读】本方三药皆甘温补中，故应归类于里阴证中。

六、甘草粉蜜汤方证

【原方剂组成】甘草二两，粉一两，蜜四两。

【原用法】上三味，以水三升，先煮甘草，取二升，去滓，内粉、蜜，搅令和，煎如薄粥，温服一升，差即止。

方解： 铅粉杀虫，甘草、蜂蜜既能止痛，又以甘味而诱杀之，实治虫痛之妙法。

【有关仲景书中的论治】

《金匮要略·趺蹶手指臂肿转筋阴狐疝蛔虫病证治》第6条：蛔虫之为病，令人吐涎，心痛发作有时，毒药不止，甘草蜜粉汤主之。

注解： 吐涎，心腹痛发作有时，为有蛔虫，用其他毒药而痛不止时，可以甘草蜜粉汤主之。

按： 胡老师经验：甘草蜜粉汤治心腹痛奇效，本方去铅粉，加白及10克，治溃疡病剧痛者，应用皆验。

【解读】本方甘温为主，应归类于里阴证。

七、生姜甘草汤方证

【原方剂组成】生姜五两，人参三两，甘草四两，大枣十五枚。

【原用法】上四味，以水七升，煮取三升，分温三服。

方解： 生姜治呕，余皆健胃养正之品，此亦胃虚饮逆之治剂。

【有关仲景书中的论治】

《金匮要略·肺痿肺痈咳嗽上气病脉证治》附方（三）:《千金》生姜甘草汤治肺痿咳唾涎沫不止，咽燥而渴。

注解： 胃虚饮逆，故咳唾涎沫不止，以是则伤津损液，因致咽燥而渴者，本方治之。

按： 此咽燥而渴，只是咽中干，思水润之而已，与白虎汤证烦渴引饮者大异，宜注意。

【解读】本方类属理中辈，其适应证当属里阴证。

八、排脓汤方证

【原方剂组成】甘草二两，桔梗三两，生姜二两，大枣十枚。

【原用法】上四味，以水三升，煮取一升，温服五合，日再服。

方解：此于桔梗汤增量桔梗，加强排脓作用，复加姜、枣安中以养正，疮痈耗人气血，排脓养正，是为要法。

按：此方见于《金匮要略·疮痈肠痈浸淫病脉证并治》篇，但有方无证，就其方名，知为疮痈排脓而设，由于来自于桔梗汤，若参照桔梗汤证而活用之，可无大错。

【解读】本方组合近似小柴胡汤方义，应归属少阳。

第八节　枳术汤类方证

一、枳术汤方证

【原方剂组成】枳实七枚，白术二两。

【原用法】上二味，以水五升，煮取三升，分温三服。腹中软，即当散也。

方解：枳实行气破结而消胀满，伍以逐饮利尿之白术，故治有水饮，心下坚满，而小便不利者。

【有关仲景书中的论治】

《金匮要略·水气病脉证并治》第30条：心下坚，大如盘，边如旋盘，水饮所作，枳术汤主之。

注解：旋盘为何物不明，但谓边如旋盘，可知其边缘界限分明。心下坚满，其大如盘，按之边缘分明，此为水饮所作，宜以枳术汤主之。

【解读】本方补中理气，应归类于里阴证。

二、枳实芍药散方证

【原方剂组成】枳实（烧令黑，勿太过）、芍药等分。

【原用法】上二味，杵为散，服方寸匕，日三服，并主痈脓，以麦粥下之。

方解：此以枳实伍以除血痹、治腹挛痛之芍药，故治血阻气滞而腹满痛者，下之以麦粥亦不外于安中养正之意，故亦主痈脓。

【有关仲景书中的论治】

《金匮要略·妇人产后病脉证治》第4条：产后腹痛，烦满不得卧，枳实芍药散主之。

注解：产后腹痛，多由于血阻气滞为患，烦满不得卧，更是热郁气壅之象，故宜枳实芍药散主之。

《金匮要略·妇人产后病脉证治》第5条：师曰：产妇腹痛，法当以枳实芍药散，假令不愈者，此为腹中有干血着脐下，宜下瘀血汤主之。

注解：见下瘀血汤条。

【解读】枳实芍药皆苦寒，治属里阳阳，辅以麦粥建中，类同白虎汤中的粳米，故本方应归类于阳明太阴合病证。

三、排脓散方证

【原方剂组成】枳实十六枚，芍药六分，桔梗二分。

【原用法】上三味，杵为散，取鸡子黄一枚，以药散与鸡子黄相等，揉和令相得，饮和服之，日一服。

方解： 此以枳实芍药散而加排脓之桔梗，故治枳实芍药散证，而有痈脓者。

按： 此和排脓汤同，亦有方无证，由于是枳实芍药散之加味方，可参照枳实芍药散证而活用之。

【解读】枳实、芍药、鸡子黄主治在阳明，桔梗主治在少阳，故本方证当属少阳阳明合病证。

四、桂枝生姜枳实汤方证

【原方剂组成】桂枝三两，生姜三两，枳实五枚。

【原用法】上三味，以水六升，煮取三升，分温三服。

方解： 此以枳实配伍主气冲之桂枝和治饮逆之生姜，故治诸逆（指痰饮客气冲逆而言），以至心中痞塞而心悬痛者。

【有关仲景书中的论治】

《金匮要略·胸痹心痛短气病脉证治》第8条：**心中痞，诸逆，心悬痛，桂枝生姜枳实汤主之。**

注解： 心中痞，即心脏有痞塞之自觉证；心悬痛，即心脏所处的一侧痛。由于诸逆，因致心中痞塞，而心悬痛者，桂枝生姜枳实汤主之。

按： 本条颇似说明心绞痛之证治，不过实践证明，此证单用本方机会反少，而以用大柴胡汤与桂枝茯苓丸或桃核承气汤合方之机会为多，此于大柴胡汤证已详述之，可互参。

【解读】从方药分析，桂枝、生姜解表，枳实苦寒理气清里热，为太阳阳明治剂，故应归类于太阳阳明证。

第九节　栝楼薤白汤类方证

一、栝楼薤白白酒汤方证

【原方剂组成】栝楼实（捣），薤白半升，白酒七升。

【原用法】上三味，同煮，取二升，分温再服。

方解：栝楼开胸逐痰止嗽，薤白散结止痛，合以为方，故治胸痹痛而喘息咳唾者，煎以白酒，更使药力畅行无阻也。

【有关仲景书中的论治】

《金匮要略·胸痹心痛短气病脉证治》第 3 条：胸痹之病，喘息咳唾，胸背痛，短气，寸脉沉而迟，关上小紧数（弦），栝楼薤白白酒汤主之。

注解：寸口以候胸中，今寸脉沉而迟，知为胸中之气虚，关上以候心下，今关上小紧弦，知为心下寒饮盛，寒饮乘虚逆迫于胸中，因致喘息咳唾，胸背痛而短气，此胸痹之病，宜以栝楼薤白白酒汤主之。

按：心一动，则三部脉皆动，寸关尺可有形象不同，但绝无至数之各异，若寸脉迟，关上亦不可能数，数当是弦之误，宜改之。

【解读】本方以祛寒饮而治胸痹，大法为温中，并以栝楼化痰清热，本方证当属太阴阳明合病证。

二、栝楼薤白半夏汤方证

【原方剂组成】栝楼实（捣）一枚，薤白三两，半夏半升，白酒一斗。

【原用法】上四味，同煮，取四升，温服一升，日三服。

方解：此于栝楼薤白白酒汤，减少薤白用量，而加大量下气逐饮之半夏，故治栝楼薤白白酒汤证，饮逆较甚，而喘息咳唾更剧者。

【有关仲景书中的论治】

《金匮要略·胸痹心痛短气病脉证治》第 4 条：胸痹不得卧，心痛彻背者，栝楼薤白半夏汤主之。

注解：不得卧，谓喘息咳唾剧甚，而不得卧也；心痛彻背，而从心到背俱痛之意，此宜以栝楼薤白半夏汤主之。

【**解读**】本方比栝楼薤白白酒汤更温中化饮，故亦当归类于太阴阳明合病证。

三、枳实薤白桂枝汤方证

【**原方剂组成**】枳实四枚，厚朴四两，薤白半斤，桂枝一两，栝楼实（捣）一枚。

【**原用法**】上五味，以水五升，先煮枳实、厚朴，取三升，去滓，内诸药，煮数沸，分温三服。

方解：此于栝楼薤白白酒汤，加行气消胀之枳实，降冲下气之桂枝，故治栝楼薤白白酒汤证，而胸腹逆满者。

【**有关仲景书中的论治**】

《金匮要略·胸痹心痛短气病脉证治》第 **5** 条：胸痹，心中痞气，气结在胸，胸满，胁下逆抢心，枳实薤白桂枝汤主之；人参汤亦主之。

注解：见理中汤条。

【**解读**】本方证应归太阴阳明太阳合病证。

四、小陷胸汤方证

【**原方剂组成**】黄连一两，半夏（洗）半升，栝楼实大者一枚。

【**原用法**】上三味，以水六升，先煮栝楼，取三升，去滓，内诸药，煎取二升，去滓，分温三服。

方解：栝楼、半夏开胸逐饮，黄连除热，故此治水热聚结于心下，胸膈胀满，而心下结痛者。

【**有关仲景书中的论治**】

《伤寒论》第 **138** 条：小结胸病，正在心下，按之则痛，脉浮滑者，小陷胸汤主之。

注解：正在心下，则较大陷胸汤证，心下至少腹俱硬满者为小；按之则痛，则较大陷胸汤证，痛而不可近者为轻；脉浮滑则较大陷胸汤证之脉沉紧，知所结程度亦减，此所以谓为小结胸病，宜以小陷胸汤主之。

按：本方并不限于小结胸汤证，凡胸膈胀满，而心下结痛者，即可用之。

【解读】黄连、栝楼皆苦寒，半夏温，寒热并用苦辛开降，但属里证的上热下寒，故本方证应归类于太阴阳明合病证。

第十节 芎归胶艾汤类方证

一、芎归胶艾汤方证

【原方剂组成】芎䓖二两，阿胶二两，甘草二两，艾叶三两，当归三两，芍药四两，干地黄六两。

【原用法】上七味，以水五升，清酒三升合煮，取三升，去滓，内胶令消尽，温服一升，日三服，不差，更作。

按：干地黄原无剂量，可能其意为据证而定，一般应以六～八两（18～24g）为宜。

方解：生地黄、阿胶、艾叶，协力以止血，当归、芎䓖、芍药、甘草调血脉而治腹痛，故此治失血证，腹中痛，而有脱血之虚候者。

【有关仲景书中的论治】

《金匮要略·妇人妊娠病脉证并治》第4条：妇人有漏下者，有半产后因续下血都不绝者，有妊娠下血者，假令妊娠腹中痛，为胞阻，胶艾汤主之。

注解：妇人漏下，即子宫出血；半产，即流产。妇人有漏下者，有因半产续下血不绝者，亦有妊娠下血者，假令妊娠腹中痛，是子宫有瘀血阻碍，故谓胞阻，此均宜以芎归胶艾汤主之。

按：本方之应用并不限于以上所述妇人诸病，凡诸失血属虚，而腹中痛者，不问男女均可用之。又芎、归、地、芍四味，后世名之为四物汤，称为补血要药。芍药除血痹而主腹痛，已屡言之，至于当归、芎䓖、生地黄，均不外是强壮性之祛瘀药。不过芎䓖性温，宜于虚寒，生地黄性寒，宜于虚热，补虚定痛，则芎䓖较逊于当归，行瘀开郁，则当归稍次于芎䓖、生地黄除烦热，并有止血之特能，此三药性能概要区分，关于具体应用，可详参以下诸方。

【解读】本方亦寒温并用，主要在补血、清虚热而止血。人体气血皆来源于胃，胃中虚寒则气血无以生，血虚则生虚热，故补血不可纯寒凉，必用温补佐以甘寒生血止血，此仲景补血清热止血之大要，故本方证当属太阴阳明合病证。

二、当归芍药散方证

【原方剂组成】当归三两，芎䓖三两，芍药一斤，茯苓四两，白术四两，泽泻半斤。

【原用法】上六味，杵为散，取方寸匕，酒和，日三服。

方解：芍药缓挛急而治腹痛，当归、川芎调经血并兼补虚，茯苓、白术、泽泻利小便而逐水气，故此治瘀血性腹中急痛证，其人或冒眩，或心下悸，或小便不利，而有血虚证候。

【有关仲景书中的论治】

《金匮要略·妇人妊娠病脉证并治》第 5 条：妇人怀娠，腹中绞痛，当归芍药散主之。

注解：妇人怀孕而腹中急痛，亦是胞阻之为患，但不下血，故不与芎归胶艾汤，而以本方主之。

《金匮要略·妇人杂病脉证并治》第 17 条：妇人腹中诸疾痛，当归芍药散主之。

注解：妇人腹中诸疾痛，多属虚寒血滞之为患，宜本方主之。

按：以上二条所述证治不备，本方主用芍药，伍以归、芎，其治瘀血性腹中急痛，当无问题。但妇人怀孕，腹中绞痛，和妇人腹中诸疾痛，确暗示有瘀血的一面，亦不定必须本方主之。因本方有大量苓、术、泽泻等利尿药，应有头冒眩、心下悸和小便不利等症状，不可不知。

【解读】当归芍药散的适应证为虚寒血滞、血虚水盛，故归类于太阴里当属无疑。

三、温经汤方证

【原方剂组成】吴茱萸三两，当归、芎䓖、芍药、人参、桂枝、阿胶、牡丹皮（去心）、生姜、甘草各二两，半夏半升，麦门冬（去心）一升。

【原用法】上十二味，以水一斗，煮取三升，分温三服。亦主妇人少腹寒久不受胎，兼取崩中去血，或月水来过多及至期不来。

方解：既用吴茱萸汤去大枣加桂枝，降逆止呕，以祛胃之寒，又用麦门冬汤去大枣，滋枯润燥，以补胃之虚，另以当归、芎劳、芍药、阿胶、牡丹皮，行气和血，以调经脉。胃为生化之本，气血之源，胃气调则津血生，此为生新祛瘀之治剂，故带下崩中、月事不调、久不受孕者，并皆主之。

【有关仲景书中的论治】

《金匮要略·妇人杂病脉证并治》第9条：问曰：妇人年五十，所病下利（血）数十日不止，暮即发热，少腹里急，腹满，手足烦热，唇口干燥，何也？师曰：此属带下。何以故？曾经半产，瘀血在少腹不去，何以知之？其证唇口干燥，故知之。当以温经汤主之。

注解：《医宗金鉴》谓，"所病下利"之"利"字，当是"血"字，就前后文义看，此说可信。带下，即指崩中下血之病。

妇人年已五十，经血当止，今下血数十日不止，暮即发热为瘀血之候，少腹里急，腹满，不只是虚寒，而亦有少腹急结，瘀血之腹证存在；手足烦热，唇口干燥，亦不只是津枯血燥，且与久瘀相关，故肯定此属带下之为病，其所以病此，盖其人曾经半产，瘀血在少腹久久不去之故，当以温经汤主之。

按：本方的应用面很广，并不限于此证，以其含有芎归胶艾汤、当归芍药散、吴茱萸汤、麦门冬汤诸方义，故诸方之合并证，即本方适应证，证情相当复杂，宜参照原方主治而活用之，即可无误。

【解读】对本方的方解，胡老师特别强调了"胃为生化之本，气血之源，胃气调则津血生"，实是养血剂病位分类的大眼目，其证上热下寒，治亦清上温下，故本方证当属厥阴病。

四、当归散方证

【原方剂组成】当归、黄芩、芍药、川芎各一斤，白术半斤。

【原用法】上五味，杵为散，酒服方寸匕，日再服。妊娠常服即易产，胎无疾苦，产后百病悉主之。

方解：此于当归芍药散去茯苓、泽泻，减芍药、白术用量，另加黄芩，故治当归芍药散证，腹痛较轻，无水饮，或少有水饮而较烦热者。

【有关仲景书中的论治】

《金匮要略·妇人妊娠病脉证并治》第9条：妇人妊娠，宜常服当归散。

注解：妇人妊娠，无须服药，若贫血有热，可服此方以安胎。

【解读】本方证当属少阳太阴合病证。

五、当归四逆汤方证

【原方剂组成】当归三两，桂枝（去皮）三两，芍药三两，细辛三两，甘草（炙）二两，通草二两，大枣（擘）二十五枚（一法，十二枚）。

【原用法】上七味，以水八升，煮取三升，去滓，温服一升，日三服。

方解：通草即今之木通，有通利血脉的作用，此于桂枝汤去生姜，加细辛、木通、当归，故治血气虚滞于内，荣卫不利于外，因而手足厥寒，而脉细欲绝者。

【有关仲景书中的论治】

《伤寒论》第351条：手足厥寒，脉细欲绝者，当归四逆汤主之。

注解：手足厥寒而无呕吐下利，或下利清谷等证，可知其非虚寒在里；脉细欲绝，则为荣气不足，血少之应，故以当归四逆汤主之。

按：此为桂枝汤加减方，故主荣卫不利之外寒，与四逆汤、通脉四逆汤，专以里寒为治者大异。此所谓厥寒，亦为伤寒之寒，以示寒之在外，因不曰厥冷。本方治冻疮有验，亦由于寒伤于外也。

【解读】对本方证的手足厥寒，胡老师指出不是里寒，是伤寒之寒，故本方应归类于表无疑。应当说明的是，方中加入了细辛、通草、当归，当治血虚寒饮在里，故本方是治外邪内饮之剂，六经归类为太阳太阴合病。

六、当归四逆加吴茱萸生姜汤方证

【原方剂组成】当归三两，桂枝（去皮）三两，芍药三两，细辛三两，甘草（炙）二两，通草二两，大枣二十五枚，吴茱萸二升，生姜（切）半斤。

【原用法】上九味，以水六升，清酒六升和，煮取五升，去滓，温分五服（一方，水酒各四升）。

方解： 于当归四逆汤加大量吴茱萸、生姜，故治当归四逆汤证而有吴茱萸、生姜证者。

【有关仲景书中的论治】

《伤寒论》第 **352** 条：若其人内有久寒者，宜当归四逆加吴茱萸生姜汤主之。

注解： 此承上条当归四逆证言，即是说，若上证其人更内有久寒证者，宜以当归四逆加吴茱萸生姜汤主之。

按： 条文只言内有久寒者，未详其证，但由于所加吴茱萸、生姜观之，当不外于心腹剧痛、呕逆、头痛等症。

【解读】 当归四逆汤的适应证是外邪内饮，本条强调内有久寒，更明确了内寒饮重，故本方仍是治外邪内饮证，亦即太阳太阴合病者。

七、当归生姜羊肉汤方证

【原方剂组成】 当归二两，生姜五两，羊肉一斤。

【原用法】 上三味，以水八升，煮取二升，温服七合，日三服。

方解： 当归活血定痛，生姜、羊肉养正补虚，故治血虚津枯而腹中痛者。

【有关仲景书中的论治】

《金匮要略·腹满寒疝宿食病脉证治》第 **18** 条：寒疝，腹中痛及胁痛里急者，当归生姜羊肉汤主之。

注解： 此里急，与小建中汤证之里急同，为血虚津枯之应，故此腹中痛及胁痛，主要是血虚津枯所致，与乌头所主之沉寒疝痛不同，故以本方主之。

《金匮要略·妇人产后病脉证治》第 **3** 条：产后腹中疠痛，当归生姜羊肉汤主之。并治腹中寒疝，虚劳不足。

注解： 产后亡血，而腹中绞痛者，当归生姜羊肉汤主之。并治腹中寒疝，已见上条，以其有养正补虚作用，故亦治虚劳不足。

【解读】 生血必补中，本方明示属太阴里。

八、赤小豆当归散方证

【原方剂组成】赤小豆（浸令发芽，曝干）三升，当归。

按：当归原无剂量，《千金》《外台》为三两。

【原用法】上二味，杵为散，浆水服方寸匕，日三服。

方解：赤小豆排痈肿脓血，当归养正祛瘀，此治诸疮有痈脓恶血者。

【有关仲景书中的论治】

《金匮要略·百合狐惑阴阳毒病脉证并治》第 13 条：病者脉数，无热微烦，默默但欲卧，汗出，初得三四日，目赤如鸠眼；七八日，目四眦黑。若能食者，脓已成也，赤小豆当归散主之。

注解：病者脉数，谓患狐惑病人之脉数，脉数主热，但热不在表，故外无热，内有虚热，故只微烦而汗出，默默但欲卧，即默默欲眠、目不得闭、卧起不安之简词。初得三四日，开始发病，故目赤为鸠眼；七八日，则已化脓，故目四眦皆黑。狐惑病本不欲饮食，恶闻食臭，若能食者，即脓已成之候也，赤小豆当归散主之。

按：此述狐惑病亦有蚀疮在目者。

《金匮要略·惊悸吐衄下血胸满瘀血病脉证并治》第 16 条：下血，先血后便，此近血也，赤小豆当归散主之。

注解：下血，若先见血，而大便后下者，此血来自肛门近处，故谓近血，赤小豆当归散主之。

按：近血在肛为痔，以本方治其疮，故血自已。

【解读】赤小豆、当归皆甘温，其适应证当是里寒血虚、水毒停滞者，故本方应归类于太阴里。

九、黄土汤方证

【原方剂组成】甘草、干地黄、白术、附子（炮）、阿胶、黄芩各三两，灶中黄土半斤。

【原用法】上七味，以水八升，煮取三升，分温二服。

方解：灶中黄土为温性收敛药，而有止呕止血之特能，伍以生地黄、阿胶协力止血，甘草、白术理中燥湿，既用附子之大温，又用黄芩之苦寒，故治诸失血证，阴阳寒热交错互见，而陷于虚证者。

【有关仲景书中的论治】

《金匮要略·惊悸吐衄下血胸满瘀血病脉证并治》第15条：下血，先便后血，此远血也，黄土汤主之。

注解：下血，若先排便，而后下血者，此血出自远处之胃肠，故谓远血，黄土汤主之。

按：本条述证亦很不备，远血在脏，虽以止血先务，但不定即须本方。若就各药主证言之，生地黄、阿胶皆兼补虚，当有羸瘦、面色苍白等极虚贫血诸证；有大量附子，可能有肢寒或厥冷、脉微等阴寒证候；附子伍术，当有水气、痹痛或便微溏等症；与生地黄为伍，亦或有麻痹不仁，生地黄与黄芩合用而治热烦，尤其四肢当苦烦热。以上诸证虽未一时俱见，但亦绝不能一无所见，故应用时须详审之。据余经验，久失血之人，见本方证者，灶中黄土应大量用，临床常用至二三两，先煮数沸，澄清，去滓留汤煎余药。

【解读】本方寒热并用，当治上热下寒之血证，以药测证有肢寒厥冷、心中痛热等，很接近厥阴病提纲，故本方应归类于厥阴。

十、八味丸（又名肾气丸）方证

【原方剂组成】干地黄八两，山茱萸四两，薯蓣四两，茯苓三两，丹皮三两，泽泻三两，桂枝一两，附子（炮）一两。

【原用法】上八味，末之，炼蜜和丸，梧子大，酒下十五丸，日再服。

方解：主用生地黄，佐以补中益气之山药和收敛固脱之山茱萸，以滋精气而壮血脉，复以茯苓、泽泻利小便，以丹皮祛瘀血，桂枝通利关节，附子振兴沉衰，故此治瘀血水毒交互为患，而陷于阴证者。以是下焦痿痹，少腹不仁，小便不利或失禁，或腰脚痿软，或痹痛，或虚热烦者。

【有关仲景书中的论治】

《金匮要略·中风历节病脉证并治》附方：崔氏八味丸（即本方），治脚气上人，少腹不仁。

注解：少腹不仁，即指小腹部知觉麻痹，若脚气病，上入少腹，致该体部麻痹不仁者，宜本方主之。

《金匮要略·血痹虚劳病脉证并治》第 15 条：虚劳腰痛，少腹拘急，小便不利者，八味肾气主之。

注解：虚劳病，若腰痛，小腹拘急，而小便不利者，八味丸主之。

按：小腹拘急，与四逆汤证之腹拘急同属阴寒虚证，拘急在小腹，为虚寒在下焦，故腰痛与小便不利，皆虚寒所作，因以本方主之。

《金匮要略·痰饮咳嗽病脉证并治》第 17 条：夫短气有微饮，当从小便去之，苓桂术甘汤主之，肾气丸亦主之。

注解：见苓桂术甘汤条。

《金匮要略·消渴小便不利淋病脉证并治》第 4 条：男子消渴，小便反多，以饮一斗，小便亦一斗，肾气丸主之。

注解：五苓散证，见消渴而小便不利，今虽消渴，而小便反多，竟饮一斗，小便亦一斗，宜以八味丸主之。

按：本条所述，颇似今之糖尿病，但糖尿病用本方的机会很少，而石膏配剂，用之机会较多，宜注意。

《金匮要略·妇人杂病脉证并治》第 19 条：问曰：妇人病，饮食如故，烦热不得卧，而反倚息者，何也？师曰：此名转胞而不得溺也。以胞系了戾，故致此病，但利小便则愈，宜肾气丸主之。

注解：转胞之胞，指膀胱言；转胞，为病名；胞系，即输尿管，胞系了戾，谓输尿管发生屈曲不顺之意。

病无关于胃，故饮食为故，烦热有二因，半由于津液枯燥，半由于小便不利，水不得下行，上在胸膈，阻碍呼吸，因而倚息不得卧，此病名转胞，即以胞系了戾，而不得小便也，宜以本方使小便利，即愈。

按：输尿管之所以发生屈曲不顺，当由于组织紧张力减退所致。本方强壮补虚，振兴其紧张力，使输尿管复常。妇人子宫下垂，亦多由此原因所致，故本方亦有验，他如老人小便失禁，男人阳痿，妇人带下，亦多有本方证。总之，下焦虚证，多宜用之，名为肾气丸，即由于此。

【解读】由以上5条看，本方证的主要特点，一是上热下寒；二是上有烦热和消渴；三是见短气、脚气上入，即气上冲之谓也，故本方证具有厥阴病提纲特点。从药物分析看，生地黄、丹皮、泽泻凉而清上热；附子、薯蓣、山茱萸温下寒；桂枝引邪外出治冲逆，其方药组成很近似于乌梅丸，故本方证当属厥阴病证。

十一、炙甘草汤方证

【原方剂组成】甘草（炙）四两，生姜（切）三两，人参二两，生地黄一斤，桂枝（去皮）三两，阿胶二两，麦门冬（去心）半升，麻仁半升，大枣（擘）三十枚。

【原用法】上九味，以清酒七升，水八升，先煮八味取三升，去滓，内胶烊消尽，温服一升，日三服。一名复脉汤。

方解：以生地黄、麦冬、麻仁、阿胶滋津血于内，以桂枝去芍药汤调荣卫于外，尤其增量甘草、大枣，更加人参，大补中气，以资气血之源，此治津血枯燥而脉结代、心动悸之良法。不过重用甘寒，方后虽有复脉之名，若虚脱之阴虚重症，脉微欲绝，或无脉者，本方不中与之。

【有关仲景书中的论治】

《伤寒论》第177条：**伤寒脉结代，心动悸，炙甘草汤主之。**

注解：伤寒由于汗、吐、下之过用，亡津液、亡血液，以是血不足以养心，则心动悸，血不足以荣脉，则脉结代，宜以炙甘草汤主之。

《金匮要略·血痹虚劳病脉证并治》附方（一）:《千金翼》炙甘草汤：**治虚劳不足，汗出而闷，脉结悸，行动如常，不出百日，危急者十一日死。**

注解：虚劳不足之病，若汗出而闷，脉结代心悸者，虽行动如常，若不治，则不出百日死；若已不能行动，病势危急者，则于十一日死，治之宜本方。

按：久病虚极，而脉结代心悸，确多凶险，亦只可与本方治之，如病还不十分危急者，亦间有所救者，肺结核后期多此证，平人脉结并不足虑，即不服药，亦可自愈。

《金匮要略·肺痿肺痈咳嗽上气病脉证治》附方（一）:《外台》炙甘草汤：治肺痿涎唾多，心中温温液液者。

注解：心中温温液液，即恶心剧甚，心中烦恼之意。病肺痿，若涎唾多，心中温温液液者，本方治之。

按：本方补气润燥，若肺结核后期，骨瘦如柴，往往有用之的机会，劳热咯血不止，以本方去桂姜治之有效。

【解读】本方证当属太阳太阴阳明合病证。

十二、酸枣仁汤方证

【原方剂组成】酸枣仁二升，甘草一两，知母二两，茯苓二两，芎䓖二两。

【原用法】上五味，以水八升，煮酸枣仁得六升，内诸药，煮取三升，分温三服。

方解：酸枣仁为一收敛性强壮药，尤其作用于神经，本方用为主药，取其补虚敛神以安眠，复以芎䓖、甘草和血缓急，知母、茯苓解烦安悸，故治虚烦不得眠而心悸者。

【有关仲景书中的论治】

《金匮要略·血痹虚劳病脉证并治》第 17 条：虚劳，虚烦不得眠，酸枣仁汤主之。

注解：虚劳虚烦，暗示血虚而致的烦悸，因是而不得眠者，酸枣仁汤主之。

按：本方证之虚烦不得眠与栀子豉汤证，形似而实非，本方所主虽烦而无热或少热，而栀子豉汤证则烦而多热，又本方证确属虚证，而栀子豉汤证只是胃中不实，而其人并非真虚也，临证时须细辨之。

【解读】甘草、茯苓、川芎温中治属太阴，酸枣仁、知母主治在阳明，故本方证当属太阴阳明合病证。

第十一节　麦门冬汤类

一、麦门冬汤方证

【原方剂组成】麦门冬七升，半夏（洗）一升，人参三两，甘草（炙）二两，粳米三合，大枣十二枚。

【原用法】上六味，以水一斗二升，煮取六升，温服一升，日三夜一服。

方解： 麦冬甘平，为一补虚润燥药，而有健胃镇咳等作用，本方用为主药，佐以人参、甘草、粳米、大枣补中益气，伍以半夏下气逐饮，故此治里虚津虚、虚火夹痰因而咳逆上气、咽中枯燥、痰涎黏着不去者。

【有关仲景书中的论治】

《金匮要略·肺痿肺痈咳嗽上气病脉证治》第 10 条：**火逆上气，咽喉不利，止逆下气者，麦门冬汤主之。**

注解： 上气，指咳逆喘息言，火逆上气，谓此喘咳，由于火逆所致；咽喉不利，指咽喉枯燥，痰更胶着不去；若止此火逆而下其上气，则宜以麦门冬汤主之。

【解读】本方补中生津、温中化痰，故应归类于太阴阳明合病。

二、竹叶石膏汤方证

【原方剂组成】竹叶二把，石膏一斤，半夏（洗）半升，麦门冬（去心）一升，人参二两，甘草（炙）二两，粳米半升。

【原用法】上七味，以水一斗，煮取六升，去滓，内粳米，煮米熟汤成，去米，温服一升，日三服。

方解： 此于麦门冬汤去大枣，加竹叶、石膏，故治麦门冬汤证，热甚而烦渴者。

【有关仲景书中的论治】

《伤寒论》第 397 条：**伤寒解后，虚羸少气，气逆欲吐，竹叶石膏汤主之。**

注解： 伤寒病愈后，由于不善摄生，饱食伤中，因而精气虚衰，故其人虚羸少气，若复虚热上炎，而气逆欲吐者，宜以竹叶石膏汤主之。

按： 肺结核后期，常现以上二方证，宜注意。

【解读】本方与白虎加人参汤、麦门冬汤近似，故应归类于太阴阳明合病。

第十二节　木防己汤类方证

一、木防己汤方证

【原方剂组成】木防己四两，石膏（鸡子大）十二枚，桂枝二两，人参四两。

【原用法】上四味，以水六升，煮取二升，分温再服。

方解：防己利尿逐饮，人参去心下痞硬，桂枝降气平冲，石膏能解烦渴，合以成方，故治水饮、气冲、喘满、心下痞硬而烦渴欲饮者。

【有关仲景书中的论治】

《金匮要略·痰饮咳嗽病脉证并治》第24条：膈间支饮，其人喘满，心下痞坚，面色黧黑，其脉沉紧，得之数十日，医吐下之不愈，木防己汤主之。虚者即愈，实者三日复发，复与不愈者，宜木防己汤去石膏加茯苓芒硝汤主之。

注解：支饮，即咳逆倚息、气短不得卧、其形为肿等见证。膈间支饮者，水饮虽在心下，而冲逆于胸膈，因谓之膈间支饮。侵及胸肺，故其人喘满；胃虚停饮，故心下痞坚；面色黧黑，为病水之征；其脉沉紧，即里饮之应。审证与脉，均是水饮为患，应以本方主之，而医者妄施吐下，故数十日而不愈。若里不实而虚者，与本方即愈，若里实者，三日后必复发，再与本方而不愈者，则宜去石膏加茯苓芒硝主之。

【解读】本方证为外邪内饮之证，因饮郁化热，故本方证当属太阳阳明太阴合病证。

二、木防己去石膏加茯苓芒硝汤方证

【原方剂组成】木防己、桂枝各二两，人参、茯苓各四两，芒硝三合。

【原用法】上五味，以水六升，煮取二升，去滓，内芒硝，再微煎，分温再服，微利则愈。

方解：茯苓利小便，芒硝除坚满，于木防己汤去石膏加此二味，故治木防己汤证心下痞坚甚、二便不利而烦渴者。

【有关仲景书中的论治】

《金匮要略·痰饮咳嗽病脉证并治》第24条：膈间支饮，其人喘满，心下痞坚，面色黧黑，其脉沉紧。得之数十日，医吐下之不愈，木防己汤主之；虚者即愈，实者三日复发，复与不愈者，宜木防己汤去石膏加茯苓芒硝汤主之。

注解： 见木防己汤方证。

【解读】 木防己去石膏加茯苓、芒硝，仍是治外邪内饮化热之证，故本方证亦属太阳阳明太阴合病证。

三、防己茯苓汤方证（见表证章）

【原方剂组成】 防己三两，黄芪三两，桂枝三两，茯苓六两，甘草二两。

【原用法】 上五味，以水六升，煮取二升，分温三服。

方解： 防己、茯苓利尿逐水，复用黄芪补中实表，桂枝、甘草镇气冲而和荣卫，表气实而荣卫调，则不使水气复留于皮中，此治皮水之正法。茯苓当重用，以治四肢聂聂动者。

【有关仲景书中的论治】

《金匮要略·水气病脉证并治》第22条：皮水为病，四肢肿，水气在皮肤中，四肢聂聂动者，防己茯苓汤主之。

注解： 皮水为病，则四肢肿，正气不足于表，故水湿邪气得据于皮肤之中。聂聂动，即微动状，与眴动同，皆水气所使然，宜以防己茯苓汤主之。

【解读】 本方组成为桂枝甘草加黄芪、防己、茯苓，其证为外邪内饮，故本方证当属太阳太阴合病证。

四、防己黄芪汤方证（见表证章）

【原方剂组成】 防己一两，黄芪一两一分，甘草（炙）半两，白术三分。

【原用法】 上锉麻豆大，每抄五钱匕，生姜四片，大枣一枚，水盏半，煎八分，去滓，温服，良久再服。服后当如虫行皮中，从腰下如冰，后坐被上，又以被绕腰以下，温令微汗差。

方解： 黄芪、生姜、甘草、大枣，补中益气以实表，防己、白术，利小便以祛水，故以此治风湿、风水，表虚汗出而恶风。

【有关仲景书中的论治】

《金匮要略·水气病脉证并治》第 **20** 条：风水，脉浮、身重、汗出恶风者，防己黄芪汤主之。

注解：脉浮为在表，身重为湿盛，表虚不固，故汗出而恶风，此风水是表虚湿停，故用防己黄芪汤主之。

《金匮要略·痉湿暍病脉证并治》第 **22** 条：风湿，脉浮身重、汗出恶风者，防己黄芪汤主之。

注解：同上。

《金匮要略·水气病脉证并治》附方：《外台》防己黄芪汤：治风水，脉浮为在表，其人或头汗出，表无他病，病者但下重，从腰以上为和，腰以下当肿及阴，难以屈伸。

注解：水气集中于下体部，故但下重，从腰以上无异于平时，故谓和；腰以下肿及阴，以致下肢难以屈伸者，本方主之。

【解读】本方仍是治外邪内饮证，重在汗出恶风，故本方证应归类于太阳太阴合病证。

第十三节　薏苡附子散类方证

一、薏苡附子散方证

【原方剂组成】薏苡仁十五两，大附子（炮）十枚。

【原用法】上二味，杵为散，服方寸匕，日三服。

方解：薏苡仁，味甘，微寒。有利尿、排脓、消炎、止痛、解痹、解痉等作用，今与附子为伍，以治胸痹痛。

【有关仲景书中的论治】

《金匮要略·胸痹心痛短气病脉证治》第 7 条：胸痹，缓急者，薏苡附子散主之。

注解：胸痹痛，时缓时急，久久不愈者，宜薏苡附子散主之。

【解读】薏苡仁祛湿清热，附子温中祛寒，合以为方治寒饮胸痹，故本方证应归类于太阴阳明合病证。

二、薏苡附子败酱散方证

【原方剂组成】薏苡仁十分，附子二分，败酱五分。

【原用法】上三味，杵为末，取方寸匕，以水二升煎之减半，顿服。

方解：此于薏苡附子散大增薏苡仁的用量，更加有祛瘀排脓作用的败酱草，因变治痹痛而为治痈脓了。

【有关仲景书中的论治】

《金匮要略·疮痈肠痈浸淫病脉证并治》第 3 条：肠痈之为病，其身甲错，腹皮急，按之濡，如肿状，腹无积聚，身无热，脉数，此为腹内有痈脓，薏苡附子败酱散主之。

注解：其身甲错，指腹皮如鱼鳞，腹皮外虽拘急，但按之则虚软无力，腹胀满虽形似肿状，但细按其腹内，并无任何凝结物的存在；脉数主热，今身无热，其为肠内有痈脓无疑，宜薏苡附子败酱散主之。

按：附子的配剂，其腹证大都按之虚软无力，腹皮急，按之濡，如肿状，即本方腹证。又由本条其身甲错之说明，活用于皮炎、痂癞等亦验。1972 年，余曾于河南商丘治一女孩，手掌肿痒，流黄水，即所谓鹅掌风的剧证，久治不愈。思与本方，以当时无败酱草，即以生薏苡仁 30 克，附子 6 克为方与之，一剂知，连服六剂，即复常，为效之速，实出意料。

【解读】本方寒热并用，附子温中祛寒湿，败酱草、薏苡仁祛湿排脓，合以为方主在祛里之寒湿，故本方证应归类于太阴阳明合病证。

三、苇茎汤方证

【原方剂组成】苇茎二升，薏苡仁半升，桃仁五十枚，瓜瓣半升。

【原用法】上四味，以水一斗，先煮苇茎得五升，去滓，内诸药，煮取二升，服一升，再服，当吐如脓。

方解：苇茎亦一解热、消炎药而有排脓作用，与薏苡仁、桃仁、冬瓜仁协力消痈肿而排脓，故治肺痈之有脓者。

【有关仲景书中的论治】

《金匮要略·肺痿肺痈咳嗽上气病脉证治》附方（六）:《千金》苇茎汤治咳有微热，烦满，胸中甲错，是为肺痈。

注解：热壅于肺，故咳有微热而烦满，胸中甲错，为内有痈脓，宜本方治之。

按：以本方治肺脓疡确有验，热多增苇茎，脓多增薏苡仁，效缓，亦可与桔梗汤合用。

【解读】本方证当属阳明病证。

第十四节　猪苓汤类方证

一、猪苓汤方证

【原方剂组成】猪苓（去皮）、茯苓、泽泻、滑石（碎）、阿胶各一两。

【原用法】上五味，以水四升，先煮四味，取二升，去滓，内阿胶烊消，温服七合，日三服。

方解： 猪苓为一较强有力的寒性利尿药，而有消炎解渴作用，与茯苓、泽泻、滑石为伍，协力利尿，复用阿胶止血润燥，故治小便不利，或淋沥，或出血，而渴欲饮水者。

【有关仲景书中的论治】

《伤寒论》第223条：阳明病，脉浮而紧，咽燥口苦，腹满而喘，发热汗出，不恶寒，反恶热，身重，若发汗则躁，心愦愦，反谵语，若加温针，必怵惕，烦躁不得眠。若下之，则胃中空虚，客气动膈，心中懊憹，舌上胎者，栀子豉汤主之。若渴欲饮水，口干舌燥者，白虎加人参汤主之。若脉浮发热，渴欲饮水，小便不利者，猪苓汤主之。

注解： 见白虎加人参汤条。

《伤寒论》第224条：阳明病，汗出多而渴者，不可与猪苓汤，以汗多胃中燥，猪苓汤复利其小便故也。

注解： 阳明病里热，由于汗出多，胃中燥而渴者，为白虎加人参汤证。则万不可与猪苓汤，因为猪苓汤利小便，更使胃中燥，而渴更甚。

《伤寒论》第319条：少阴病，下利六七日，咳而呕渴，心烦不得眠者，猪苓汤主之。

注解： 小便不利，则水谷不别，因而下利，湿热上犯，故咳而呕渴，心烦不得眠，以本方利尿解热治之。

按： 少阴病，常传里为呕吐下利之太阴病。不过本方为寒性利尿剂，治阳证，不治阴证，此所以冒以少阴病者，不外以证候类似少阴太阴并病，示人以鉴别之意。又本方消炎利尿，又有止血润燥之阿胶，故用于泌尿系炎症诸疾多有效验，加大薏苡仁用量治疗肾盂肾炎、膀胱炎、泌尿系感染等均有捷效。痛甚者，可更加甘草；灼热甚者，可更少加大黄。

【解读】本方以清热利水为主，其适应证为阳明里，故本方证应归类于阳明里。

二、猪苓散方证

【原方剂组成】猪苓、茯苓、白术各等分。

【原用法】上三味，杵为散，饮服方寸匕，日三服。

方解：此亦以猪苓为主的利尿剂，故亦治小便不利而渴，但因有白术，当治胃中有停饮，渴而小便不利者。

【有关仲景书中的论治】

《金匮要略·呕吐哕下利病脉证并治》第13条：呕吐而病在膈上，后思水者解，急与之。思水者，猪苓散主之。

注解：饮上于膈则呕吐，故谓呕吐而病在膈上，吐后胃中干则思水，此时呕自解，应急与水，以和其胃，并以猪苓散主之。

按：呕吐后，饮去胃中干，则思水而呕止，饮多水聚，则呕复作，以是则呕渴往复，无有已时。本方止渴祛水，为此证最妙之治疗手段。

【解读】本方证当属太阴阳明合病证。

三、泽泻汤方证

【原方剂组成】泽泻五两，白术二两。

【原用法】上二味，以水二升，煮取一升，分温再服。

方解：泽泻甘寒，虽亦利尿，而有健胃作用，与术均主胃中停饮。泽泻尤长于治疗眩冒，故此治胃中有水饮，小便不利而头眩冒者。

【有关仲景书中的论治】

《金匮要略·痰饮咳嗽病脉证并治》第25条：心下有支饮，其人苦冒眩，泽泻汤主之。

注解：胃中有水饮，若其人昏冒晕眩者，泽泻汤主之。

【解读】泽泻虽甘寒，但白术甘温，主在温中化饮，故本方证宜归类于太阴阳明合病。

四、茯苓杏仁甘草汤方证

【原方剂组成】茯苓三两，杏仁五十个，甘草一两。

【原用法】上三味，以水一斗，煮取五升，温服一升，日三服，不差更服。

方解：茯苓利水，杏仁下气，甘草缓急，故治水气阻塞胸膈而短气急迫者。

【有关仲景书中的论治】

《金匮要略·胸痹心痛短气病脉证并治》第6条：胸痹，胸中气塞，短气，茯苓杏仁甘草汤主之，橘枳姜汤亦主之。

注解：见橘皮枳实生姜汤条。

【解读】本方温中化饮，故亦宜归类于太阴里。

五、葵子茯苓散方证

【原方剂组成】葵子一斤，茯苓三两。

【原用法】上二味，杵为散，饮服方寸匕，日三服，小便利则愈。

方解：葵子甘寒，利小便，而有强壮作用，佐以茯苓，用治妊娠水气证，最为稳妥。

【有关仲景书中的论治】

《金匮要略·妇人妊娠病脉证并治》第8条：妊娠有水气，身重，小便不利，洒淅恶寒，起则头眩，葵子茯苓散主之。

注解：妊娠由于小便不利，水气外溢浮肿，故身重，洒淅恶寒，即身如被水之恶寒状，亦水肿使然，起则头眩，水饮所作，为茯苓证，宜以本方主之。

按：此由于小便不利，外致水肿而内致停饮之饮，故方后云"小便利则愈"。

【解读】葵子甘寒，茯苓甘平，合以为方，强壮利水而有清里热作用，但以利水为主，清热为水郁之热，故本方宜归类于太阴阳明合病。

六、蒲灰散方证

【原方剂组成】蒲灰七分，滑石三分。

【原用法】上二味，杵为散，饮服方寸匕，日三服。

方解：蒲为除热利尿药，而有止血作用，今用其灰，意在止血，佐以滑石，当治小便不利而有炎症或出血者。

【有关仲景书中的论治】

《金匮要略·消渴小便不利淋病脉证并治》第 **12** 条：小便不利，蒲灰散主之；滑石白鱼散、茯苓戎盐汤并主之。

注解：此小便不利，当指小便淋漓难通，即淋病状，对此小便不利，三方作用相同，但用时须辨证选用其一。

《金匮要略·水气病脉证并治》第 **25** 条：厥而皮水者，蒲灰散主之。

注解：陈修园谓："按皮水久而致溃，为逆而不顺之证，以此散外敷，此厥言证之逆，非四肢厥逆之谓也。"《金鉴》亦谓："水在皮肤，浸淫日久，必致腐溃而出水也，当以蒲灰散敷之。"以上二说大意相同，原文费解，录此以供参考。

【解读】本方主除热利尿，证属里热，故本方宜归类于阳明里。

七、滑石白鱼散方证

【原方剂组成】滑石二分，乱发（烧）二分，白鱼二分。

【原用法】上三味，杵为散，饮服方寸匕，日三服。

方解：滑石、白鱼利尿逐水，乱发祛瘀止血，故治小便不利，或浮肿而有瘀血，或出血者。

【有关仲景书中的论治】

《金匮要略·消渴小便不利淋病脉证并治》第 **12** 条：小便不利，蒲灰散主之，滑石白鱼散、茯苓戎盐汤并主之。

注解：见蒲灰散条。

【解读】主用滑石甘寒清里热，故本方宜归类于阳明里。

八、茯苓戎盐汤方证

【原方剂组成】茯苓半斤，白术二两，戎盐弹丸大一枚。

【原用法】上三味，先将茯苓、白术以水五升，煎取三升，入戎盐再煎，分温三服。

方解：戎盐亦一寒性利尿药，而有消炎作用，茯苓药量独多，故治小便不利，心下悸而有炎症者。

【有关仲景书中的论治】

《金匮要略·消渴小便不利淋病脉证并治》第12条：小便不利，蒲灰散主之，滑石白鱼散、茯苓戎盐汤并主之。

注解：见蒲灰散条。

【解读】本方以白术、茯苓补中，戎盐清里热，故本方证当属阳明太阴合病证。

九、牡蛎泽泻散方证

【原方剂组成】牡蛎（熬）、泽泻、蜀漆（暖水洗，去腥）、海藻（洗，去咸）、栝楼根、商陆根（熬）、葶苈子（熬）各等分。

【原用法】上七味，异捣，下筛为散，更于臼中治之。白饮和服方寸匕，日三服。小便利，止后服。

方解：牡蛎、栝楼润燥止渴，余皆逐水利尿之药，故此治水肿，小便不利而渴者。

【有关仲景书中的论治】

《伤寒论》第395条：大病差后，从腰以下有水气者，牡蛎泽泻散主之。

注解：《金匮》曰："诸有水者，腰以下肿当利小便，腰以上肿当发汗乃愈。"今从腰以下有水气，因以本方主之。

【解读】本方苦寒、甘寒清热为主，当归类于阳明里。

十、栝楼瞿麦丸方证

【原方剂组成】栝楼根二两，茯苓三两，薯蓣三两，附子（炮）一枚，瞿麦一两。

【原用法】上五味，末之，炼蜜丸，梧子大，饮服三丸，日三服，不知增至七八丸，以小便利、腹中温为知。

方解：瞿麦为苦寒利尿药，而有祛瘀排脓作用，与茯苓为伍，利尿通淋，栝楼、薯蓣润燥解渴，因陷于阴证，故用附子振兴之。故本方治渴而小便淋漓，或不利而陷于阴证者。

【有关仲景书中的论治】

《金匮要略·消渴小便不利淋病脉证并治》第 **11** 条：**小便不利者，有水气，其人苦渴，栝楼瞿麦丸主之。**

注解：小便不利，则水蓄不化，故谓为有水气，中虚津枯则渴，水蓄不化亦渴，以是则其人苦渴，本方主之。

【解读】本方以附子、山药、茯苓温里祛饮，佐以栝楼根生津，亦属强壮之药，仅以瞿麦利水清热，故本方宜归类于太阴阳明合病。

第十五节　其他方证

一、乌梅丸方证

【原方剂组成】乌梅三百枚，细辛六两，干姜十两，黄连十六两，当归四两，附子（炮，去皮）六两，蜀椒（出汗）四两，桂枝（去皮）六两，人参六两，黄柏六两。

【原用法】上十味，异捣筛，合治之，以苦酒渍乌梅一宿，去核，蒸之五斗米下，饭熟捣成泥，和药令相得，内臼中，与蜜杵二千下，丸如梧桐子大，先食饮服十丸，日三服，稍加至二十丸。禁生冷、滑物、臭食等。

方解：既以黄连、黄柏清在上之热，又以辛、附、姜、椒祛在下之寒，另以人参、当归补其气血，桂枝降其冲气。妙在主用乌梅，渍以苦酒，大酸大敛，既有助人参、当归以补虚，亦有助黄连、黄柏以止泻，并有以制辛、附、姜、椒等过于辛散。此治中虚，寒自下迫，虚热上浮，固脱止利之良法，辛苦酸甘并用，亦驱虫之妙法。

【有关仲景书中的论治】

《伤寒论》第338条：伤寒，脉微而厥，至七八日，肤冷，其人躁无暂安时者，此为脏厥，非蛔厥也。蛔厥者，其人当吐蛔，今病者静。而复时烦者，此为脏寒。蛔上入其膈，故烦，须臾复止，得食而呕，又烦者，蛔闻食臭出，其人当自吐蛔。蛔厥者，乌梅丸主之。又主久利。

注解：脉微而厥，为虚寒之候，至七八日更进而周身肤冷，不烦而躁，以至无暂安时者，此为纯阴之脏厥，而非阴阳错杂之蛔厥。蛔厥者，其人当吐蛔，病者安静，不似脏厥之躁无暂安时，而所以复时烦者，以胃中寒，蛔上入其膈，故烦，须臾蛔安则烦即止。得食而呕又烦者，以蛔闻食臭出，故使烦且呕，故其人当自吐蛔，乌梅丸主之。久利不止者，并亦主之。

【解读】本方苦辛开降，清上热，温下寒，其适应证上热下寒明显，证属厥阴病。

二、柏叶汤方证

【原方剂组成】柏叶、干姜各三两，艾叶三把。

【原用法】上三味，以水五升，取马通汁一升，合煮，取一升，分温再服。

方解：三物均有止血作用，马通汁即马粪取水化开，以布滤汁澄清，此物亦善治吐血，故本方为强有力之止吐血剂。但药偏温，宜于寒证，而不宜于热证。又马通汁秽臭难服，可以黄土汁代之，或加阿胶更佳。

【有关仲景书中的论治】

《金匮要略·惊悸吐衄下血胸满瘀血病脉证并治》第14条：吐血不止者，柏叶汤主之。

注解：服诸止血药，而吐血还不止者，宜柏叶汤主之。

【解读】本方柏叶凉血止血，干姜、艾叶温里止血，故本方证属太阴阳明合病。

三、蜀漆散方证

【原方剂组成】蜀漆（洗去腥）、云母（烧二日夜）、龙骨等分。

【原用法】上三味，杵为散，未发前以浆水服半钱。温疟加蜀漆半分，临发时服一钱匕。

方解：蜀漆引吐，为截疟要药，佐以云母、龙骨补中安神，为免涌吐伤正也。

【有关仲景书中的论治】

《金匮要略·疟病脉证并治》第5条：疟多寒者，名曰牝疟，蜀漆散主之。

注解：心为痰阻，则疟多寒少热，因名之为牝疟，本方主之。

按：牝疟七八发，或十余发后，病势渐衰者，于未发前服本方，则吐水而愈。

【解读】蜀漆苦辛，云母温，合而为方，清热祛寒饮，并合龙骨治疟多寒者，故本方组成虽简，但其适应证治疟有似柴胡桂枝干姜汤，故本方证当属太阴病证。

四、百合地黄汤方证

【原方剂组成】百合（擘）七枚，生地黄汁一升。

【原用法】上以水洗百合，渍一宿，当白沫出，去其水，更以泉水二升，煎取一升，去滓，内生地黄汁，煎取一升五合，分温再服。中病勿更服。大便当如漆。

方解： 百合甘平，补中益气，利大小便，与生地黄为伍，故治血证，而虚热者。

【有关仲景书中的论治】

《金匮要略·百合狐惑阴阳毒病脉证并治》第5条：**百合病，不经吐、下、发汗，病形如初者，百合地黄汤主之。**

注解： 百合病，是病名，《金匮要略》谓："论曰：百合病者，百脉一宗，悉致其病也。意欲食，复不能食，常默默，欲卧不能卧，欲行不能行，饮食或有美时，或有不欲闻食臭时，如寒无寒，如热无热，口苦，小便赤，诸药不能治，得药则剧吐利，如有神灵者，身形如和，其脉微数。"本条所谓病形如初，即以上之证，还未经吐、下、发汗等误治，而有所变化之意，则宜以百合地黄汤主之。

按： 百合病，即全身性的血脉病，如上所述欲食复不能食、欲卧不能卧、欲行不能行、常默默等，显然是无暂安时之精神失常证，此与桃核承气证其人如狂一样，均属瘀血之为患，只是证有虚实罢了。方后谓大便当为漆，即是服药祛下瘀血之效验，口苦、小便赤、其脉微数，亦正是虚热之表现，本方解虚热，并兼祛瘀，故主之。

【解读】 本方证当属阳明病证。

五、栝楼牡蛎散方证

【原方剂组成】 栝楼根、牡蛎（熬）等分。

【原用法】 上为细末，饮服方寸匕，日三服。

方解： 栝楼根润燥止渴，与牡蛎为伍，故治虚热而渴，或胸腹悸动不安者。

【有关仲景书中的论治】

《金匮要略·百合狐惑阴阳毒病脉证并治》第7条：**百合病，渴不差者，栝楼牡蛎散主之。**

注解：百合病变成渴者，经过百合洗法的治疗，而渴还不解者，栝楼牡蛎散主之。

【解读】本方组成甘寒，主治渴证，宜归类于阳明里。

六、猪膏发煎方证

【原方剂组成】猪膏半斤，乱发如鸡子大三枚。

【原用法】上二味，和膏中煎之，发消药成，分再服，病从小便出。

方解：猪膏润燥，乱发利小便，此为缓下利尿剂。

【有关仲景书中的论治】

《金匮要略·黄疸病脉证并治》第 17 条：诸黄，猪膏发煎主之。

注解：诸般黄疸，宜本方主之。

按：诸黄以一方主之，不合理，当有简脱。

《金匮要略·妇人杂病脉证并治》第 22 条：胃气下泄，阴吹而正喧，此谷气之实也，膏发煎导之。

注解：胃气下泄，而致阴吹有声，此为谷气实，宜本方导之使下，即治。

【解读】本方的适应证为谷气实，故宜归类于阳明里。

七、猪肤汤方证

【原方剂组成】猪肤一斤。

【原用法】上一味，以水一斗，煮取五升，去滓，加白蜜一升，白粉五合，熬香，和令相得，温分六服。

方解：猪肤，润燥解热，加白蜜，更能止烦，以缓咽痛，加白粉安中，诸药协力，故治下利咽痛而胸满心烦也。

【有关仲景书中的论治】

《伤寒论》第 310 条：少阴病，下利，咽痛，胸满，心烦者，猪肤汤主之。

注解：咽痛、胸满、心烦，为热自半表半里上炎之征象，以是此下利亦属热利而非寒利也，故以本方主之。

【解读】咽痛是少阳常见症，复又见胸满、心烦等症，故本方当属少阳。

八、硝石矾石散方证

【原方剂组成】硝石、矾石（烧）等分。

【原用法】上二味，为散，以大麦粥汁，和服方寸匕，日三服，病随大小便去，小便正黄，大便正黑，是其候也。

方解：矾石，即明矾，为收敛清热药，有祛湿消瘀作用，与芒硝合用，故治里有瘀热，腹胀满，或有瘀血证者。

【有关仲景书中的论治】

《金匮要略·黄疸病脉证并治》第 14 条：黄家，日晡所发热，而反恶寒，此为女劳得之。膀胱急，少腹满，身尽黄，额上黑，足下热，因作黑疸。其腹胀如水状，大便必黑，时溏，此女劳之病，非水也，腹满者难治，硝石矾石散主之。

注解：日晡所发热，为阳明，但阳明里热不恶寒，今反恶寒，知非一般阳明证，而是由于女劳得之。膀胱急、少腹满、大便黑、时溏，确为瘀血之候，虽一身尽黄，而额上独黑、足下热，尤为黑疸之特征，肯定其为女劳之病无疑。其腹胀满如水状，亦非一般之水气证，并发腹水者，黄疸见此为难治，亦只宜本方主之。

按：黄疸面色黧黑，并发腹水者，预后多不良，曾见数人，无一得救者。

【解读】本方清热祛瘀，其适应证里热夹瘀，故应归类于阳明里。

九、矾石丸方证

【原方剂组成】矾石（烧）三钱，杏仁一钱。

【原用法】上二味，末之，炼蜜和丸枣核大，内脏中，剧者再内之。

方解：矾石、杏仁祛湿化瘀，故治经水不利，带下之证。

【有关仲景书中的论治】

《金匮要略·妇人杂病脉证并治》第 15 条：妇人经水闭不利，脏坚癖不止，中有干血，下白物，矾石丸主之。

注解：脏坚癖不止，谓子宫内有瘀血，凝结不去之意。中有干血，因下白物，以本药内阴中主之。

【解读】本方燥湿除热，故当归类于阳明里。

十、矾石汤方证

【原方剂组成】矾石二两。

【原用法】上一味，以浆水一斗五升，煎三五沸，浸脚良。

方解：此为消肿祛湿之外治法。

【有关仲景书中的论治】

《金匮要略·中风历节病脉证并治》第12条：矾石汤，治脚气冲心。

注解：脚气痿软不仁，而上冲心者，宜本方浸脚佳。

【解读】白矾寒而燥湿，本方当归类于阳明里。

十一、蛇床子散方证

【原方剂组成】蛇床子仁。

【原用法】上一味，末之，以白粉（即铅粉）少许，和令相得，如枣大，绵裹内之，自然温。

方解：蛇床子为温性收敛药，有治阴中痛痒的作用，铅粉杀虫杀菌，合为坐药，当治阴寒下白物，或肿痒者。

【有关仲景书中的论治】

《金匮要略·妇人杂病脉证并治》第20条：妇人阴寒，温中坐药，蛇床子散主之。

注解：阴寒，即前阴中寒，当有下白物、湿痒诸证，治宜温中坐药，本方主之。

【解读】胡老师认为蛇床子为温性收敛药，故宜归类于太阴里。

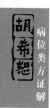

十二、文蛤散方证

【原方剂组成】文蛤五两。

【原用法】上一味，杵为散，以沸汤五合，和服方寸匕。

方解： 文蛤有两种解释，一谓有斑纹之蛤壳，止消渴；一谓五倍子亦名文蛤，《医宗金鉴》谓：试五倍子屡验，花蛤则否。

【有关仲景书中的论治】

《金匮要略·消渴小便不利淋病脉证并治》第7条：渴欲饮水不止者，文蛤散主之。

注解： 仅见渴欲饮水不止者，文蛤散主之，以收敛止渴。

【解读】由主治口渴看，本方宜归类于阳明里。

后　记

　　经方的六经辨证，产生于汉代以前，汉代张仲景整理史前经方著作集成《论广汤液》(后王叔和改名为《伤寒杂病论》)。书中有了六经辨证提纲，又经后人整理使方证同条，使其条理化，便于临床应用。但由于历史诸多原因，对其辨证理论实质认识有分歧，其方证的运用受到影响，以至于不少远离了经方。胡希恕老师继承了王祥徵先生以八纲研究六经的学术思想，特别注重六经和方证的研究，如以方类证、以证类方等，对研究仲景学说做出了突出贡献，对后世学习经方和运用经方产生深远影响。

　　胡希恕老师的突出贡献，是对《伤寒杂病论》的主要内容进行分析，阐明了《伤寒论》的六经是不同于《内经》的六经，是独特的辨证论治理论体系。六经的实质，即八纲辨证加入了半表半里概念形成了独特的辨证论治体系，也即三个病位而分阴阳，具体概念即：太阳病即表阳证，少阴证即表阴证；阳明病即里阳证，太阴病即里阴证；少阳病即半表半里阳证，厥阴病即半表半里阴证。胡老师的研究成果，经我们整理刊出后，在中外中医界引起重大反响，认为其观点客观反映了《伤寒论》六经实质，临床可以学以致用。

　　但是，胡希恕老师对经方的研究并没有完结，从其遗留的笔记看，仍在继续探讨，尤其是有关半表半里的方证，有待进一步明确。此前我们曾在胡老师六经辨证理论体系指导下，结合临床进行了六经类证探讨，撰成了《解读张仲景医学——六经类方证》一书。在撰写过程中，对不少方证，不论从药物组成，还是从症状分析皆难明确分类。因此，这需要我们进一步学习仲景原著，并结合临床探讨六经实质、认识方证。本书的刊出，不但介绍了胡老师对经方方证的解说，读后可以临床致用，同时更展示了胡老师对病位类方的探讨思路及存在的问题，启示我们应继承其衣钵，进一步探讨六经的实质及方证归类，从而真正做到应用经方由辨六经到辨方证得心应手。